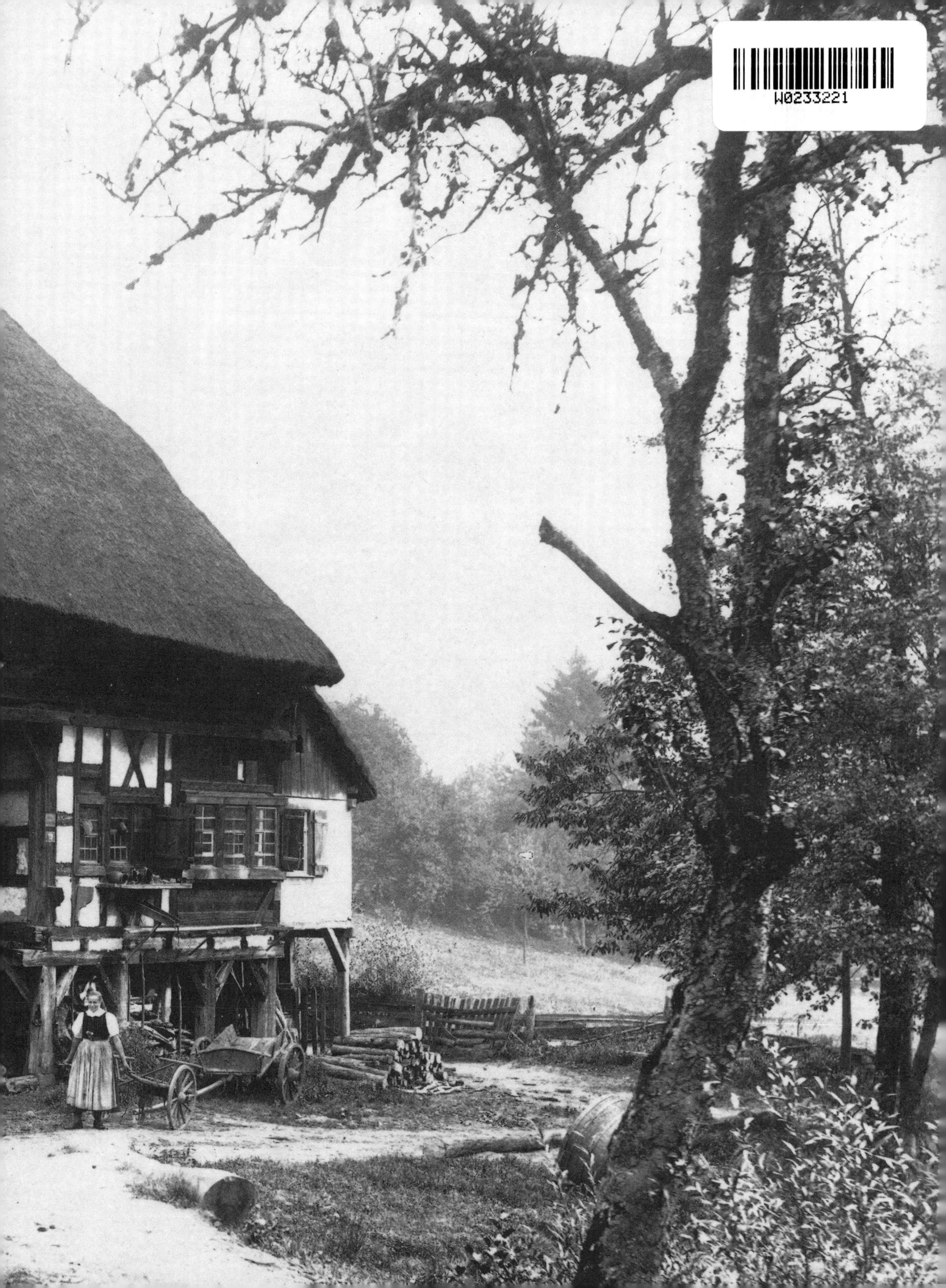

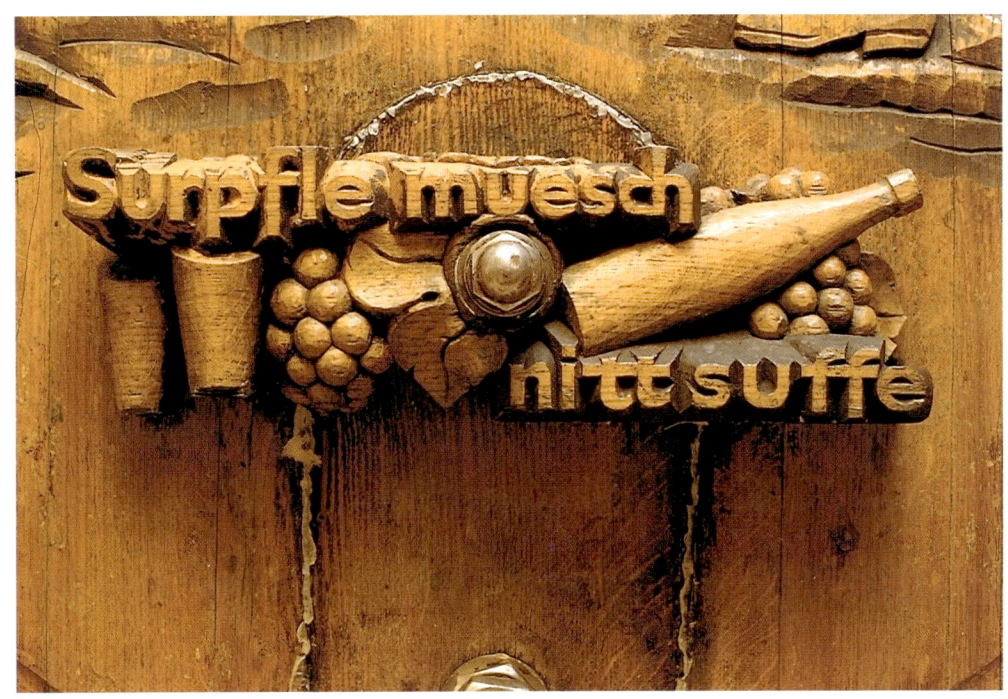

»Nicht saufen,
sondern Schluck für Schluck genießen!«

© Verlag Zabert Sandmann GmbH, München
1. Auflage 1992

Redaktion	Angelika Schlenk
Fotografie	Alexander Haselhoff (Reportage)
	Christian R. Schulz (Rezepte)
	Transglobe Agency / Bernd-D. Roth
	(Foto Seite 10)
Kochstudio	Michael Sellmann
Vor- und Nachsatz (Fotos)	Landesstelle für Volkskunde,
	Freiburg; Sammlung Röbcke (Vorsatz),
	Sammlung Döbele (Nachsatz)
Grafische Gestaltung	Christine Paxmann
Herstellung	Helmut Burgstaller
Lithographie	RMO, München
Satz	Layout & Grafik 1000, München
Druck	Bentrup Druck, Bielefeld
Bindung	Buchbinderei Klemme, Bielefeld

ISBN 3-924 678-34-0

BADEN

mit Leib und Seele

Mit Texten von
Stephan Clauss, Werner O. Feißt, Gerhard A. Jung,
Hans Roschach, Hans-Albert Stechl

und Rezepten von
Christian Begyn und Peter Wehlauer

Fotografiert von
Alexander Haselhoff und Christian R. Schulz

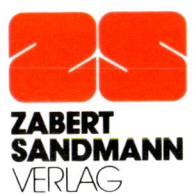

ZABERT SANDMANN VERLAG

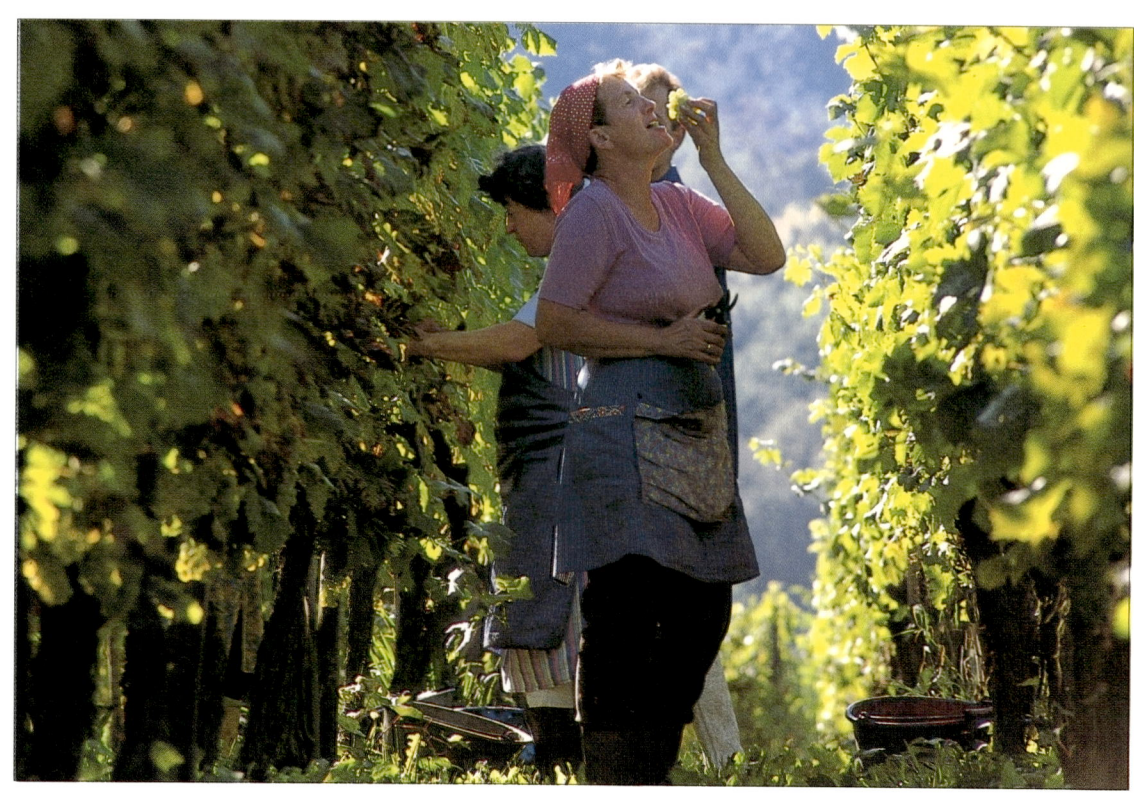

Ein Augenblick voll Wonne:
Wer einmal seinen Rücken im Weinberg
gekrümmt hat, der weiß erst,
wie gut Trauben schmecken können –
von der Sonne verwöhnt
und frisch vom Rebstock.
»Herbschte« nennen die Kaiserstühler
und Markgräfler die Weinlese,
ihre härteste und schönste Zeit
des Jahres.

Inhalt

Stephan Clauss
Vorwort
Seite 9

Stephan Clauss
Von Alemannen, Badenern und anderen Menschen
Seite 11

Stephan Clauss
Baden beginnt am Bodensee
Seite 19

Stephan Clauss
Trachten und Bräuche bleiben lebendig
Seite 47

Stephan Clauss
Am Oberrhein ist Europa längst Alltag
Seite 52

Stephan Clauss
Berühmte Badener – Von Kaspar bis Boris
Seite 54

Werner O. Feißt
Von der Seele des Schwarzwälders
Seite 59

Gerhard A. Jung
Alemannisch mit Liib und Seel
Seite 71

Hans Roschach
Reise durch badische Weinlande
Seite 89

Hans-Albert Stechl
Die Küche in Baden
Seite 99

Rezepte aus der Badischen Küche
Seite 114

Hans Roschach
**Badische Restaurants, Bauernwirtschaften und Winzerstuben,
die man empfehlen kann**
Seite 152

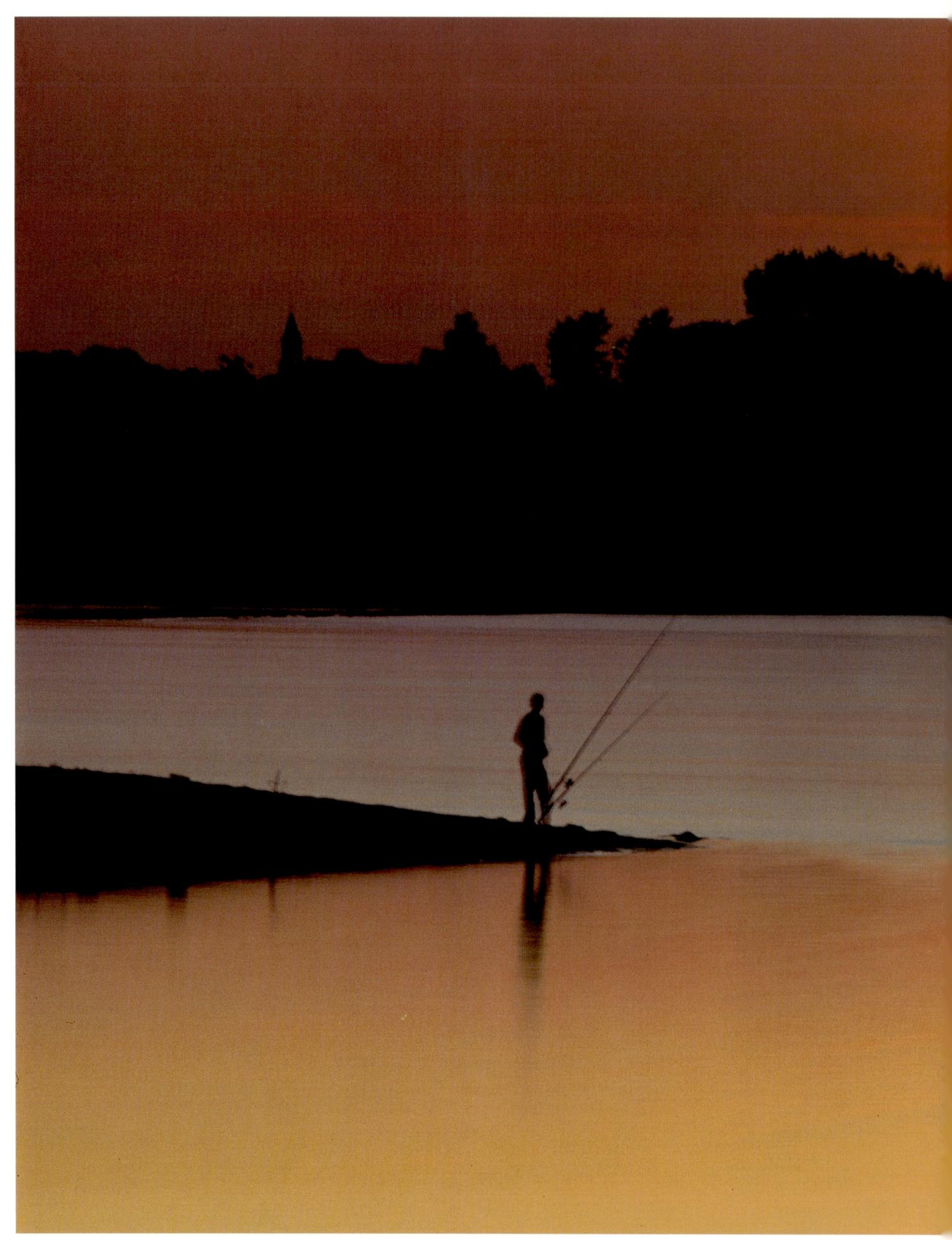

»Alles ist Übergang zur Heimat hin«, schrieb einst der Romantiker Novalis. Und die Zeiten sind gottlob vorbei,

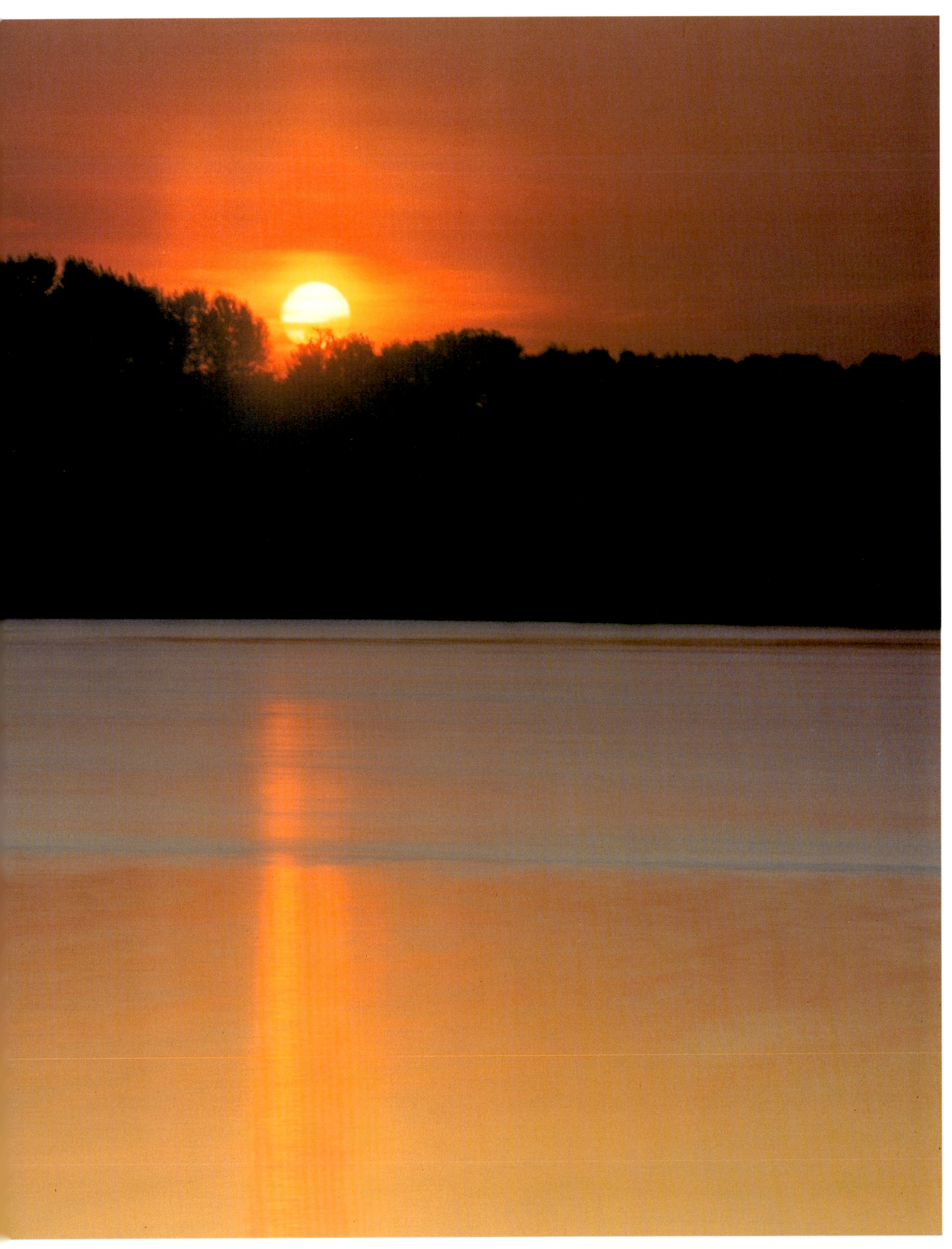

als Frankreich am anderen Ufer noch der Erbfeind der Deutschen war.

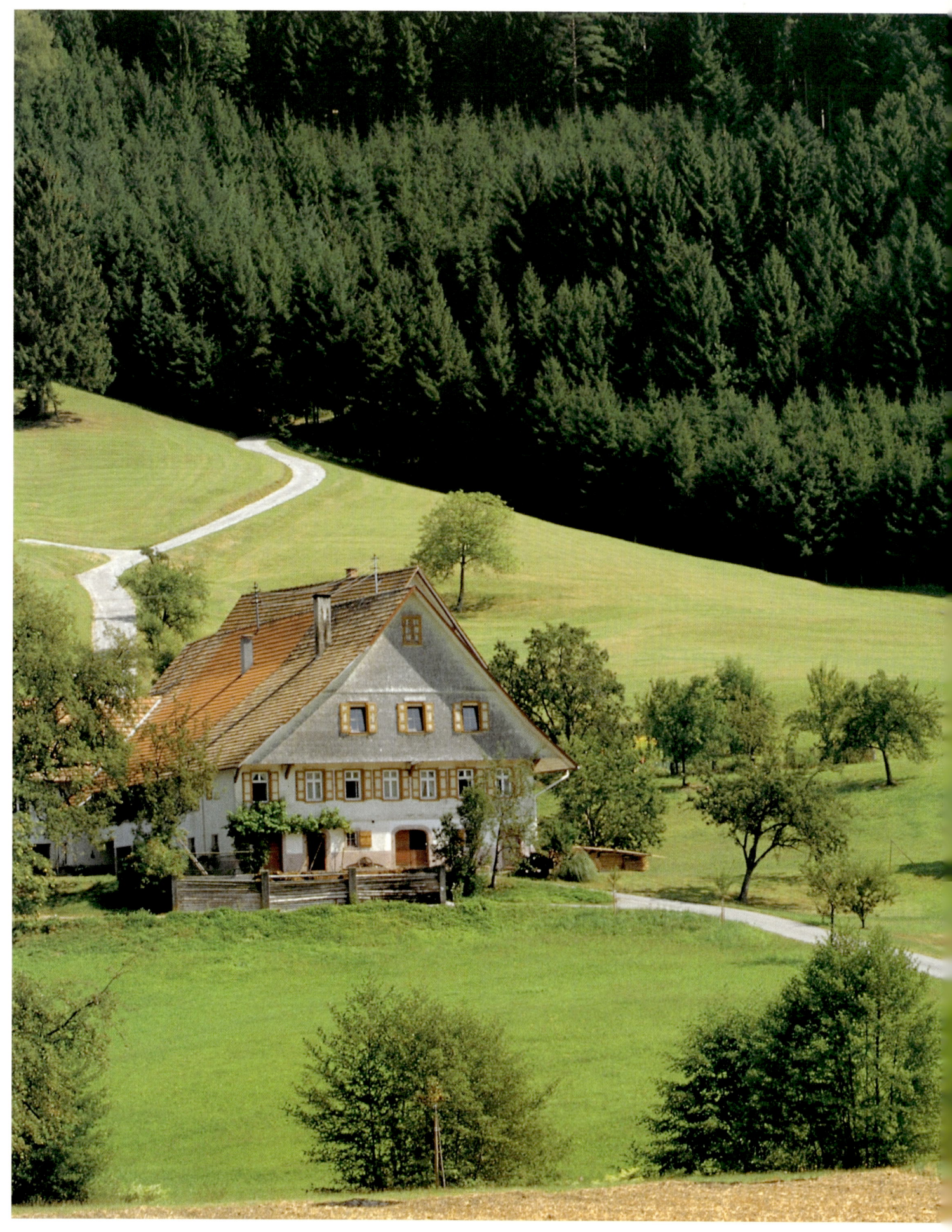

Ein Schwarzwaldhaus, das Walmdach tief in die Stirn gezogen, der kühle Wald im Rücken, ein paar Obstbäume im Garten – das sind

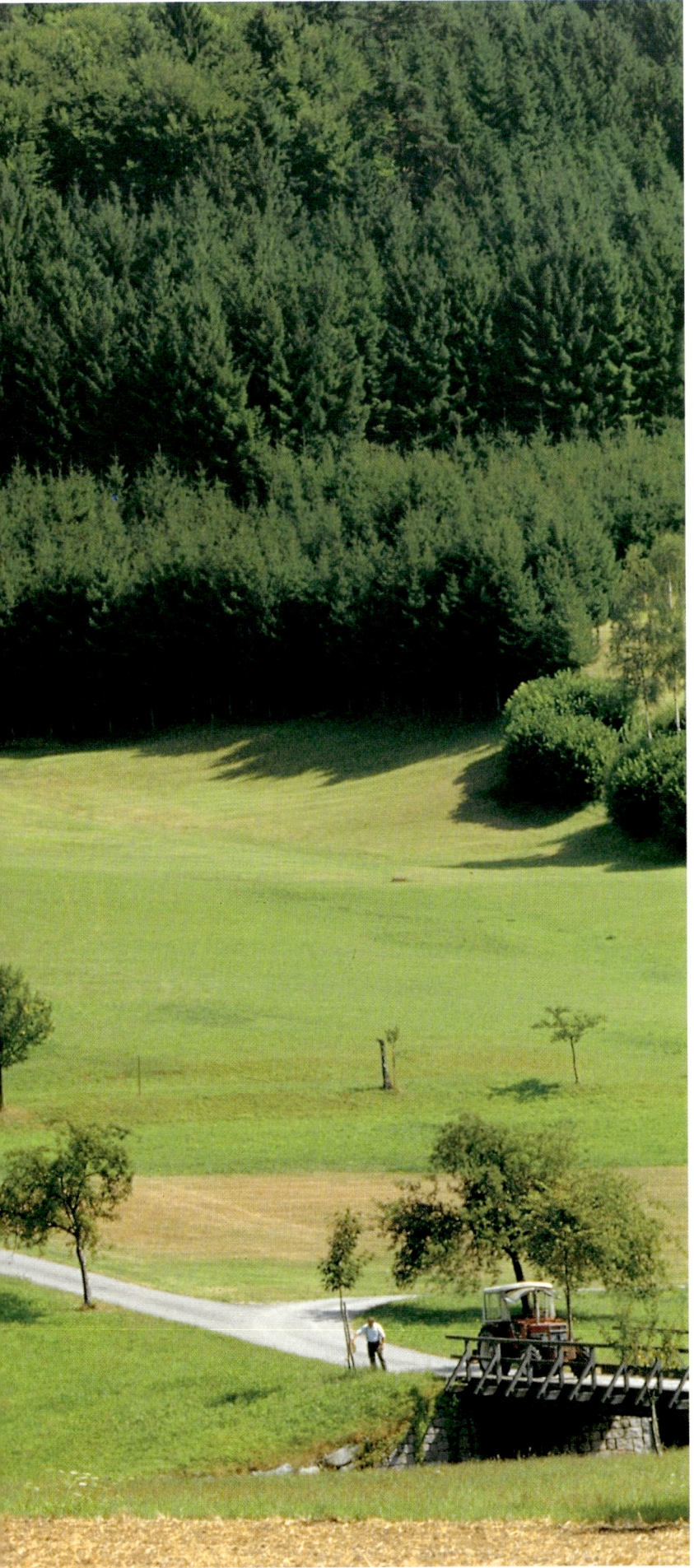

die Elemente, aus denen der Badener sein Glück komponiert.

Vorwort

Wer das Badische fassen will, der muß weit ausholen. Warum also nicht mit dem Himmel beginnen? Über dem großen Bogen vom Bodensee übers Rheinknie bis hinauf zum Main scheint sich ein besonders heiteres Blau zu spannen. Es kann taubenblau, türkis oder silbern getönt sein, wie auf Pastellen aus dem 18. Jahrhundert. Nach Westen hin offen – ein ewiger Vormärzhimmel, mit französischer Brise.

Baden – dieser Dreiklang von Wald, Wasser und Wein wirkt noch immer wie ein Versprechen von Glück. Dabei hat das Paradies am Oberrhein im Lauf der Jahrhunderte schon manchen Durchzug kriegerischer Heere erdulden müssen. Ein Schicksal, das die Badener mit den Elsässern, ihren Brüdern vom linken Ufer, teilten.

Wer in Baden hocken bleibt, dem fällt es nicht schwer; wer hier leben kann, der wird beneidet. Wir haben alles – uns fehlt höchstens das Meer: Die Kühle der Bergwälder und die Vulkanhitze im Kaiserstuhl. Das Lächeln des Bodensees und die Silberpappeln am Rhein. Die stolze Anmut des Freiburger Münsters, die Winzerfeste im Kastanienschatten. Unsere großartige Küche, die üppigen Märkte, die wilde Fasnacht – und soviel Sonne! Ein Land für Genießer und Lebenskünstler, Heimat der Tüftler, Revoluzzer und aller anderen Querköpfe. Deshalb eine letzte Warnung an alle Wallfahrer, die das deutsche Gemüt tief unterm Walmdach des Schwarzwaldhauses vermuten: Bei aller Liebe zu Tannenduft und Bollenhut – so leicht lassen wir uns doch nicht vereinnahmen.

9

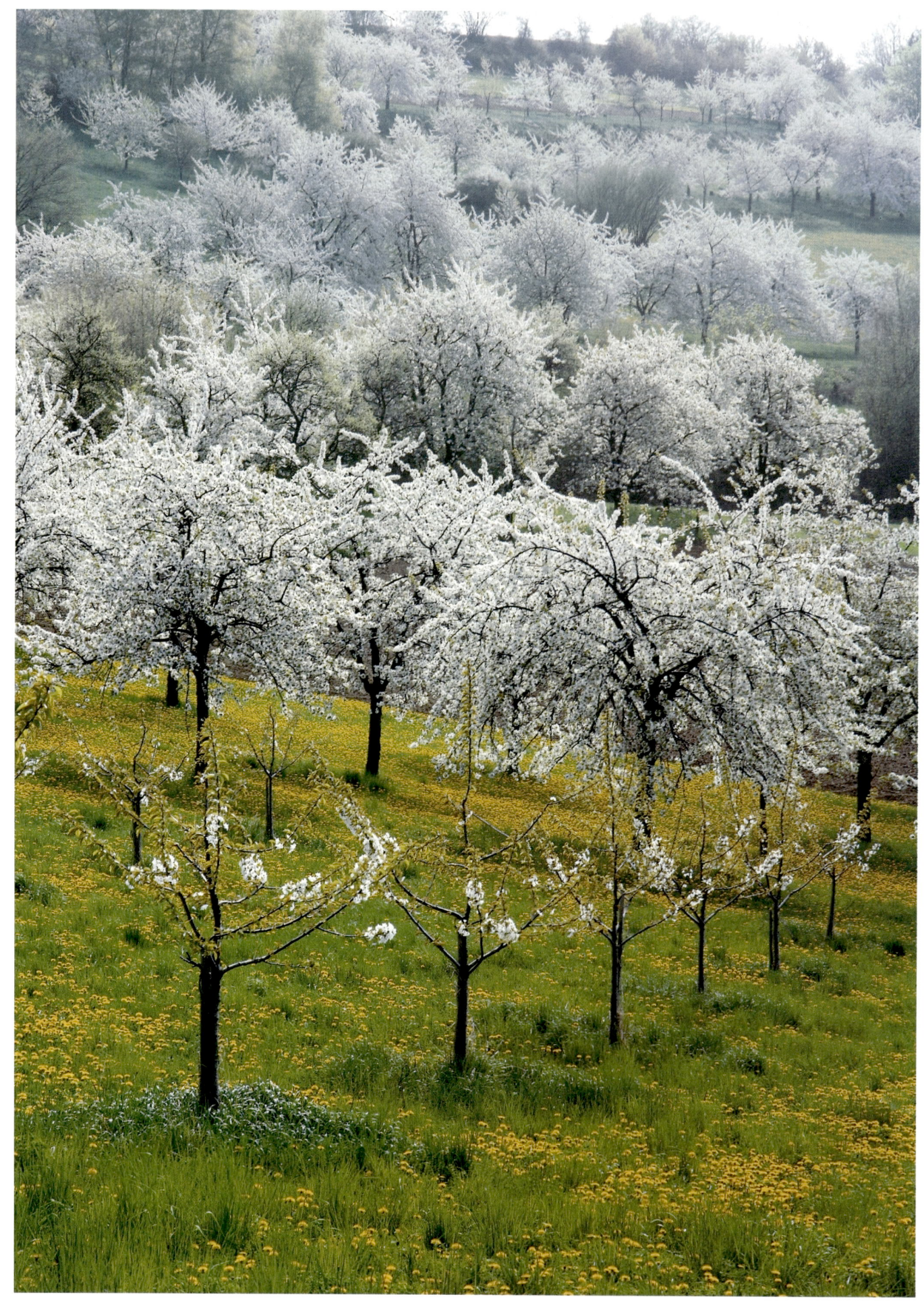

Ob im Markgräfler Land oder in der Ortenau – die Kirschblüte jubelt: »Willkommen im Paradies!«

Von Alemannen, Badenern und anderen Menschen

Stephan Clauss

Am Anfang waren die Kelten, ihnen folgten bald die Alemannen, wie sie von ihren Nachbarvölkern genannt wurden. Sie breiteten sich im 3. und 4. Jahrhundert auch zwischen Schwarzwald und Vogesen aus, wo sie es nicht nur mit Mammut, Bär und Auerochs zu tun bekamen, sondern mit den Römern, die sie über zweihundert Jahre lang ohne Rücksicht auf Verluste bekriegten. Römische Soldaten bauten die Thermen von Badenweiler und Baden-Baden, um sich darin zu erholen vom Kampf mit den Barbaren aus der schrecklichen Wildnis.

Kaum daß die Alemannen die Lateiner endlich los waren, unterlagen sie tragischerweise 496 n. Chr. in der Schlacht von Zülpich den Franken und mußten das Land nördlich von Lauter und Murg den getauften Siegern überlassen. Sich selbst nannten sie Sueben (Schwaben). Und Schwaben hieß auch im frühen Mittelalter das Herzogtum im südwestdeutschen Raum. Das darf man bloß keinem Altbadener erzählen.

Den zünftigen Alemannen-Mythos ließ erst Johann Peter Hebel, unser »Homer aus dem Wiesental«, zu Beginn des 19. Jahrhunderts wieder aufleben, um seine geneigten Leser damit zu erschrecken: Denn dessen »wahre Stammväter und Altvorderen, von deren Blut er abstammt«, schildert Hebel als »große grobgliedrige Menschen mit blauen Augen, krausen roten Haaren, voll Kraft und Mut und Trutz, fröhliche Trinker und Spieler, ohne Kenntnisse. Es geht noch manchem ein wenig nach ...« Erst Hebels späte Jünger verhunzten solch augenzwinkernde Traditionspflege zu dumpfer Blut-und-Boden-Prosa.

Der Rhein wurde von uns nie als natürliche Grenze empfunden, im Gegenteil. Er war die alles umfassende Kurve, die Lebensader dieser alten Kulturlandschaft. Auf seinen Fluten kamen im 6. Jahrhundert die irischen und schottischen Missionare stromaufwärts, und später trug er die großen Flöße aus Kinzig, Murg und Enz hinunter bis nach Holland.

Doch vor tausend Jahren lag der Schwarzwald noch wie ein undurchdringlicher Sperrgürtel zwischen östlichen und westlichen Sueben-Nachfahren. Sie verloren sich aus den Augen und ihre Sprachen entwickelten sich langsam auseinander.

Was die Römer nicht schafften, vollbrachten die Mönche: die Eroberung des Schwarzwaldes. Sie schlugen Breschen in die Wildnis, bauten Klöster und Klostergärten. Sie brachten den Alemannen das Evangelium und später das Lesen bei. Im 11. Jahrhundert wird die enorme Siedlungsarbeit offenbar, die von den großen Klöstern ausging und in »Zellen« fortgesetzt wurde, in abgelegenen Tälern und auf einsamen Höhen die mutigen Vorposten christlicher Zivilisation. Das meiste leisteten seit der karolingischen Zeit die Benediktiner, die den Schwarzwald von Westen und Osten her rodeten und kultivierten. Sie gründeten St. Blasien, St. Trudpert, St. Ulrich, um nur die wichtigsten Namen zu nennen. Später kamen St. Peter und St. Märgen hinzu. In der Ebene trugen Staufer und Zähringer derweil ihren edlen Wettkampf im Städtegründen aus. Die Zünfte erstarkten.

Mit Napoleons Hilfe wurde aus Baden ein Staat

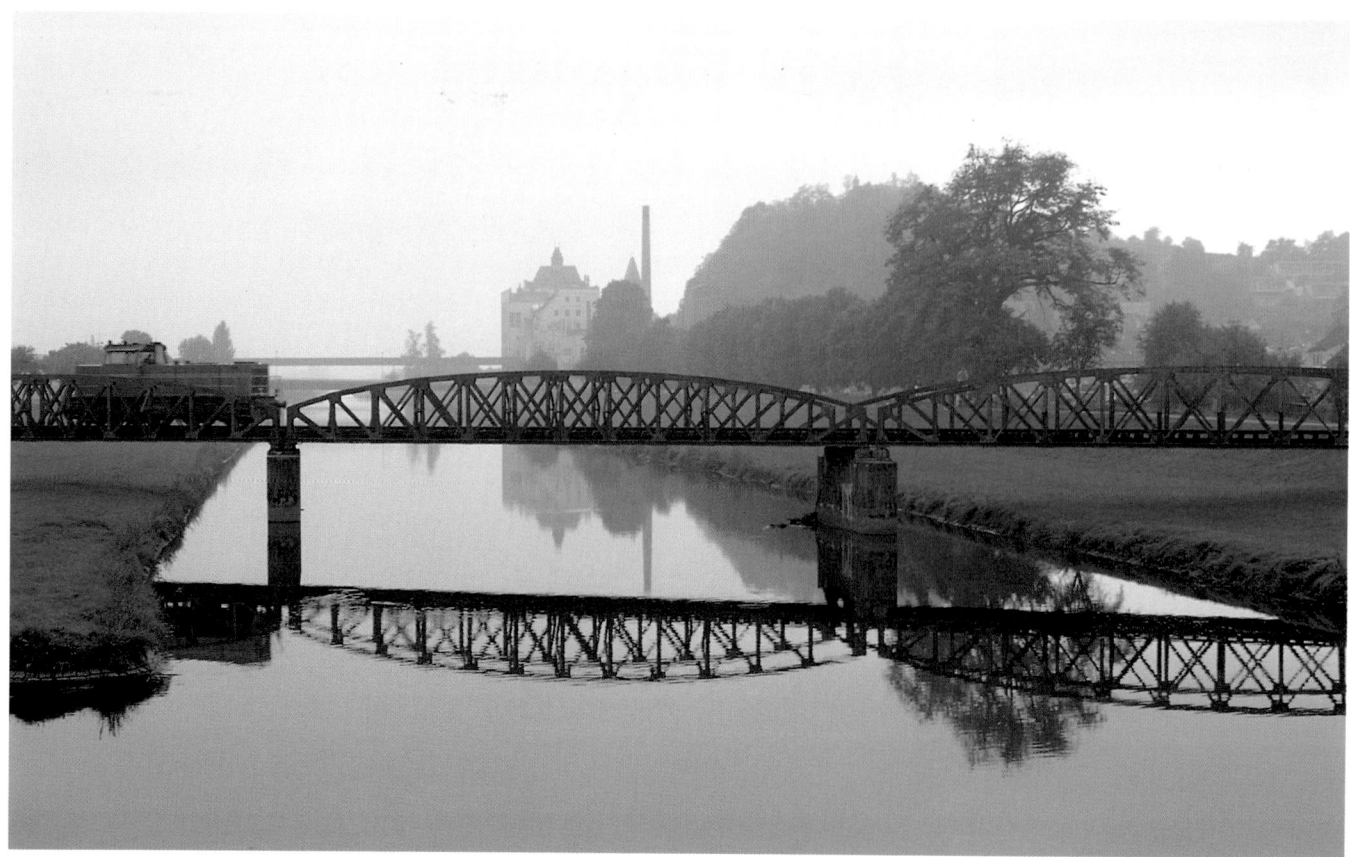

Die alemannische Mundart verband – und verbindet – Elsässer, Nordschweizer und Badener. Von staatlicher Einheit war hingegen noch längst keine Rede. Kleine und kleinste Besitzungen lagen wie ein Flickenteppich auf beiden Ufern. Neidisch blickte das Volk in den vorderösterreichischen Landen auf die freien Eidgenossen, doch vorerst hatten die Habsburger das Sagen. Die Pest, der Dreißigjährige Krieg und die Raubzüge des Sonnenkönigs verheerten die fruchtbare Landschaft mehr als einmal. Burgen wurden geschleift, Klöster angesteckt, Städte belagert und in Asche gelegt. Wie gerade der Wind stand, so hörte man entweder die Glocken von Basel oder die Schüsse im Elsaß. Unser Paradies – es war immer Schlachtfeld und Beutestück.

Um die Vorgeschichte abzukürzen: Das Land Baden ist als Staatsgebilde noch keine 200 Jahre alt. Geburtshelfer des Großherzogtums Baden waren ausgerechnet die Französische Revolution, ihr Vollstrecker Napoleon Bonaparte sowie ein gewisser Freiherr Sigismund von Reitzenstein, der für seinen in Karlsruhe residierenden Markgrafen Karl Friedrich in Paris äußerst geschickt verhandelte. Die erst seit 1771 wieder vereinigten Markgrafschaften Baden-Baden und Baden-Durlach verbanden ihr Schicksal ganz realpolitisch mit den erklärten Feinden Habsburgs und des Reichs. Zum Lohn für diesen »Verrat« konnten sie ihr Gebiet vervierfachen, und die Zahl ihrer Untertanen stieg von 165 000 auf fast eine Million. 1806, mit dem Beitritt zum Rheinbund, war die Staatsgründung abgeschlossen.

Diese napoleonische Flurbereinigung vereinigte kirchliche und weltliche, ritterschaftliche und fürstliche, katholische und reformierte Gebiete. Ein recht gemischtes Völkchen fand sich da in diesem badischen Stulpstiefel zusammengewürfelt. Zu den Schwarzwäldern und Oberländern gesellten sich als zwangsadoptierte Landeskinder die rechtsrheinischen Kurpfälzer mit den Städten Mannheim und Heidelberg sowie die Odenwälder Franken vom Neckar. Hinzu kamen schließlich noch die zunächst heftig widerstrebenden Konstanzer vom Bodensee.

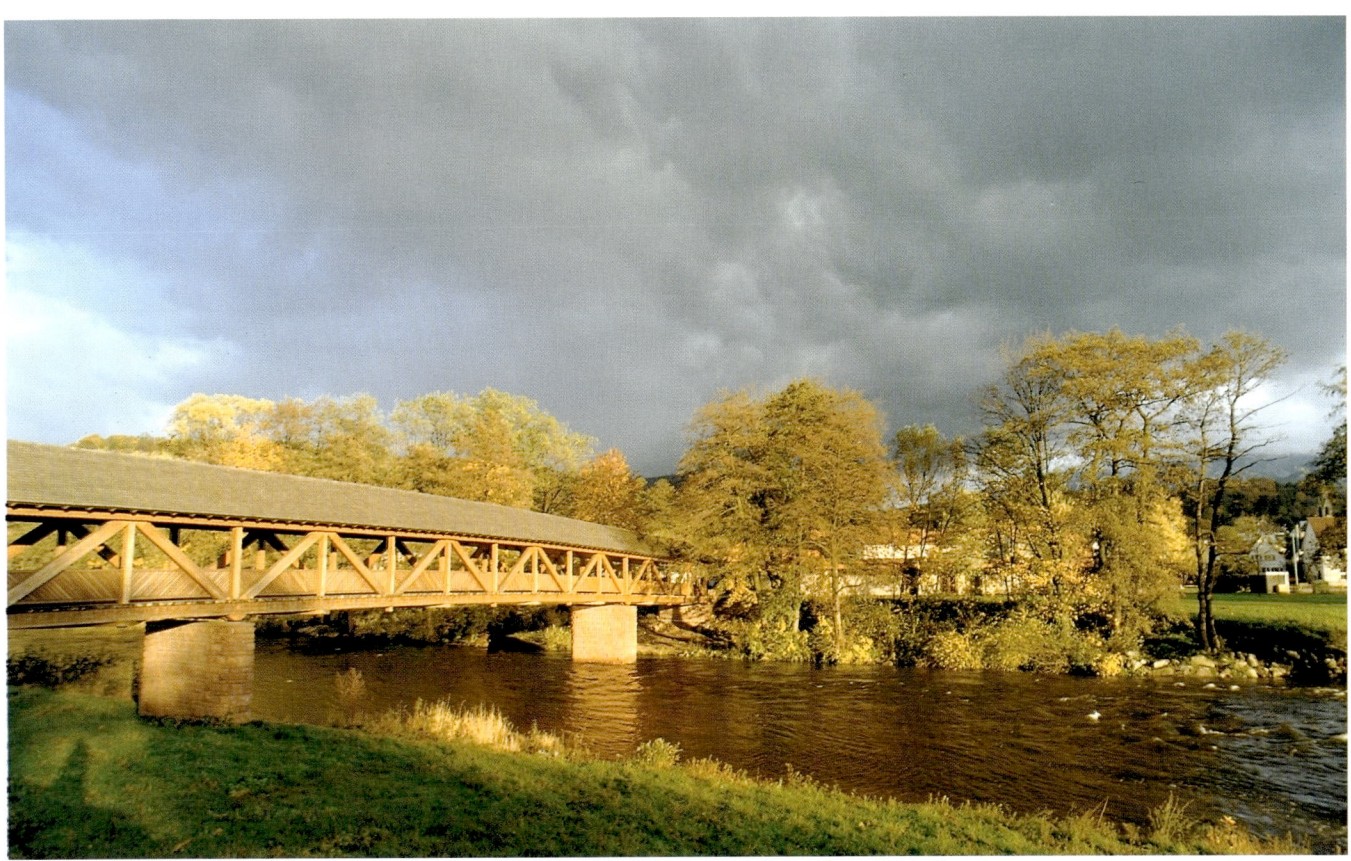

Brückenschläge in einem stillen Land. Links im Bild die eiserne Bogenbrücke über den Leopoldkanal bei Riegel am nördlichen Kaiserstuhl; im Hintergrund die Riegeler Brauerei. Mitten ins flammende Herbstlaub scheint die gedeckte Holzbrücke zu führen. Im Badischen haben noch ein paar ganz alte Exemplare dieser Gattung überlebt.

Zunächst erschien das alles wie ein Musterköfferchen, weil es von jedem Müsterchen etwas enthielt. Bis dieses Kunstgebilde zu einem liberalen Musterländle zusammenwuchs, verging noch ein halbes Jahrhundert, in dem aus Untertanen freie Bürger wurden. 1818 erhalten sie die erste echt freiheitlich-konstitutionelle Verfassung in Deutschland, 1848 ruft der Radikaldemokrat Friedrich Hecker in Konstanz die deutsche Republik aus. Bei Kandern wird der Aufstand niedergeschlagen. Preußische Soldaten beenden ein Jahr später die Rebellion von Rastatt. Hecker flieht in die Schweiz und wandert – wie 60 000 seiner Landsleute – nach Amerika aus. Es folgen Biedermeier und Gründerzeit. Die Eisenbahn beschleunigt den Fortschritt im Rheintal früher als andernorts, schon 1845 reichen die Schienenstränge bis Freiburg. Seit Ende 1870 gehört dieses moderne wohlgeordnete Großherzogtum Baden zu Bismarcks neuem Reich.

Auch wenn viele lieber in den Häusern blieben, als der Hecker-Zug zu den Gewehren rief, wird der hitzige Volksheld mit der Feder am breitkrempigen

13

Unverwechselbar Breisach: Das Stephans-Münster mit seinen zwei Türmen in der Abenddämmerung, dem Elsaß gegenüber.

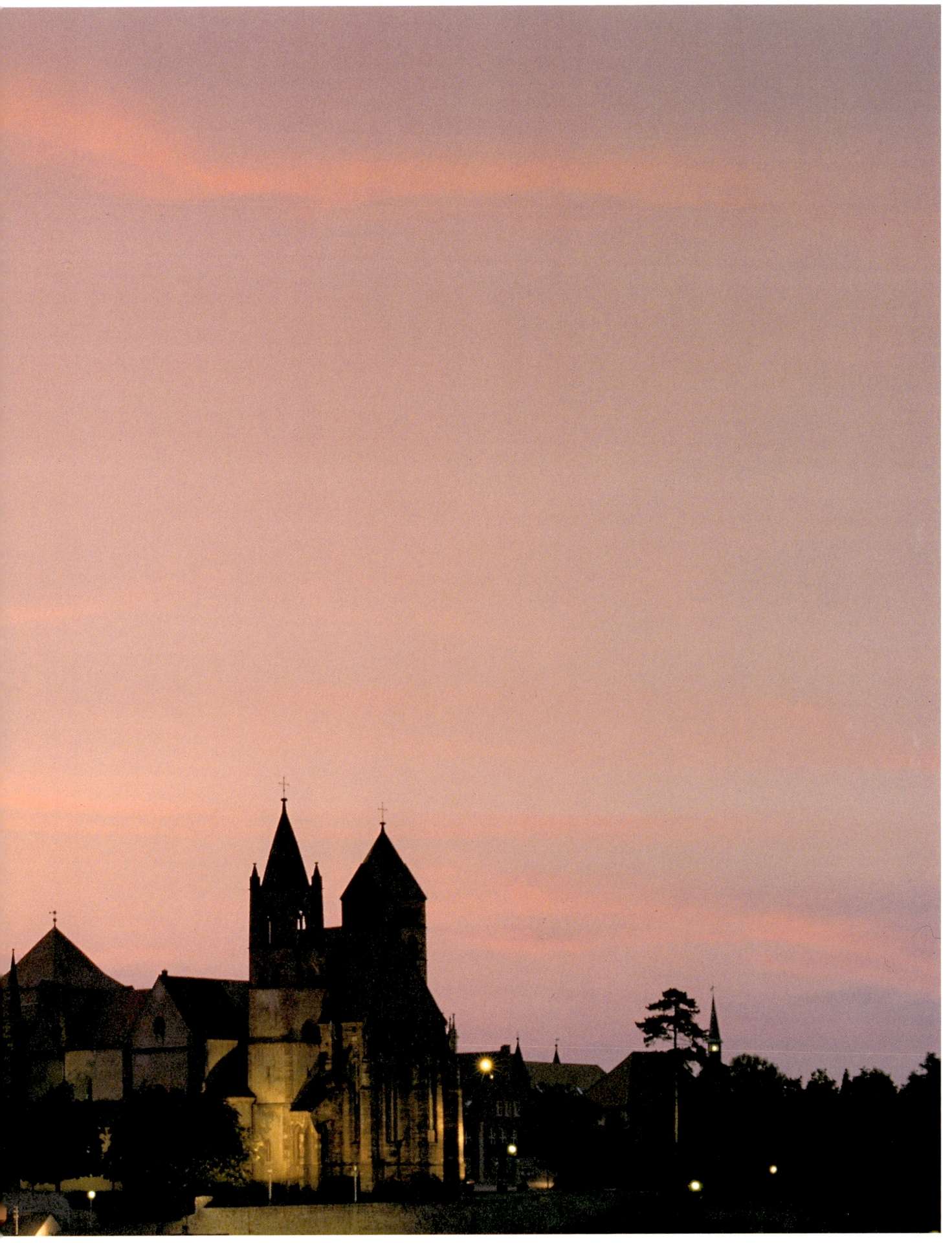

Es gibt Badische und ein paar Unsymbadische

Hut dennoch unvergessen bleiben, und das Hecker-Lied noch 120 Jahre später aus voller Brust gesungen: Als nämlich die Kaiserstühler Winzer ihre Wacht am Rhein halten, um das von Stuttgart geplante Atomkraftwerk Wyhl zu verhindern. Mit Erfolg.

Das Hecker-Lied

»Wenn die Roten fragen:
Lebt der Hecker noch?
Sollt ihr ihnen sagen:
Ja, er lebet noch!
Er hängt an keinem Baume,
er hängt an keinem Strick,
sondern an dem Traume
der deutschen Republik!«

Das Rebellische, die unbotmäßige Distanz zur Obrigkeit, gehört zum badischen Charakter genauso wie das Verbindliche, das sich als harmlos tarnt. Unser Lächeln kann entwaffnend sein. Bei einem guten Viertele läßt sich alles bereden.

Oder besser gesagt, fast alles. Denn auch die Friedfertigkeit der Grenzlandbewohner, die aus langer leidvoller Erfahrung gelernt haben, daß Diplomatie oft klüger ist als Draufschlagen, endet dort, wo es ans Eingemachte geht: die Heimat, den Wald, das Brennrecht, die Reben. Im Kampf um Wyhl verbündeten sich drei starke Motive, deren Kombination kaum badischer sein könnte: Protest gegen schwäbische Besserwisserei, Angst vor technokratischem Größenwahn und nicht zuletzt die Sorge um die gesunde Zukunft von Spätburgunder und Müller-Thurgau.

So entstanden die ersten westdeutschen Bürgerinitiativen, die Keimzellen der Grünen. In der eigenen Volkshochschule auf dem besetzten Bauplatz erfuhren die Kernkraftgegner damals, daß sich schon der Breisgauer Haufe des legendären Bauernkriegers Jos Fritz aus den gleichen Dörfern zusammengesetzt hatte, aus denen sie selber stammten. Und die Elsässer Freunde waren auch wieder dabei.

Am Oberrhein sucht man sich seine Freunde gern selber aus. Schnellschwätzer, Protzer und Dogmatiker jeder Couleur sind unbeliebt. Zugezogene Preußen haben es in Karlsruhe und Freiburg aber nicht ganz so schwer wie in München. Sie dürfen uns nur nicht »Badenser« nennen, mit der Betonung auf der zweiten Silbe. Das mögen wir ganz und gar nicht, liebe Frankfurter und Berlinser. Unserer vielgerühmten Toleranz ungeachtet kommen auch wir nicht ganz ohne identitätsstiftende Abgrenzung aus: »Es gibt Badische und Unsymbadische« prangt auch heute immer noch auf manchen Autoheckscheiben zwischen Mannheim und Lörrach. Nix für ungut, gell.

»Im Hessische drübe, do isser schließlich g'storbe«, so endeten früher die traurigsten badischen Lebensläufe. Erst im Exil nördlich der Mainlinie, die hier manche noch immer mit dem Polarkreis verwechseln, wird sich der Lokalpatriot aus Konstanz oder Karlsruhe dessen bewußt, was trotz vieler lokaler Eigenheiten allen Badenern gemeinsam ist. Spätestens dann, wenn man ihn mit einem Schwaben verwechselt.

Was habt ihr eigentlich immer gegen diese Schwaben?, werden wir dann von den Nordlichtern gefragt, ihr wohnt doch im selben Bundesland? Ehrlich gesagt, die meisten von uns wissen es selbst nicht mehr so genau. Wir führen dann deren gröbere Sprache ins Feld, oder die schwäbische Kehrwoch, diesen gnadenlosen Feind jedes Laissez-faire, das uns so viel näher liegt. Unsere tiefe Abneigung gegen tumbes Schaffertum könnten wir kundtun, oder zum x-ten Male die Legende vom schwäbischen Bäuerlein erzählen, das einst die Stadt Freiburg mal eben so kaufen wollte.

Wer ins Grundsätzliche abschweifen möchte, der zitiert vielleicht noch den Freiburger Franz Schneller, der Schwaben und Alemannen einmal so verglich: »Eigenbrötler blieben beide. Härter, verbissener im Lebenskampf, zum Spintisieren geneigter, der Schwabe. Aufgeschlossener, sonniger, nicht so unbedingt aufs Sparen aus, die Hand näher am Weinglas: der Badener.«

Historiker haben das unterschiedliche Erbrecht bemüht, um das nachgerade zwanghafte Häuslebauen der Schwaben als Folge der Realteilung zu erklären, wohingegen die Schwarzwälder Anerben-Regelung, die den Hof meist allein dem ältesten Sohn überließ, die Badener zur Weltoffenheit fast schon verdammt habe.

Es kann also angesichts so unterschiedlicher Wesensart und politischer Kultur kaum verwundern, daß die Gründung des Südweststaates mit dem Bindestrich nicht mehr als eine nachkriegsbedingte Vernunftehe wurde – mit einer äußerst widerspenstigen badischen Braut.

Nach der bedingungslosen Kapitulation legten die Amerikaner Nordwürttemberg und Nordbaden 1945 zusammen, machten Heidelberg zu ihrem Hauptquartier und Stuttgart zum Regierungssitz. Südwürttemberg wurde von Tübingen aus regiert, Karlsruhe, die alte Residenz des Großherzogs, verlor ihr Gewicht. Das badische Volk wurde nicht gefragt. Südbaden war von den Franzosen besetzt und wurde provisorisch von Freiburg aus verwaltet. Hier leistete (Süd-)Badens Staatspräsident Leo Wohleb zähen Widerstand gegen Stuttgarts Annexionsgelüste. Der Freiburger kämpfte um Badens Eigenständigkeit mit aller List und Tücke – und stand letztlich doch auf verlorenem Posten.

Obwohl sich in der Volksabstimmung vom 9. Dezember 1951 zwei Drittel der Südbadener gegen den Südweststaat aussprachen, wurden sie von ihren fusionswilligen Nachbarn im Norden und Osten überstimmt. Den alemannischen Dickschädel Wohlleb verbannte Adenauer als Gesandten nach Lissabon. Sein Gegenspieler Reinhold Maier wurde der erste Ministerpräsident des neuen Bundeslandes. Die Liebe kam erst nach der Heirat. Als die Altbadener 1971 noch einmal Sezession spielen wollten, bekannten sich 82 Prozent der Badener zu Baden-Württemberg. Auch wenn die cleveren Schwaben vielleicht letzten Endes doch mehr von der ungleichen Verbindung gehabt haben sollten.

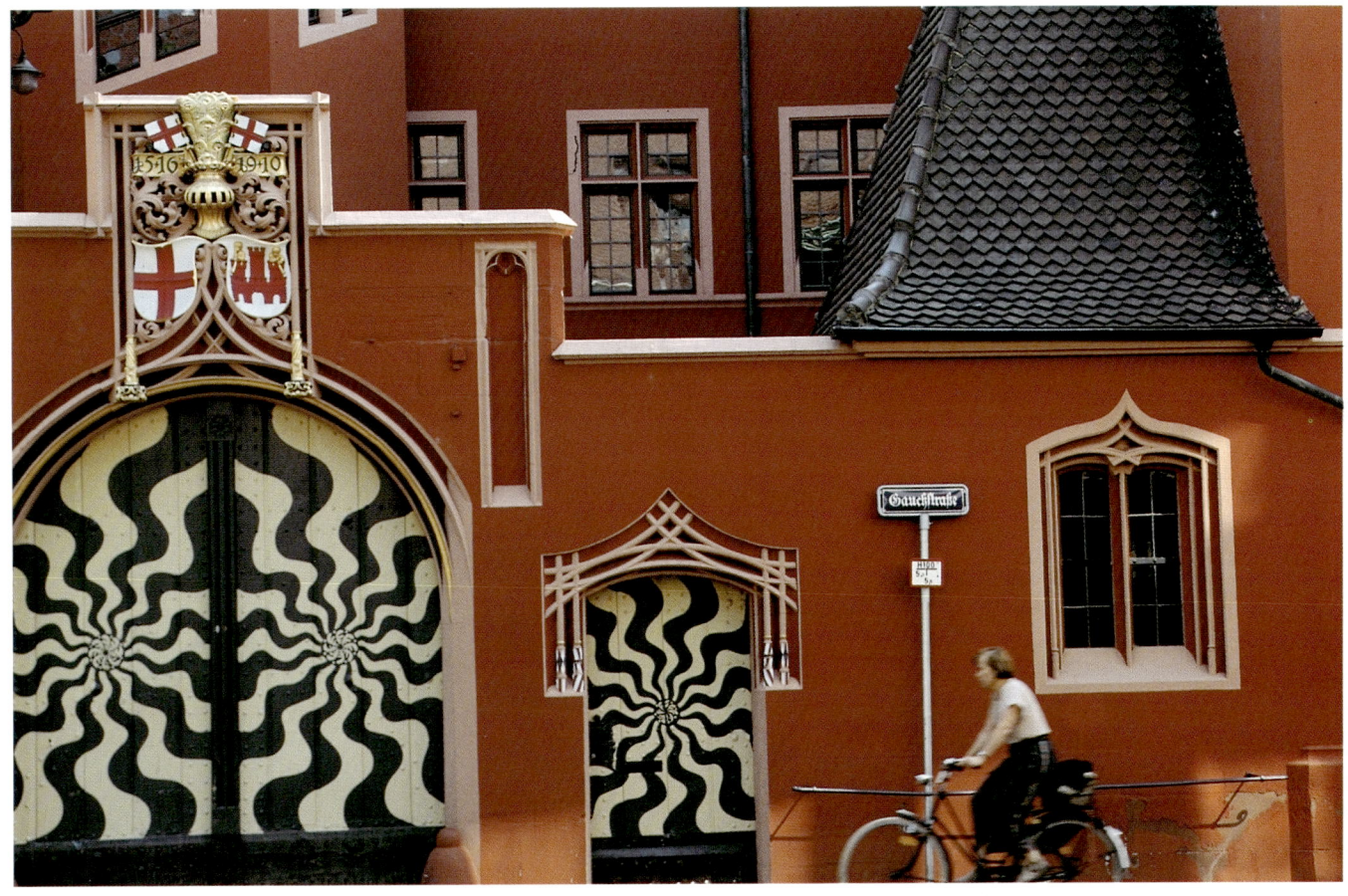

Freiburger Farben: Auch das rostrote Alte Rathaus wurde nach dem Krieg wieder aufgebaut – wie die ganze Altstadt.

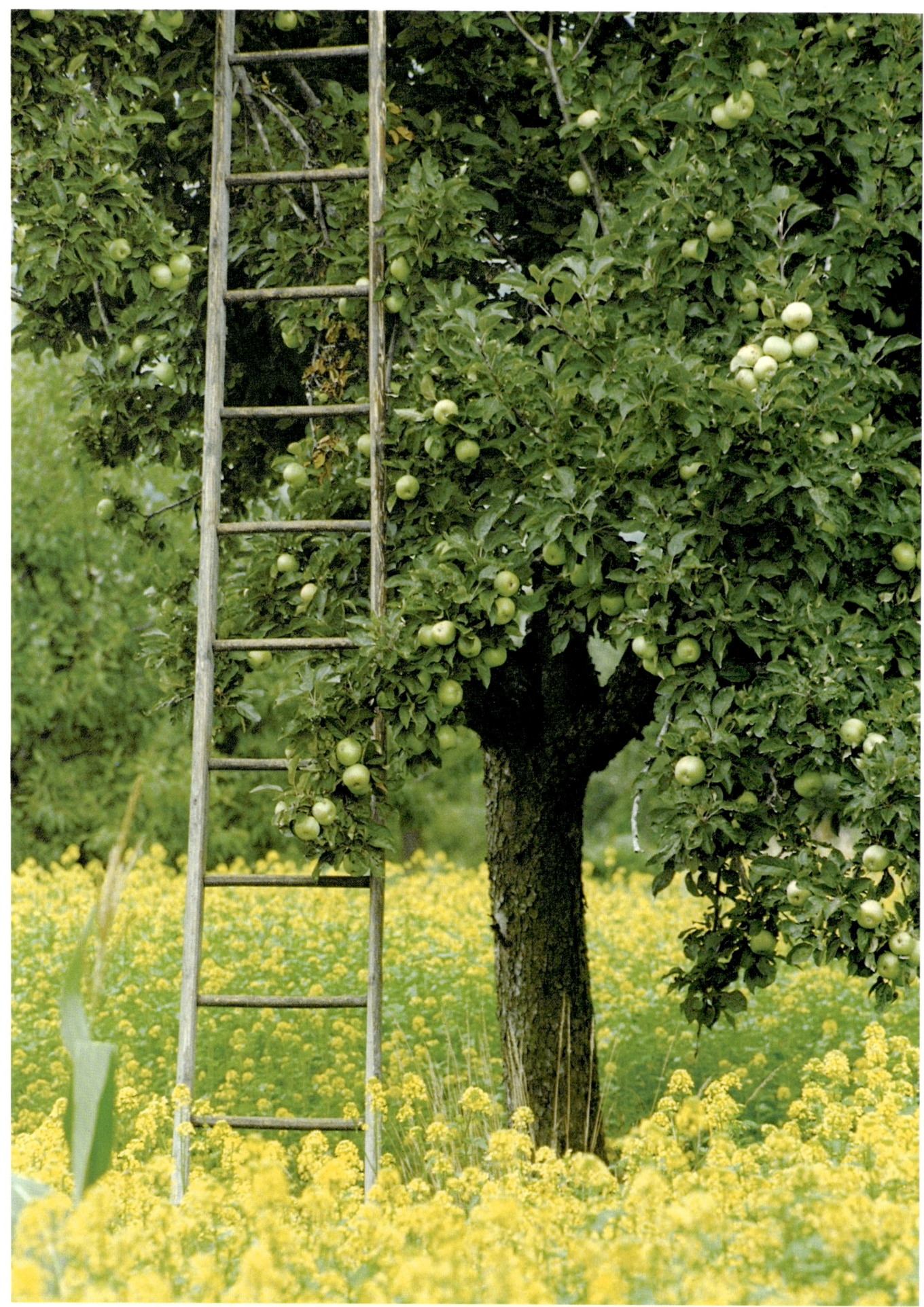

Die Leiter in den Apfelhimmel lehnt einladend am Stamm.

Baden
beginnt am
Bodensee

Stephan Clauss

Nicht ohne Poesie umriß der Großherzoglich Badische Oberrevisor Adam Ignaz V. Heunisch anno 1832 unser Gebiet: »Baden gehört zu den gebirgigen Ländern, und seine Oberfläche wechselt mit Ausnahme der Rheinebene fast beständig zwischen Bergen und Tälern ab. Eben diese Beschaffenheit seiner Oberfläche aber macht, daß das Land reich an Naturschönheiten, an reizenden Gegenden und malerischen Aussichten ist. Die Hauptgebirge sind: der Schwarzwald und der Odenwald; kleinere Gebirge: der Heiligenberg, die Alp, der Randen, der Kaiserstuhl bei Breisach, der Königsstuhl bei Heidelberg.«

Was die in der Postkutsche durchreisende Dorothea Schlegel im romantischen Superlativ gar als das »gesegnetste Land der Welt« bejubelte, ist in der Tat ein von Gott und dem Klima besonders verwöhnter Landstrich, in den Rheinbogen geschmiegt wie ein Kater in der Sonne. Die scheint hier kräftiger und länger als irgendwo sonst in deutschen Landen. Zumindest nach Südbaden ragt oft noch ein Zipfel des Azorenhochs hinein, während der Rest der Republik im Regen steht. Schon im März stellen die ersten Eiscafés ihre Stühle aufs Kopfsteinpflaster. Und während noch der letzte Schnee auf dem Feldberg liegt, explodieren die Knospen der Obstgärten in der Ebene fast über Nacht.

Der Rhein, der hier im Süden noch ohne Heldenpathos daherkommt, und der schon lange nicht mehr finstere Schwarzwald sind die prägenden Elemente dieser Landschaft, zu dem das Elsaß mit der Vogesenkette im Westen wie ein Spiegelbild erscheint. Oder beide zusammen wie die zwei Seiten eines aufgeschlagenen Buchs. Die Münstertürme von Basel, Freiburg und Straßburg – sie bilden die seit Generationen vertrauten Fixpunkte der Heimat am Oberrhein.

Das Badische hat viele Gesichter und Temperamente, sein Reiz liegt in dieser Vielfalt. Wir wollen es vom Rhein her erkunden, der bei Konstanz den Bodensee wieder verläßt, um die Schweizer Grenze entlang westwärts zu eilen – bis Basel.

Vom Bodensee gehört uns Badenern nur ein kleines Stück Ufer. »Schwäbisches Meer« heißt er ja. Uraltes Kulturland ringsum, seit der Stein- und Bronzezeit besiedelt, immer dicht am Puls der Völkerwanderung. Und doch hat der Mensch dem so heftig begehrten Gewässer seine Unschuld nie völlig nehmen können, hat ihn selbst der Massentourismus nicht umgebracht. Wenn der See etwa alle hundert Jahre einmal zufriert, gibt es zu Ehren der »Seeg'frörne« ein Fest und eine Prozession über das Eis.

19

Die Römer brachten die Rebe, die Mönche die Kultur

Der vom Bodensee stammende Schriftsteller Martin Walser äußerte sich einmal so über seine Heimat: »Man muß nicht heiter sein. Am Bodensee, meine ich. Heitere Landschaft und so. Benediktinisch, lieblich, süß und fromm. Davon weiß ich nichts. Dieser See bewirkt, glaube ich, nicht dies oder das. Wenn er etwas einprägt, dann den Wechsel. (...) Dieser im Süden des Nordens gelegene See besteht auf nichts.«

Konstanz ist doch keine Weltstadt geworden, obwohl seine Lage am Schnittpunkt der großen Fernhandelswege Mitteleuropas es dazu durchaus berechtigt hätte. Die im Glauben gespaltene Welt blickte von Herbst 1414 bis zum Frühjahr 1418 gebannt auf das Konstanzer Konzil. Bei diesem Päpstestreit ging es um nichts weniger als die Zukunft des Abendlandes. Auch wenn der hohen Versammlung bis heute ein scharfer Brandgeruch

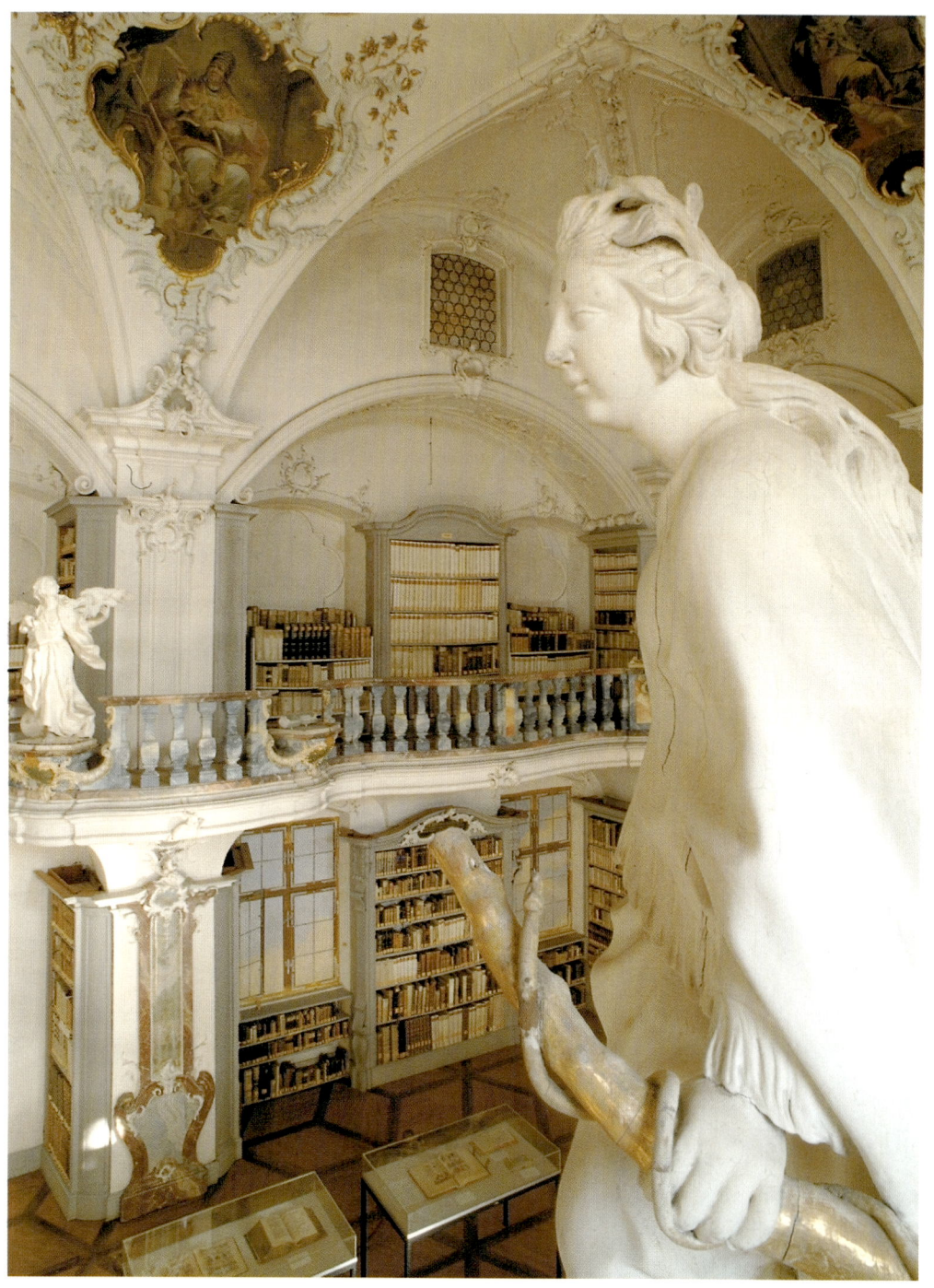

Die Macht des Glaubens und die Pracht des Barock: Im Kloster St. Peter – östlich von Freiburg und über 700 Meter hoch gelegen – haben die Benediktiner seit dem 11. Jahrhundert einen unschätzbaren Beitrag zur Kultur am Oberrhein geleistet. Blick in die Klosterbibliothek, die vor 240 Jahren entstand. Christian Wenzinger schuf die allegorischen Figuren.

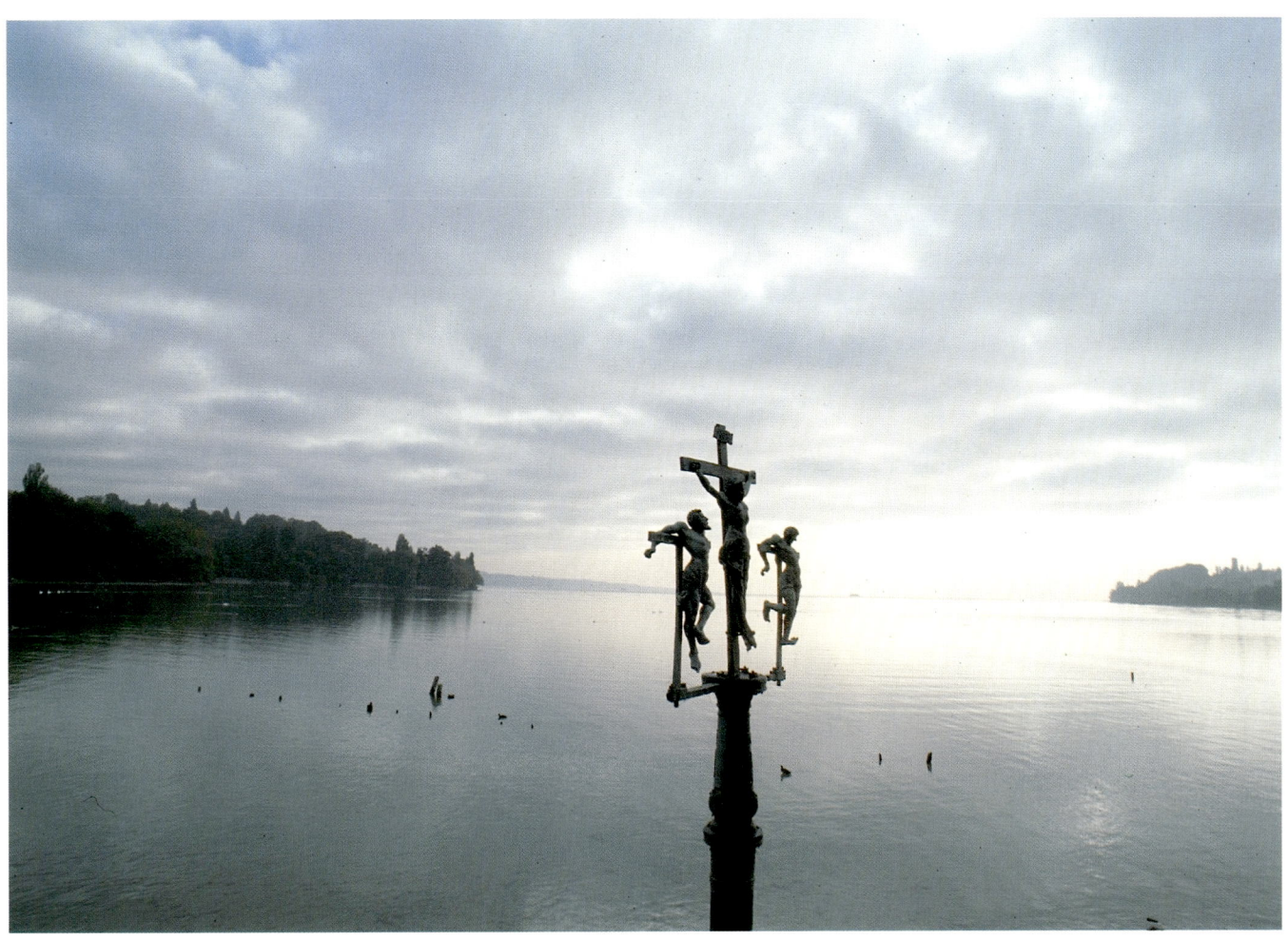

Der liebliche Bodensee hat auch seine dramatischen Momente. Das Schwedenkreuz auf der Insel Mainau erinnert an die Schrecken des Dreißigjährigen Krieges.

anhängt: Der Prediger und Kirchenreformer Johannes Hus starb während des Konzils als Ketzer auf dem Scheiterhaufen.

Uns Nachgeborene beeindruckt die für damalige Zeit gigantische logistische Leistung: 60 000 Doppelbetten wurden für die Konzilbesucher bezogen, manchmal 20 Schiffe mit Getreide, Heu, Fleisch und Wein gleichzeitig im Hafen entladen. 300 Bäcker buken Tag und Nacht Brote und Pasteten.

Wie viele oberitalienische Kurtisanen während dieser Zeit die hohen geistlichen und weltlichen Herren bei Laune hielten, verrät niemand. Kein Wunder, daß auch der ärgste Fremdenverkehr eine Stadt nicht mehr erschüttern kann, die so ein Spektakulum hinter sich hat. Dagegen ist das funkensprühende Seefest kaum mehr als eine Sternschnuppe am Sommernachtshimmel.

Fortschritt kontra Idylle

Als der liebe Gott am letzten Schöpfungstage jene Halbinsel erschaffen hatte, die sich zwischen Unter- und Zellersee gegen die Reichenau vorschiebt, soll er voller Zufriedenheit gesagt haben: »Jetzt hör i auf!«

Davon soll dem Gebiet der merkwürdige Name »Höri« geblieben sein, berichtet eine unserer vielen Legenden, in die wir unser Staunen weben über soviel Gnade.

Das pappelgesäumte lichte Gestade der Höri hat Maler und Dichter angezogen. Hermann Hesse lebte hier; der von den Nationalsozialisten als »entartet« verfolgte expressionistische Maler und Grafiker Otto Dix fand beim Fischernest Hemmenhofen sein Exil, wo er malte bis in den Tod: Bilder einer biblischen Landschaft.

Das kulissenhafte Städtchen Stein am Rhein und das mittelalterliche Schaffhausen gehören zur Schweiz, auch wenn mancher Fremde vom sprunghaften Grenzverlauf am Hochrhein leicht durcheinander gebracht wird. Hier scheint es mehr Zollhäuschen als Busstationen zu geben. Der Rheinfall gehört zum touristischen Pflichtprogramm. Uns vermag er nicht mehr so zu beeindrucken wie unsere naturbewegten Vorfahren, die noch an die sittlich läuternde Kraft solcher Schauspiele glaubten. Immerhin bewahrte dieses von den herabstürzenden Wassern donnernde Hindernis der Schiffahrt die hochrheinische Flußidylle vor manchen Verhängnissen des Fortschritts.

Wenige Kilometer weiter stromabwärts ist es mit dem Frieden der Schwäne und Fischreiher vorbei. Auf Schweizer Seite dampft der Kühlturm des Atomkraftwerks Leibstadt, und die Anrainer der B 34 leiden unter der Gewalt des Verkehrs, der sich über diese Ost-West-Achse quält, wie unter einem niemals endenden Alptraum.

Dennoch haben sich die Habsburger Waldstädte – Waldshut, Bad Säckingen, Laufenburg und Rheinfelden – in den von bemalten Patrizierhäusern gesäumten Fußgängerzonen ihren leicht behäbigen Charme bewahrt. Waldshut hat als einzige der vier Schwestern keine Brücke über den

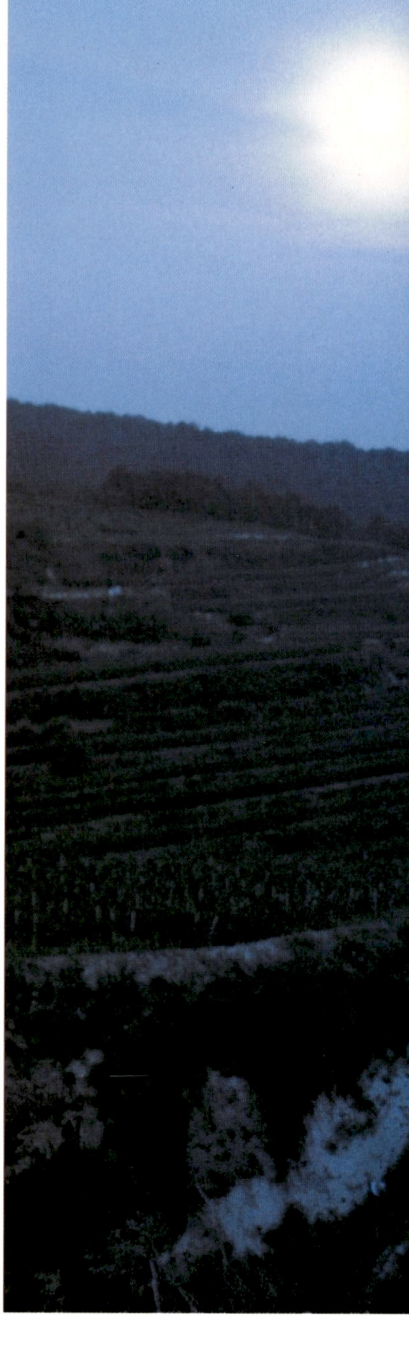

Kaiserstuhl bei Nacht: Manche finden, daß die Monokultur der Rebe, die Flurbereinigungen und der Umbau der steilen Hänge zu Terrassen das Gesicht des Kaiserstuhls bis zur Unkenntlichkeit verändert habe. Doch im Mondlicht scheint der Vulkanberg in der Breisgauer Bucht seinen alten Zauber zurückzugewinnen. Schon die Römer pflanzten die ersten Reben, später kümmerten sich auch die Mönche um den Wein.

Fluß geschlagen und widerstand 1468 sogar einer Belagerung der Berner Eidgenossen. Die zogen unverrichteter Dinge und entnervt von dannen, als die Waldshuter auf der Stadtmauer einen feisten Hammel als Zeichen ihres Wohlstands und Durchhaltevermögens spazieren führten. Auf dieses Ereignis soll die Waldshuter Chilbi zurückgehen, ein großes buntes Volksfest. Zum Stelldichein der Trachtenträger gesellen sich heute auch die Schweizer Nachbarn – als friedliche Fahnenschwinger.

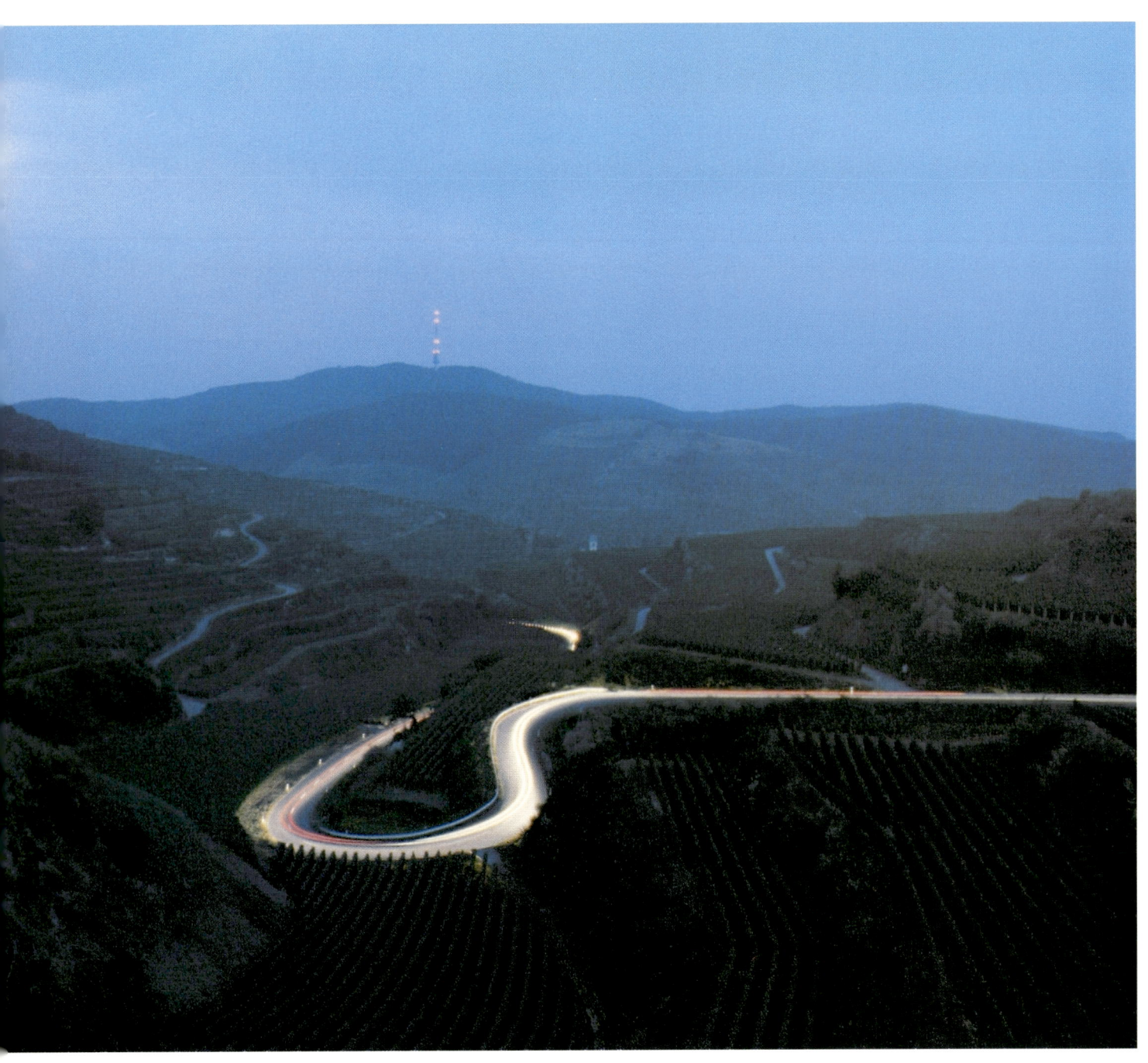

Das pittoreske Städtchen Laufenburg hat seine Häuschen auf beiden Steilufern des Hochrheins gesetzt. Seit 1806 ist es geteilt. Doch den badischen und den etwas größeren Schweizer Teil verbindet nicht nur eine schmale Brücke, sondern auch eine gemeinsame, sehr bewegte Geschichte. Die einst so gefürchteten Stromschnellen, der »wilde Laufen«, sind längst vom aufgestauten Rhein überdeckt, aber auch ohne sie ist es romantisch genug. Wesentlich barocker wirkt Bad Säckingen mit seinem zwiebelturmbewehrten Fridolins-Münster. Joseph Victor von Scheffel setzte der Stadt in seinem Epos »Der Trompeter von Säckingen« ein Denkmal.

Kurz bevor die von Hebel so herzergreifend besungene Wiese in den Rhein mündet, fließt sie durch Lörrach, vielen nur als Verladestation des Autoreisezuges ein Begriff. Eine Schönheit ist die gewerbefleißige Kreisstadt, die ihren Aufstieg den mit Schweizer Kapital gekauften Webstühlen verdankt, nicht unbedingt. Doch die dichtbesiedelte

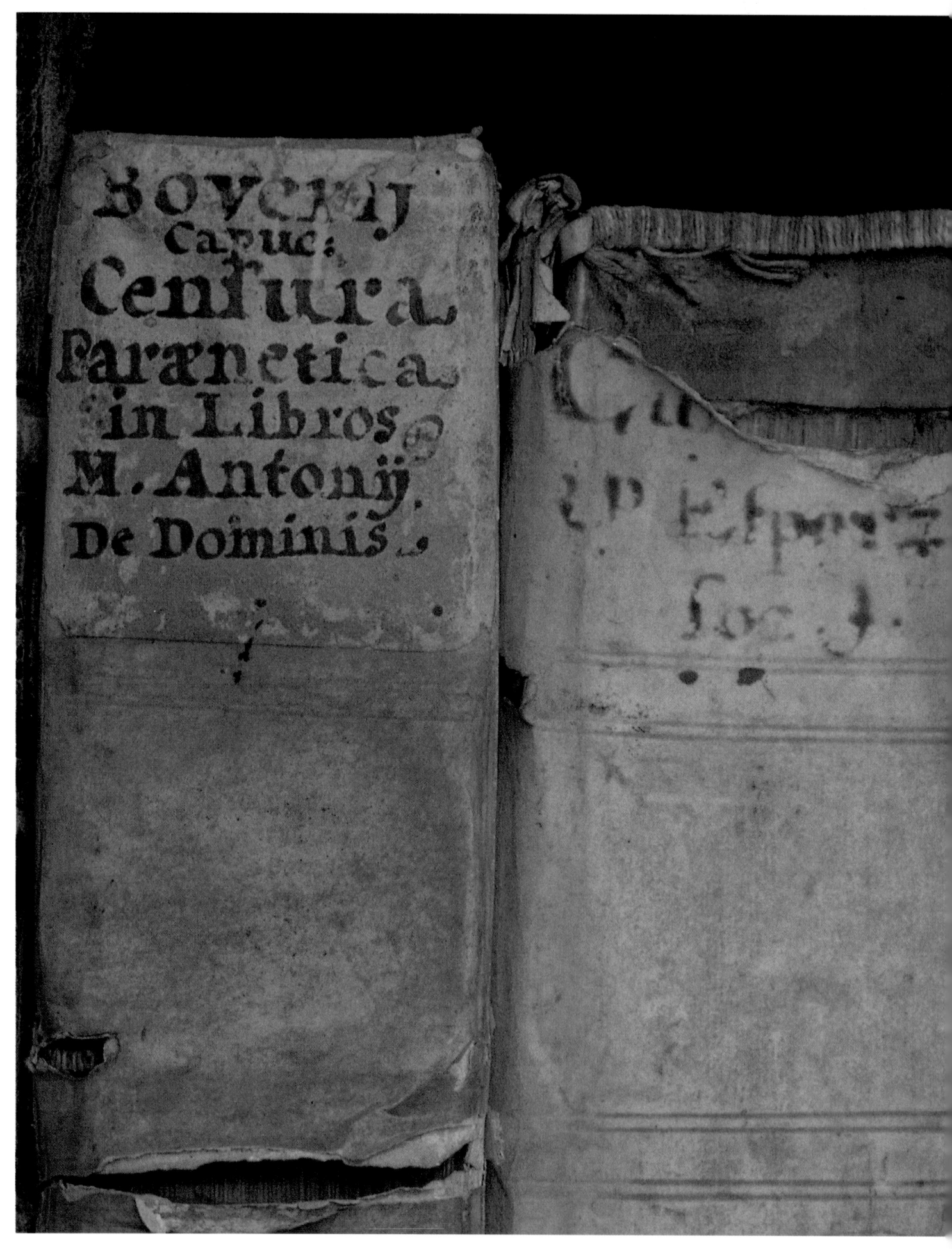

Der Zahn der Zeit hat an ihnen genagt: Theologische Werke aus der großartigen Klosterbibliothek von St. Peter.

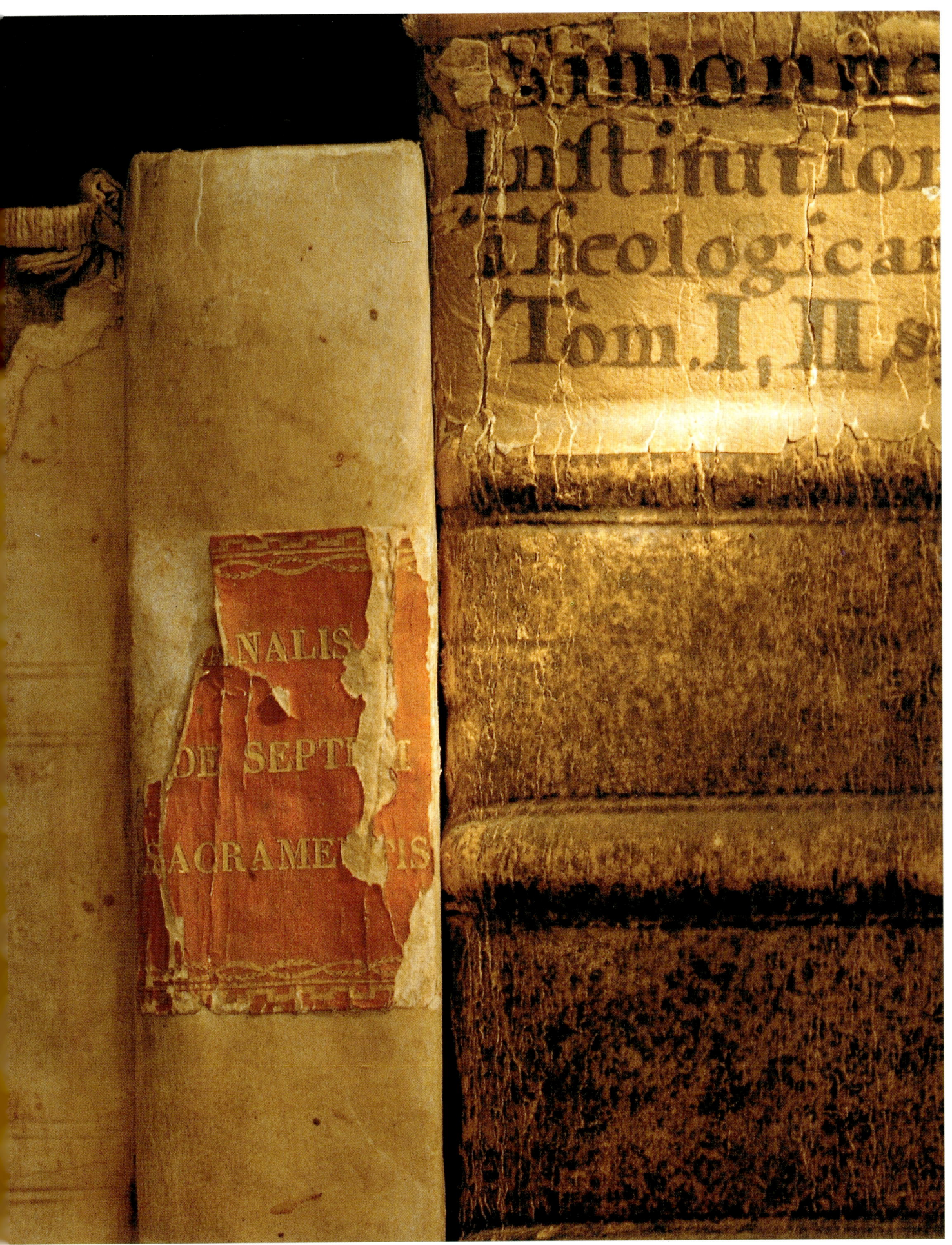

Sie wird noch heute von den katholischen Seminaristen der Erzdiözese Freiburg genutzt.

Nirgends in Deutschland scheint die Sonne länger

Gegend ist von Geschichte geradezu durchtränkt. Die Burgruine Rötteln thront über dem Tal, an Sommerabenden als echte Theaterkulisse genutzt. Von der Tüllinger Höhe bietet sich noch immer der schönste Blick auf Basel und das Dreiländereck bis hin zum Jura und der Alpenkette. Nun wendet sich der Rhein nach Norden.

Der Frühlingseinzug ins Markgräfler Land gehört zu den Schlüsselerlebnissen, die schon manchen Besucher an einem einzigen Tag dazu bekehrten, hier in Südbaden und nirgendwo sonst seßhaft zu werden. Wenn zu der blendenden Blütenfülle der Apfel- und Kirschbäume noch ein paar Viertele Gutedel hinzukommen, hat das unwiderstehliche Markgräfler Land wieder ein neues Opfer gefunden.

Als Geburtsjahr des Markgräfler Landes wird das Jahr 1444 gehandelt: Damals vermachte der letzte Graf von Freiburg, Johann, die Herrschaft Badenweiler samt Bad, Schloß und umliegenden Ortschaften den jungen Markgrafen Rudolf dem Vierten und Hugo, Herren von Rötteln und Sausenburg. Das Markgräfler Land reicht somit vom Rheinknie bis nach Müllheim; und wenn man die einst vorderösterreichischen Gebiete dazu zählt, sogar bis vor die südlichen Tore Freiburgs.

Wahrscheinlich pflanzten die Römer die ersten Rebstöcke. Nur hier wird die Gutedel-Rebe angebaut, die einen herrlich leichten Tropfen hervorbringt. Die Winzergenossenschaften wetteifern mit großem Ernst um die Gunst der Kenner und Genießer. Entlang der Badischen Weinstraße reiht sich jetzt ein Winzernest ans andere, Efringen-Kirchen, Schliengen, Auggen, Laufen, Britzingen, Wolfenweiler... Die Rebhänge baden in der Sonne, wer unterm Kirschbaum liegt, badet im Glück! Alle Versuche, das Markgräfler Land mit dem Tessin oder der Toskana zu vergleichen, sind ebenso töricht wie überflüssig. Selbst die mondäne Eleganz von Badenweiler hat nichts Italienisches.

»Was das weibliche Geschlecht betrifft, so hab ich nie unter dem Landvolke und den niedrigen Klassen, Figuren gesehen, die den griechischen so nahe kommen, als manche unter den Markgräflern. Ein edler langer Wuchs, ein schönes Gesicht und – das öfters Züge von Adel trägt, mit einer natürlichen und vortheilhaften Tracht vereinigt.«

Na bitte! Diesem Urteil des Carl Gottlob Küttner aus dem Jahre 1778 ist aus heutiger Sicht vielleicht nur hinzuzufügen, daß die Winzertöchter inzwischen wohl häufiger in die Disco als in die Kirche gehen. Aber es gibt ja noch das Weinfest von Staufen! Das ist sowieso ein nicht ganz ungefährlicher Ort. War es doch in Staufen, daß den Doktor Faustus der Teufel holte.

Hoch über dem Münstertal thront wie ein runder Elephantenbuckel der Belchen – Hausberg des Markgräfler Landes und zugleich der unbestritten schönste Gipfel des Südschwarzwaldes. Schon die Kelten verehrten den 1411 Meter hohen sanften Riesen als Gottheit. Und Hebel feierte den »Niebewegten, Wolkenspendenden« in hymnischen Versen. Heute muß er mit Fahrverboten vor dem Ansturm der Blechkarawanen geschützt werden. Der Schwarzwald erscheint auf seiner Südseite versöhnlicher, zwischen Bergrücken breiten sich duftige Matten mit Bächlein und verstreuten Gehöften. Überall wandert man hier auf Hebels und Hans Thomas Spuren, und kann noch immer solche Herrgottswinkel entdecken, wie zum Beispiel das Kleine Wiesental. Stiller Jubel auf schmalen Wegen.

König aller Schwarzwaldgipfel und sein weithin sichtbares Wahrzeichen ist der Feldberg. Das kahle Pultdach erhebt sich bis auf 1493 Meter und wird nicht selten noch im Juni von einer weißen Schneehaube gekrönt. Der jahrzehntelange Ansturm der Heerscharen von Ausflüglern und Hobbysportlern hat tiefe Spuren ins Gelände gegraben. Das atemberaubende Alpenpanorama von der Zugspitze zum Montblanc ist zwar nur an wenigen Herbst- und Wintertagen zu bestaunen, doch einsam ist es hier höchstens noch, wenn einmal ein eisiger Nordostwind über das Massiv fegt und die Leute von der Wetterstation abschreckende Auskünfte geben. Ein »Ranger« wacht seit 1990 dar-

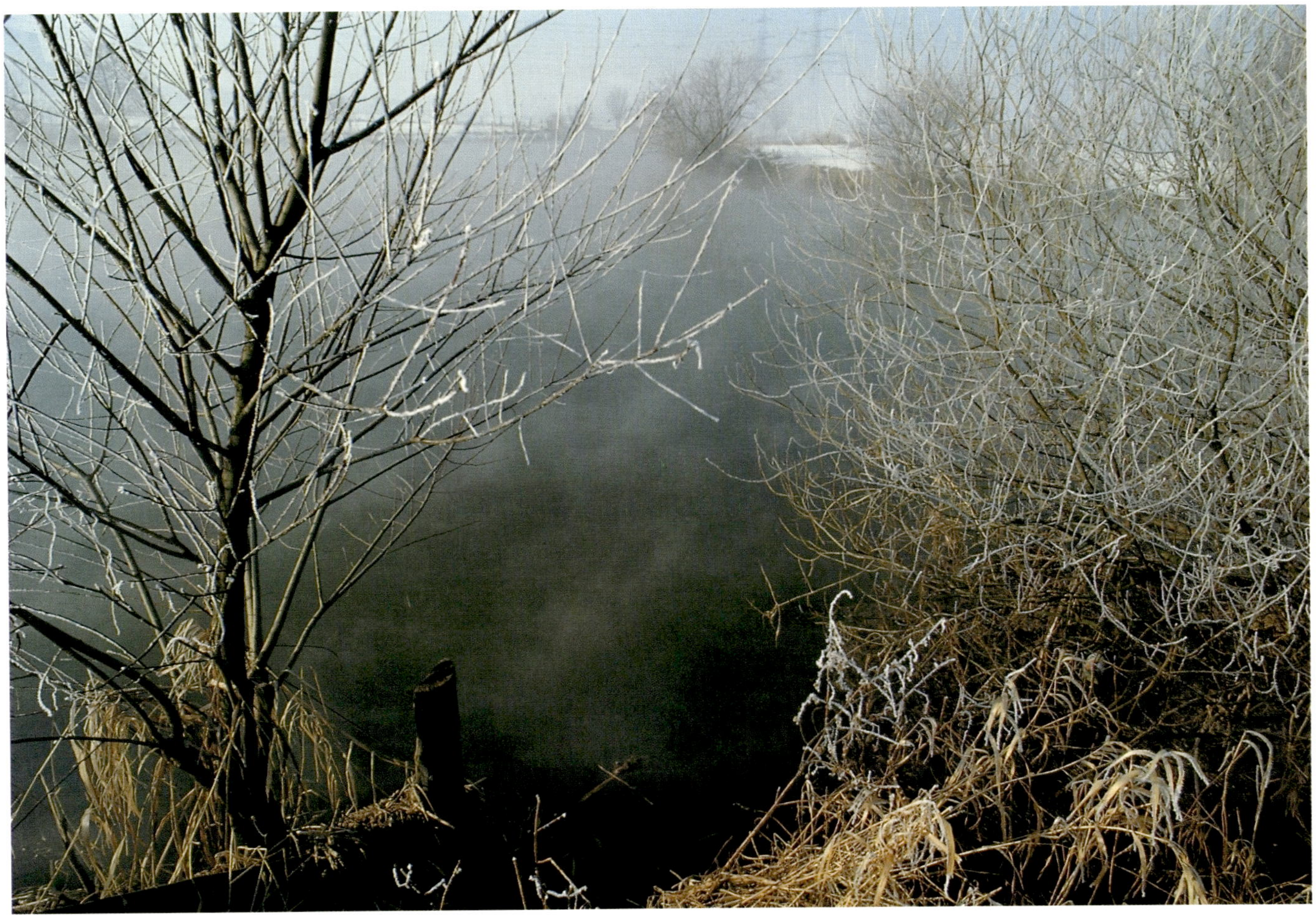

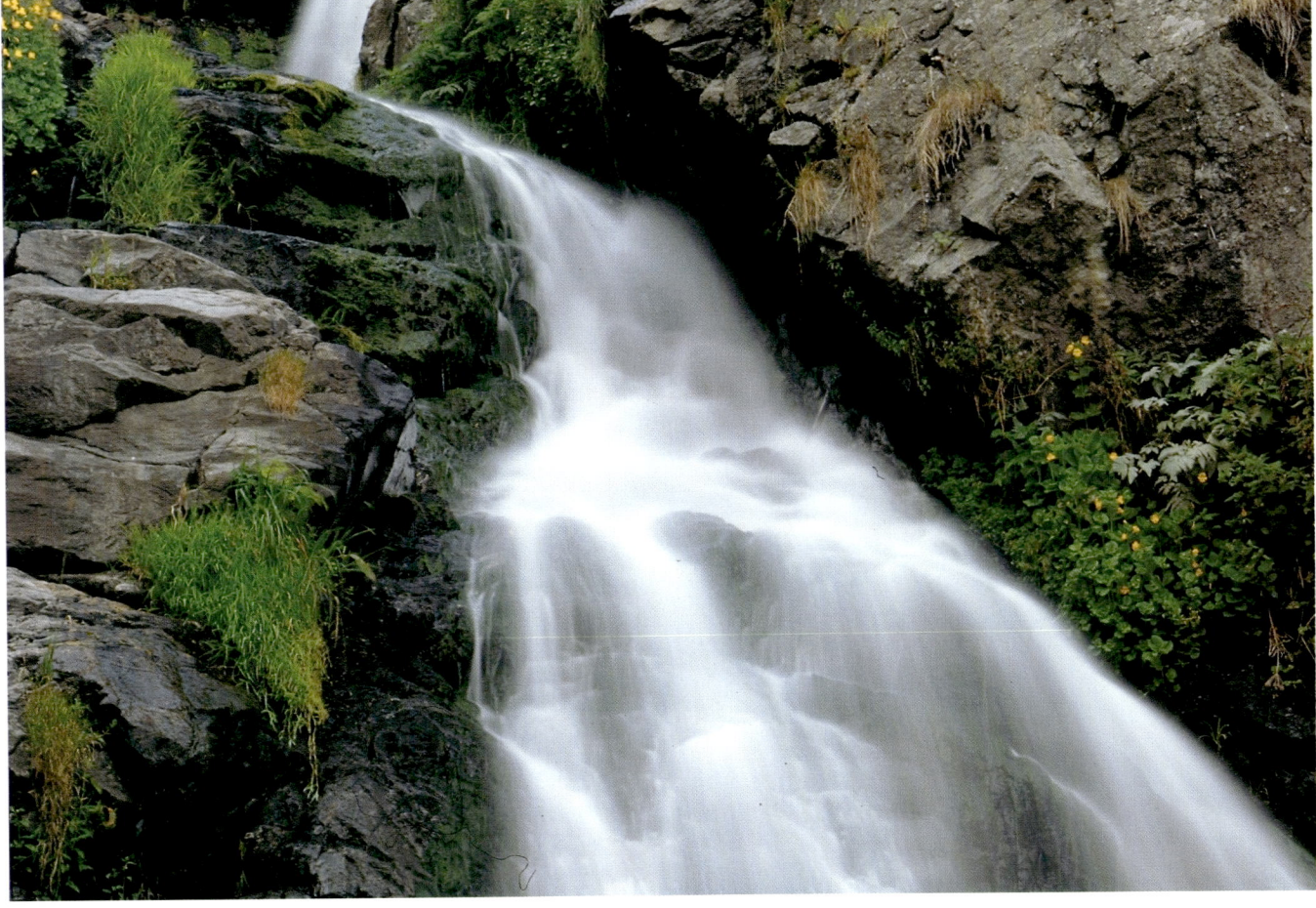

27

Gesichter der Jahreszeiten: Winterliche Starre am Rande eines Baggersees, der munter tosende Wasserfall von Aftersteg bei Todtnau.

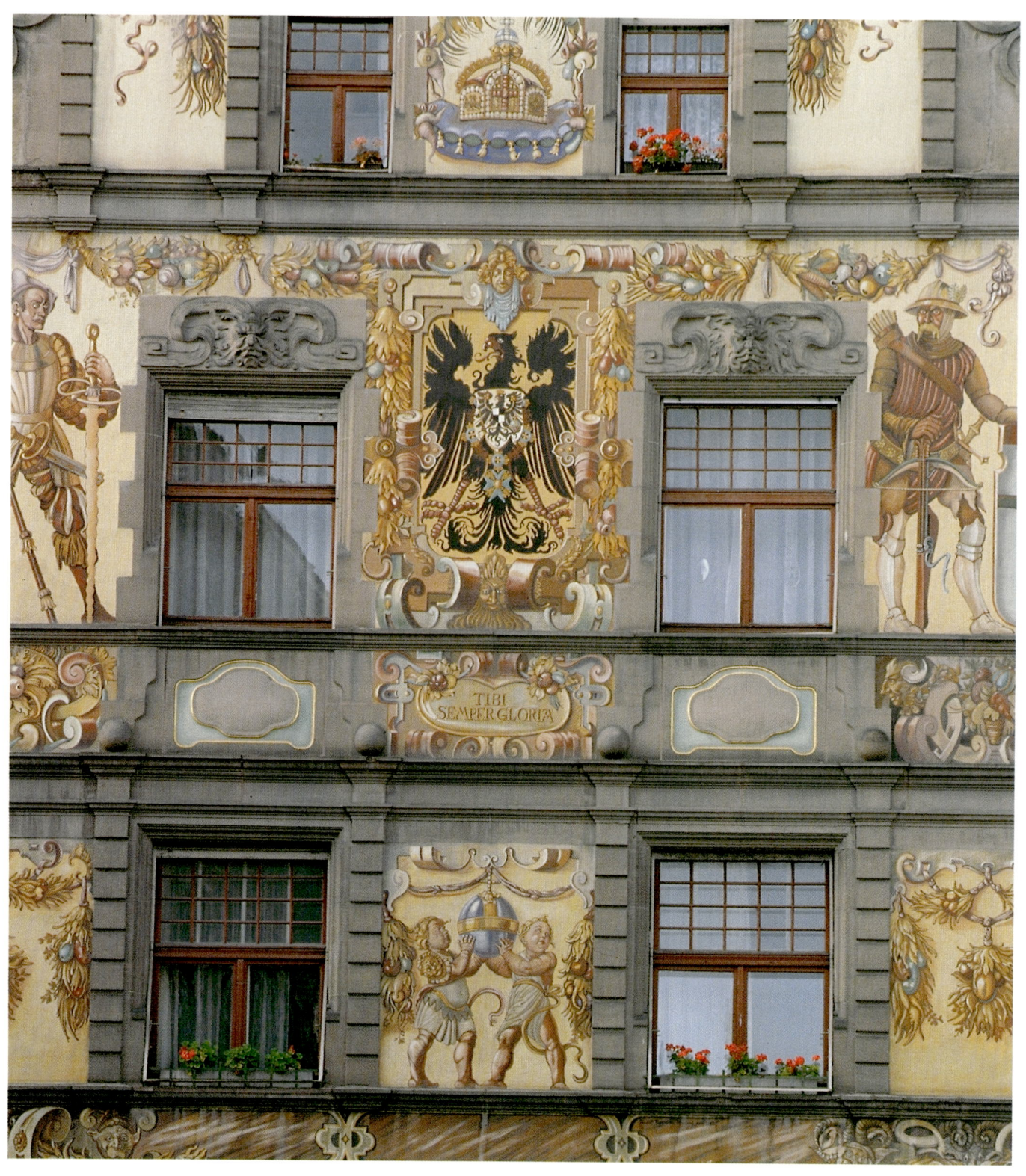

Trutzige Fassade,
gemütliches Innenleben:
Das buntbemalte »Deutsche
Haus« in der Münzgasse 15
zu Konstanz trägt noch den
Habsburger Doppeladler und
die Kaiserkrone als Zier.
Drinnen eine der vielen
Gaststätten der Konzilsstadt,
diese hier ist nach dem
Grafen Zeppelin benannt,
jenem berühmten Sohn der
Stadt, dessen zigarrenförmige
Luftschiffe zuerst über den
Bodensee, später über den
Atlantik flogen.

Den Stürmen der Geschichte haben wir gelassen getrotzt

über, daß die Freunde der Natur sich im subalpinen Naturschutzgebiet Feldberg nicht wie Trampeltiere benehmen. Die Auerhähne haben sie schon längst vertrieben.

Wann die Grenzen der Belastbarkeit im Hochschwarzwald – rund um den Feldberg, Titi- und Schluchsee – erreicht sind, darüber werden sich Naturschützer und das Fremdenverkehrsgewerbe wohl nie einigen können. Fünf Millionen zahlende Gäste hat der Schwarzwald zu verkraften, und der Nachholbedarf der Ostdeutschen ist noch lange nicht gestillt. Vorbei sind die mageren Jahre, als das auf den Titelseiten der Magazine prophezeite »Waldsterben« die Urlauber massenhaft vergraulte. »Die Schwarzwaldklinik« scheint den kranken Wald über Nacht wieder schön gefilmt zu haben, Kassandra-Rufe will keiner mehr hören, die Deutschen haben andere Sorgen.

Und sind die Bäume denn etwa nicht grün? Der Augenschein kann täuschen. Oberforstrat Wolf Hockenjos hat einmal auf einer ausgedehnten Expedition zu den Baumlazaretten in den Kammlagen erklärt, woran das liegt: »Der Laie erkennt in der Regel einen kranken Baum erst dann, wenn dieser schon mehr als die Hälfte seiner Nadeln verloren hat«. Ein solcher Patient sei dann schon nicht mehr zu retten.

Zur deutschen Waldeslust gehört offenbar auch der Zwang, die schlimme Wahrheit zu verdrängen oder zu verharmlosen. Wer allerdings die Symptome kennt, die verlichteten Kronen und die traurig herabhängenden Lamettazweige, der kann nie wieder durch die Wälder gehen, ohne sorgenvoll in die rauschenden Wipfel der Tannen und Fichten zu blicken. Nur rund 40 Prozent der Schwarzwaldbäume sind noch gesund. Es mache wahrlich wenig Spaß, sagen die Förster, in solchen Zeiten ein Hüter des Waldes zu sein.

Freiburg im Breisgau ist von Liebeserklärungen schon so überschüttet worden, daß man es eher vor seinen Fans beschützen möchte, die alle Gassen rund um das berühmte Münster alle Sommer wieder füllen. Nur München steht bisher in der Gunst der Bundesbürger noch ein Treppchen höher als die Schöne vom Oberrhein.

Die im Krieg fast völlig zerbombte und nachher originalgetreu wieder aufgebaute Altstadt mag einem wie eine aufgeräumte Puppenstube vorkommen – mit Kübelpalmen in der Hochsaison. Mittendrin reitet ein Ritter auf einem Denkmalsockel: Es ist der Herzog Bertold III. Zusammen mit seinem Bruder Konrad von Zähringen gründete er im Jahre 1120 die Stadt an der Kreuzung zweier alter Handelswege. Mit dem Handel und dem Silbererz aus den Stollen im Schauinsland ist die Stadt reich und schön geworden. Aber auch ein wenig gefällig – man lebt ja schließlich nicht zuletzt vom Fremdenverkehr.

Zum Glück liegen die Sehenswürdigkeiten Freiburgs so dicht beieinander, daß der Flaneur sich bald einbilden könnte, das Wichtigste gesehen zu haben: das buntgedeckte Historische Kaufhaus mit seinen Arkaden, darüber die Standbilder mürrisch dreinblickender Habsburger; das mittelalterliche Martinstor im Süden; das Schwabentor im Osten; und noch das prächtige »Haus zum Walfisch«, wo der vor der Reformation aus Basel geflüchtete Erasmus von Rotterdam knapp drei Jahre lang mit den Flöhen kämpfte. Nur ganz selten fällt jemand in die von der Dreisam gespeisten »Bächle«, die Freiburgs gepflasterte Gassen seit eh und je glitzernd durcheilen.

> »Z' Fryburg in der Stadt,
> sufer isch's und glatt,
> richi Herre, Geld und Guet,
> Jumpfere wie Milch und Bluet,
> z' Fryburg in der Stadt.«

Johann Peter Hebel hat recht behalten: Die Freiburger Mädchen sind noch immer bildschön, auch wenn sich schon manche vermeintliche Schwarzwälderin als Kölnerin entpuppt hat, die hier im dritten Semester Jura studiert. Sogar die Bächle werden regelmäßig geschrubbt und alle kleinen Umwelt- und Parksünder erbarmungslos gejagt.

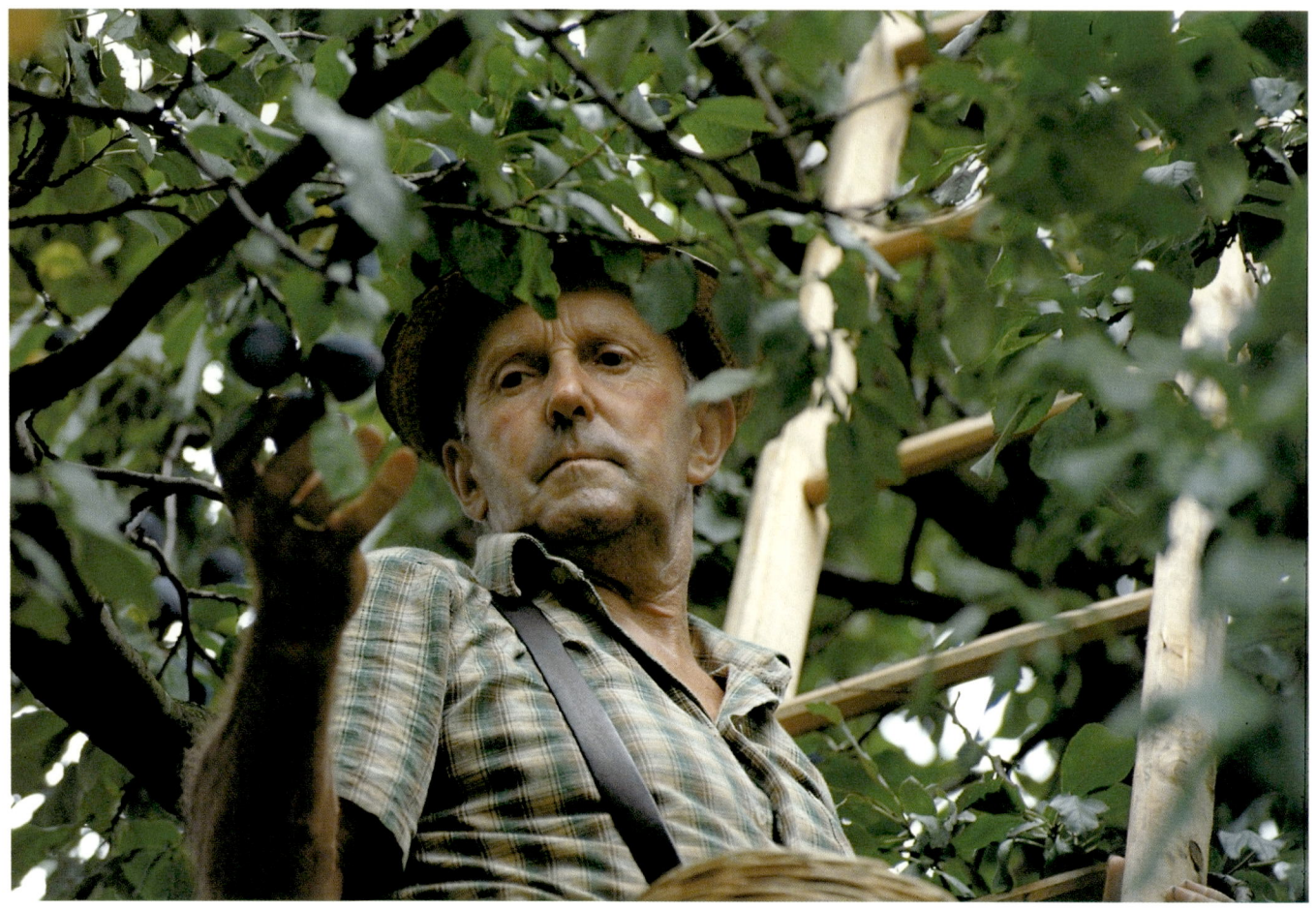

Bühler Zwetschgen – ein samtblaues Markenzeichen weit über das Land Baden hinaus.

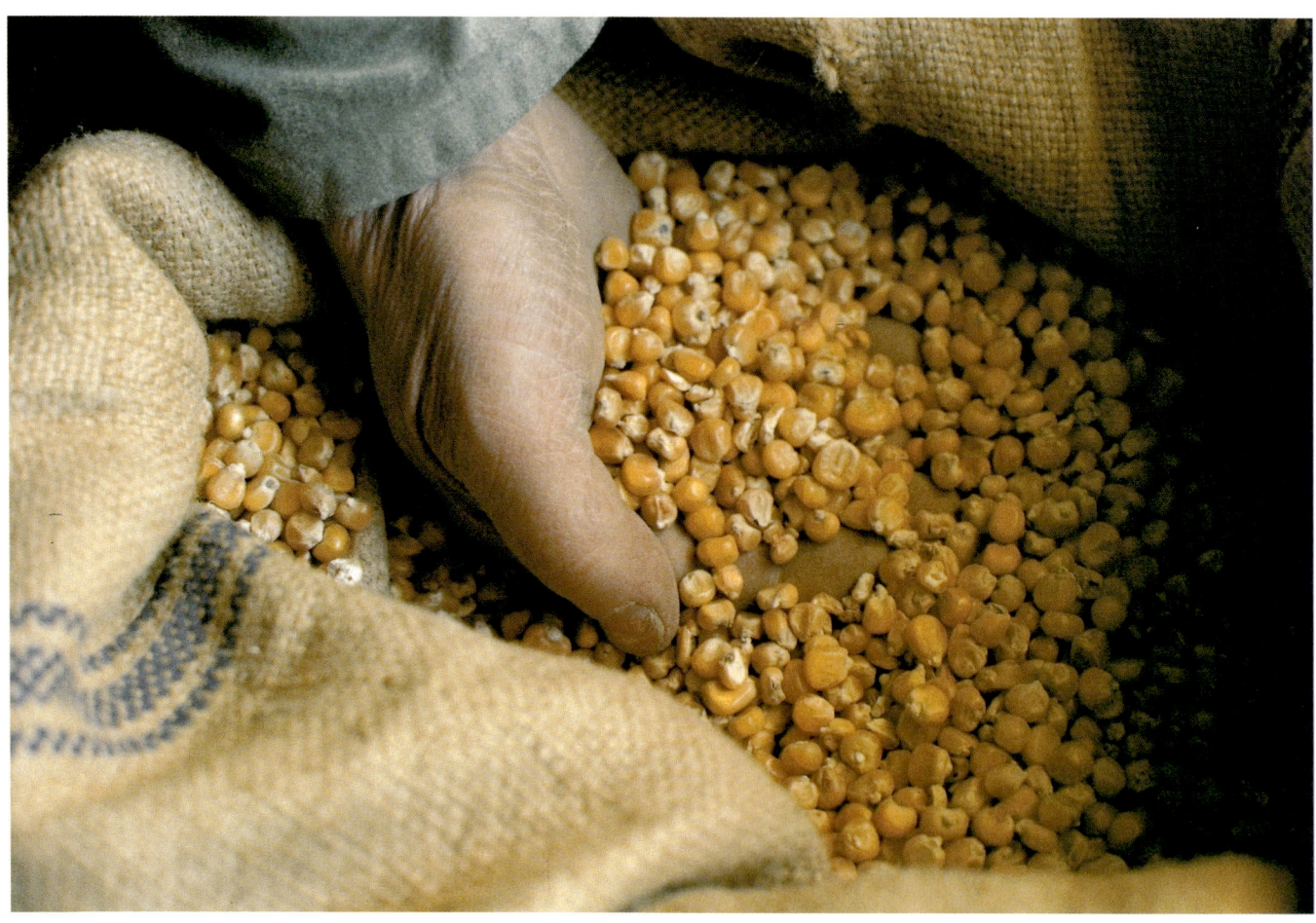

Eine Handvoll Mais – der Futteranbau hat sich in der Rheinebene breit gemacht.

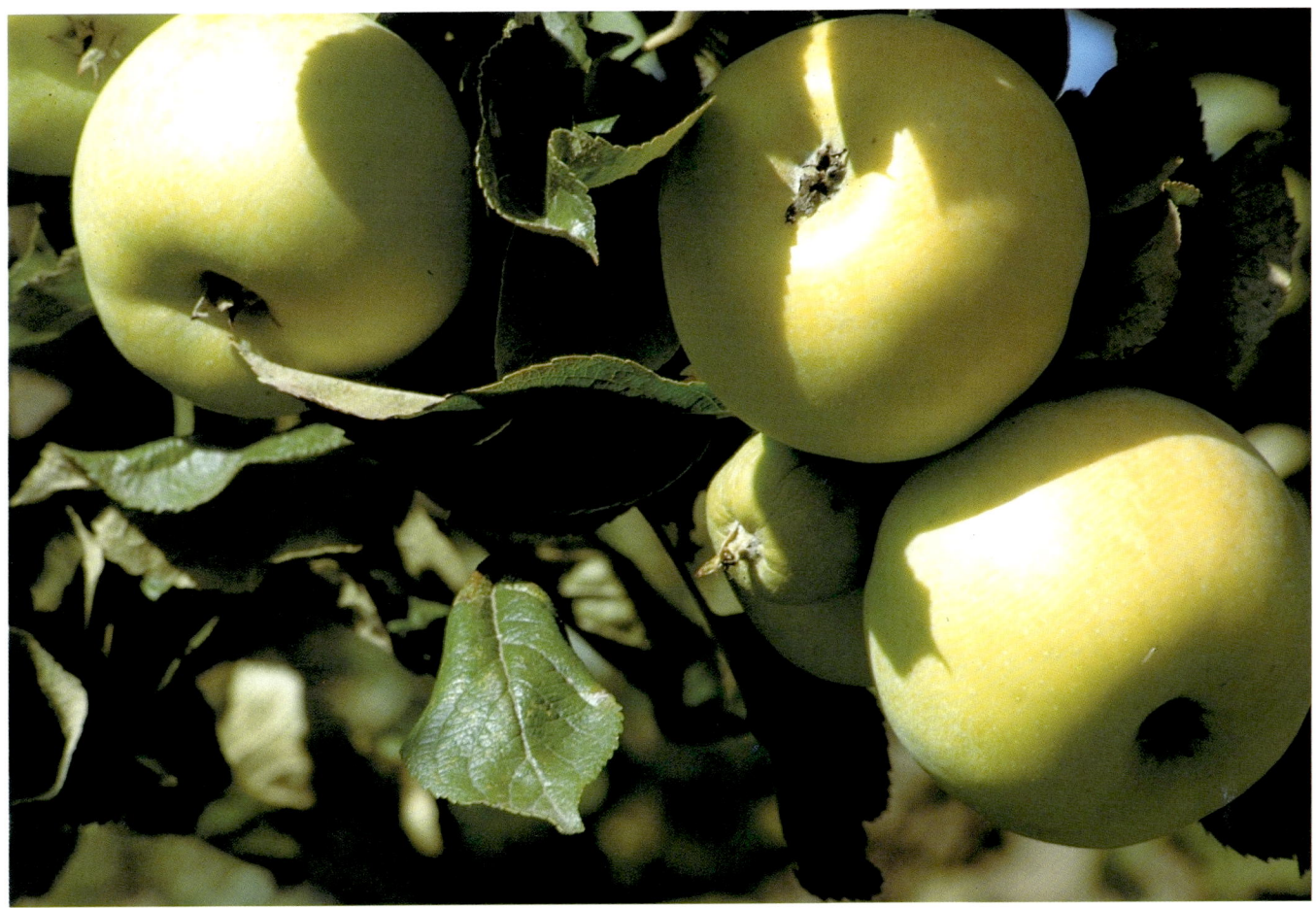

Äpfel vom Kaiserstuhl – prall von der Sonne, die den Vulkanfelsen aufheizt.

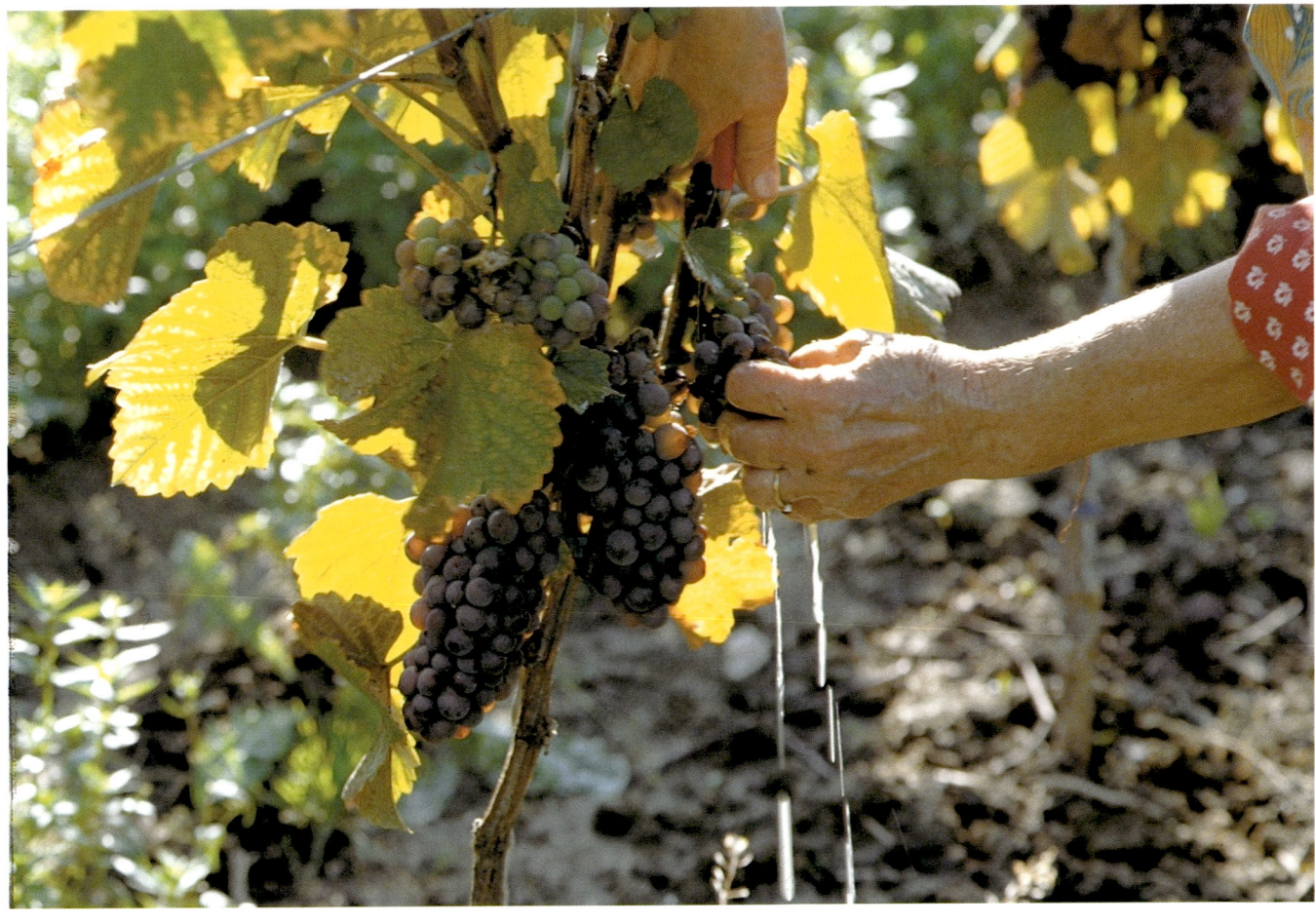

Markgräfler Trauben – gehegt und gepflegt, seit die Römer die ersten Rebstöcke pflanzten.

Freiburg ist ein Fest der Sinne

Man braucht nur einmal über den Wochenmarkt rund ums Münster zu schlendern, um zu begreifen, wie ländlich diese Stadt trotz Universität und Beamtentum immer noch geprägt ist. Alle Schätze der Region haben die Bauern auf ihren Ständen ausgebreitet: Äpfel, volle Trauben und frische Nüsse vom Kaiserstuhl, dunklen Schwarzwälder Honig und Heidelbeeren, Schinken und Speck, dazu duftende Holzofenbrote in großen Laiben. Am Samstagmorgen trifft man hier jeden, den man kennt. Auch nach Jahren der Abwesenheit.

Und die »Bobbele« – nur die gebürtigen Freiburger erlauben es einander, sich so anzureden – finden immer Zeit für ein Schwätzchen am Rand des bunten Gewühls. Die Stadt, die über 400 Jahre unter dem Schutz des Hauses Habsburg stand, ist noch ganz österreichisch geprägt: Alles geht etwas gemütlicher zu. »Numme nit hudle«, heißt die Devise. Immer hübsch langsam, nur nichts überstürzen.

Alle Schätze einer gesegneten Landschaft: Auf dem großen Markt rund ums Freiburger Münster verkaufen die südbadischen Bauern und Marktfrauen jeden Werktag die schönsten Erzeugnisse aus Feld und Garten: Herrlich frische Äpfel, Beeren, Trauben, Rüben – und Blumen. Am Samstagmorgen trifft man hier jeden Menschen, den man kennt. So viel ländliche Atmosphäre hat nicht einmal der Münchner Viktualienmarkt zu bieten.

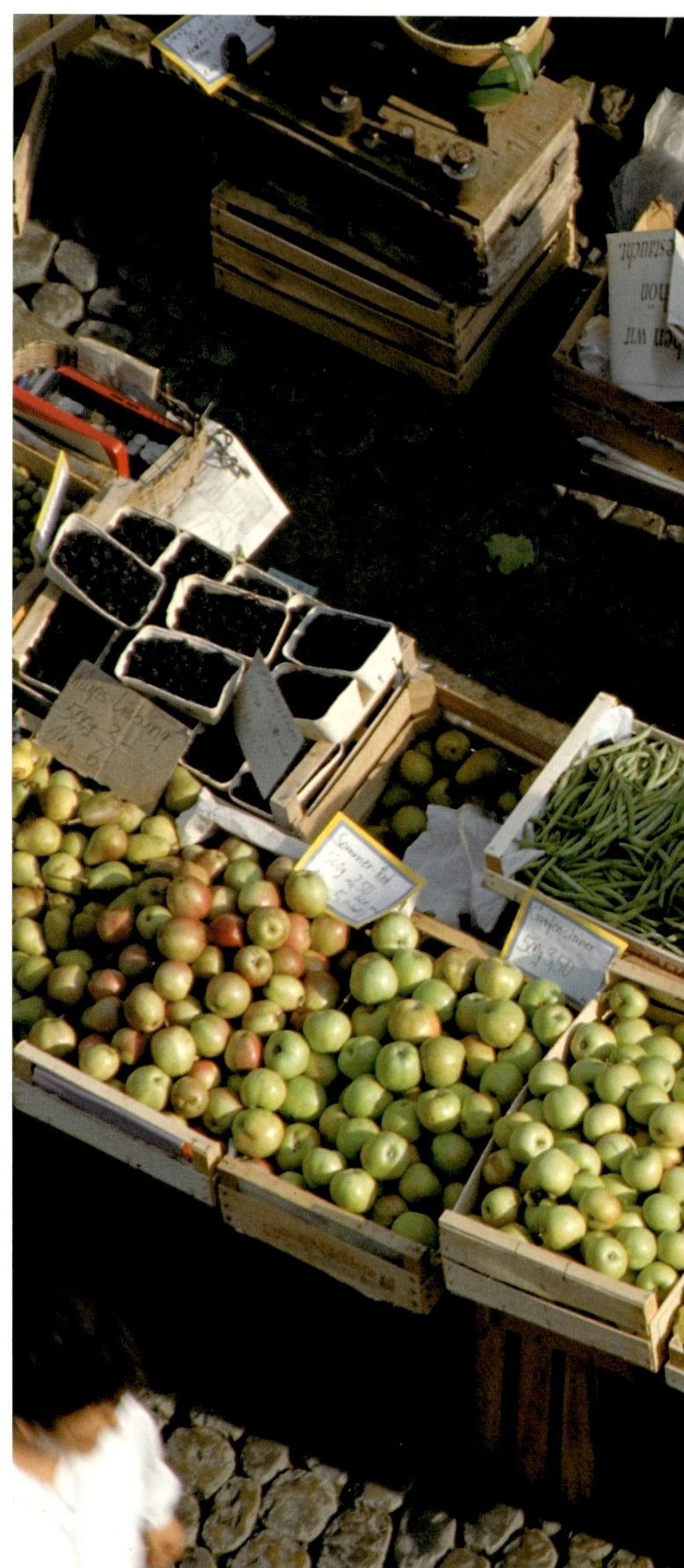

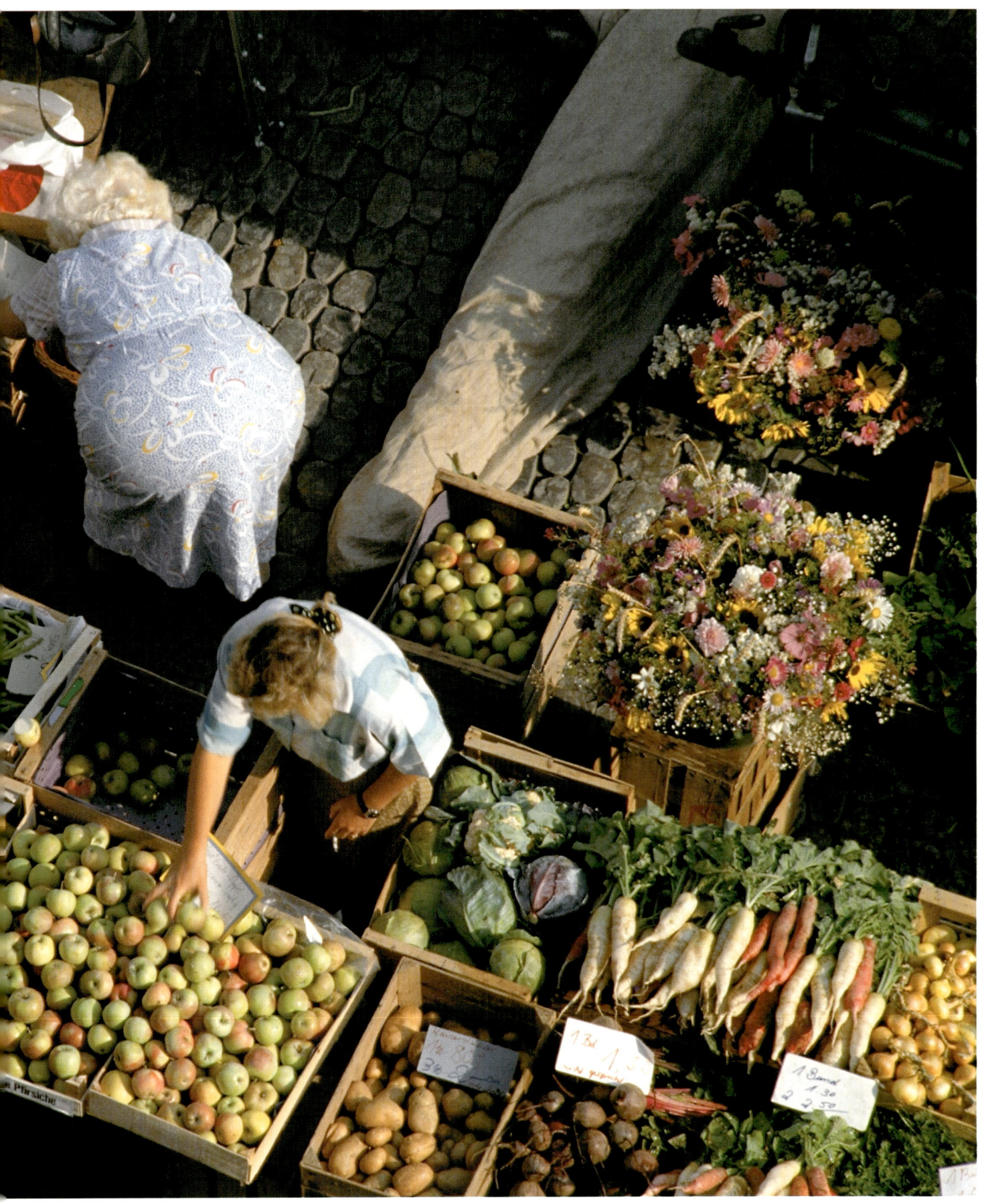

Ohne den Wein wäre das Leben nicht halb so schön

Auch beim Genießen wird Maß gehalten. Lautstarke Weinseligkeit, wie sie die Rheinländer und Pfälzer lieben, ist dem Alemannen fremd. »Suerpfle muesch, nit suffe«, werden Schnelltrinker ermahnt, die beim Weinfest auf dem Münsterplatz die doppelte Wirkung von Wein und Juli-Hitze unterschätzen. Was kann es dann Schöneres geben als den »Höllentäler« Fallwind, wenn er kühl über die Köpfe der Zecher streicht, wie ein frischer Gruß aus dem Schwarzwald.

Wenn aber einer nach oben schaut, zur Spitze des gotischen Sandsteinwunders, dann ist es sicher ein Fremder; für die Freiburger gehört das Münster einfach schon zu lange zur Familie. Vielleicht hat Ricarda Huch die schönsten Worte gefunden, um seine wohltemperierte Wirkung zu beschreiben:

»Es ist nichts Ungeheueres, nichts Sinneverwirrendes; es dient einer Gottheit, die sich in lieblicher Gestalt offenbart. Lieblichkeit und Schönheit mildern, wohin das Auge blickt, den Eindruck des Übermenschlichen.«

Das bald 800jährige Gotteshaus ist bis heute das Maß aller Dinge in der Bischofsstadt. Mit seinem lichtdurchfluteten Längsschiff, dem unerschöpflichen Figurenreichtum und dem Hochaltar von Hans Baldung Grien zählt es zu den größten Wunderwerken gotischer Baukunst.

Gerade weil seine 116 Meter hohe Turmspitze mit ihrer filigranen Helmpyramide scheinbar so schwerelos und zerbrechlich ist, gingen die Druckwellen der Fliegerbomben am 27. November 1944 durch sie hindurch. Der schönste »Turm der Christenheit« blieb stehen. Zumindest einmal im Leben sollte man die 329 Stufen der Wendeltreppe erklimmen und hier oben stehen – vielleicht nur nicht gerade während des mächtig dröhnenden Mittagsgeläuts des »Hosanna«.

An klaren Föhntagen reicht der Blick weit hinaus auf die im Westen ausgebreitete Freiburger Bucht: Ein sattgrünes Meer von Feldern und Gärten, aus dem der rebenpralle Kaiserstuhl aufragt wie eine Insel. Das blaue Band der Vogesen bildet die Hori-

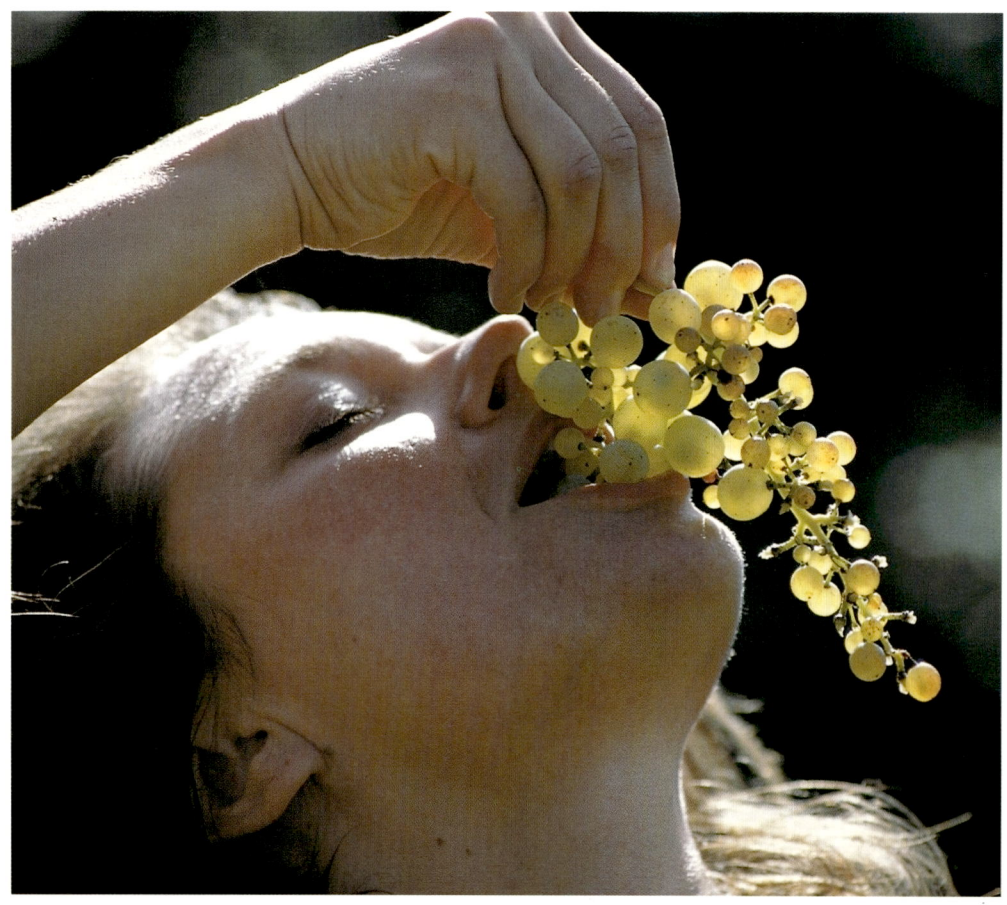

Lebenslust pur:
Bei der Weinlese im Kaiserstuhl helfen auch manche Städter gern mit. Im Oktober werden in den sonnensatten Rebgärten alle Hände gebraucht. Das »Herbschte« ist Knochenarbeit, die Pause wohlverdient. Und dann schmeckt auch eine unvergorene Traube himmlisch!

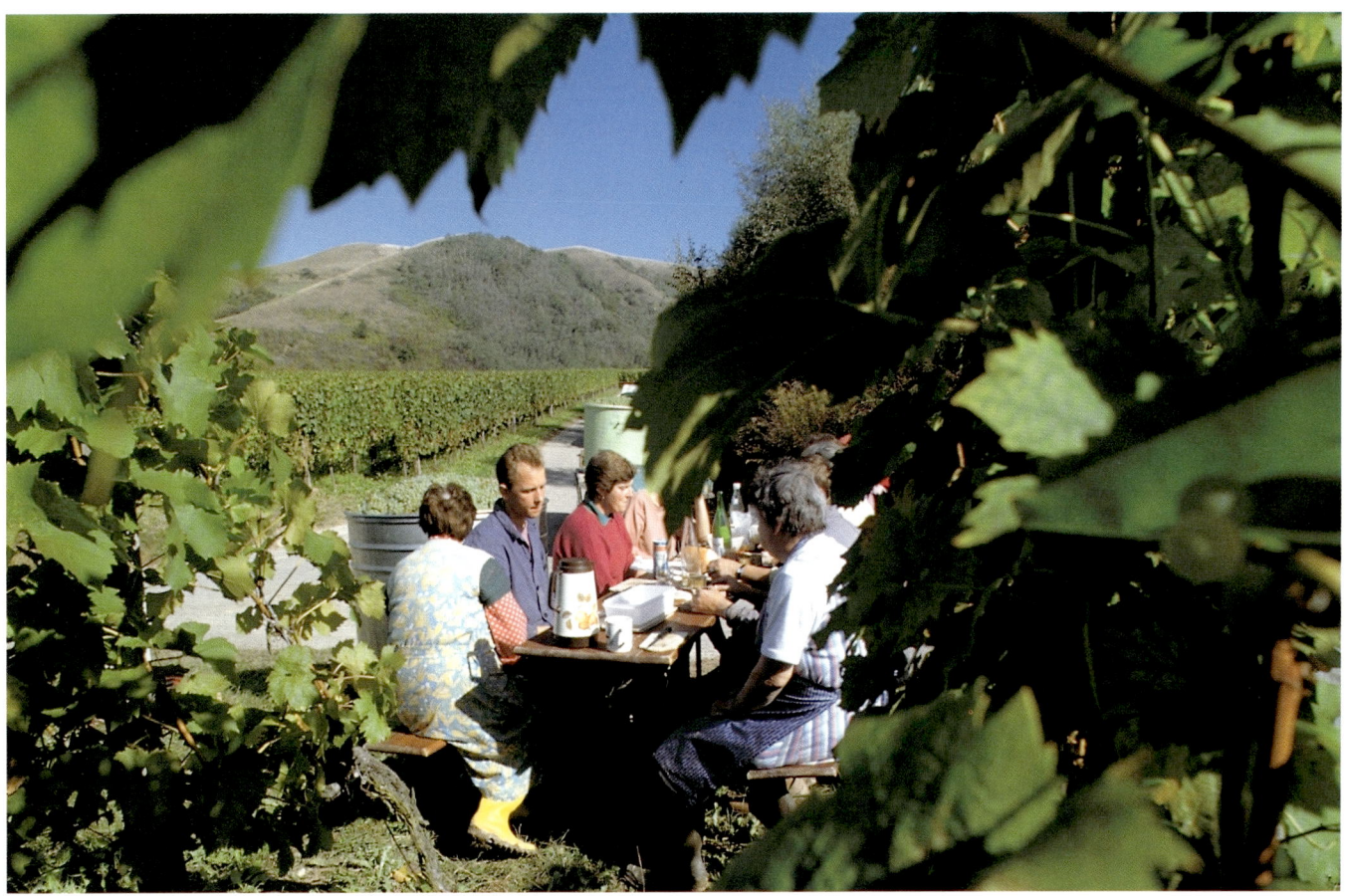

zontlinie. Der Schönberg grenzt Freiburg sanft nach Süden hin ab, der 1200 Meter hohe Schauinsland im Südosten wird von umweltbewußten Freiburgern nur mit der Seilbahn befahren. Den Ruf, Deutschlands heimliche Öko-Hauptstadt zu sein, will man sich nicht nehmen lassen.

Wenn der Frühling dem Markgräfler Land gehört, dann glüht der Sommer am stärksten im Kaiserstuhl. Hier ist die Hitze elementar, die schwere Erde scheint die Sonne wie ein Magnet anzuziehen. Seinen Namen soll der Kaiserstuhl dem Karolinger Otto III. verdanken, der 994 im Dörfchen Sasbach am Nordrand des Berges zu Gericht saß. Zwar haben Flurbereinigung und Terrassenbau tiefe Spuren hinterlassen, doch hat das eiförmige Unikum noch jede Menge wunderschöne Seiten: In den Hohlwegen wachsen seltene Orchideen, Reben wechseln mit Eichenhainen, weiter unten stehen Aprikosen-, Kirsch- und Nußbäume; und die Dörfer liegen satt und wohlhabend in der sommerlichen Glut. Nur die Keller sind tief und kühl.

Erst spät im Oktober geht der Kaiserstühler Sommer in sein furioses Finale. Das »Herbschte« ist in vollem Gange, überall laufen gebückte Gestalten durch die Rebzeilen, um die Eimer mit blauen und grünen Trauben zu füllen. Und aus allen Kellern dringt bald der süßliche Duft der Gärung. Eine Art Fieber erfaßt die Kaiserstühler, sie schaffen bis zum Umfallen, und erst wenn der letzte Liter Traubensaft im Faß ist, und die Öchslewaage die erhofften Grade anzeigt, malt sich Zufriedenheit auf die roten Gesichter.

Mancher Freiburger fährt jedes Jahr zu »seinem« Winzer, um in den Lagen von Endingen, Ihringen oder Bischoffingen mindestens einen Tag lang den Buckel zu krümmen, als kleines Dankesopfer für Bacchus. Und später, wenn der »Neue« zum ersten Mal in die Gläser fließt, wird es still. Die Zungen rollen den süßsauren Saft im Mund, der Blick geht prüfend nach innen, bevor der erste Schluck getan ist, und die Köpfe anerkennend in die Runde nicken. Das ist eine der ältesten Andachten der Welt.

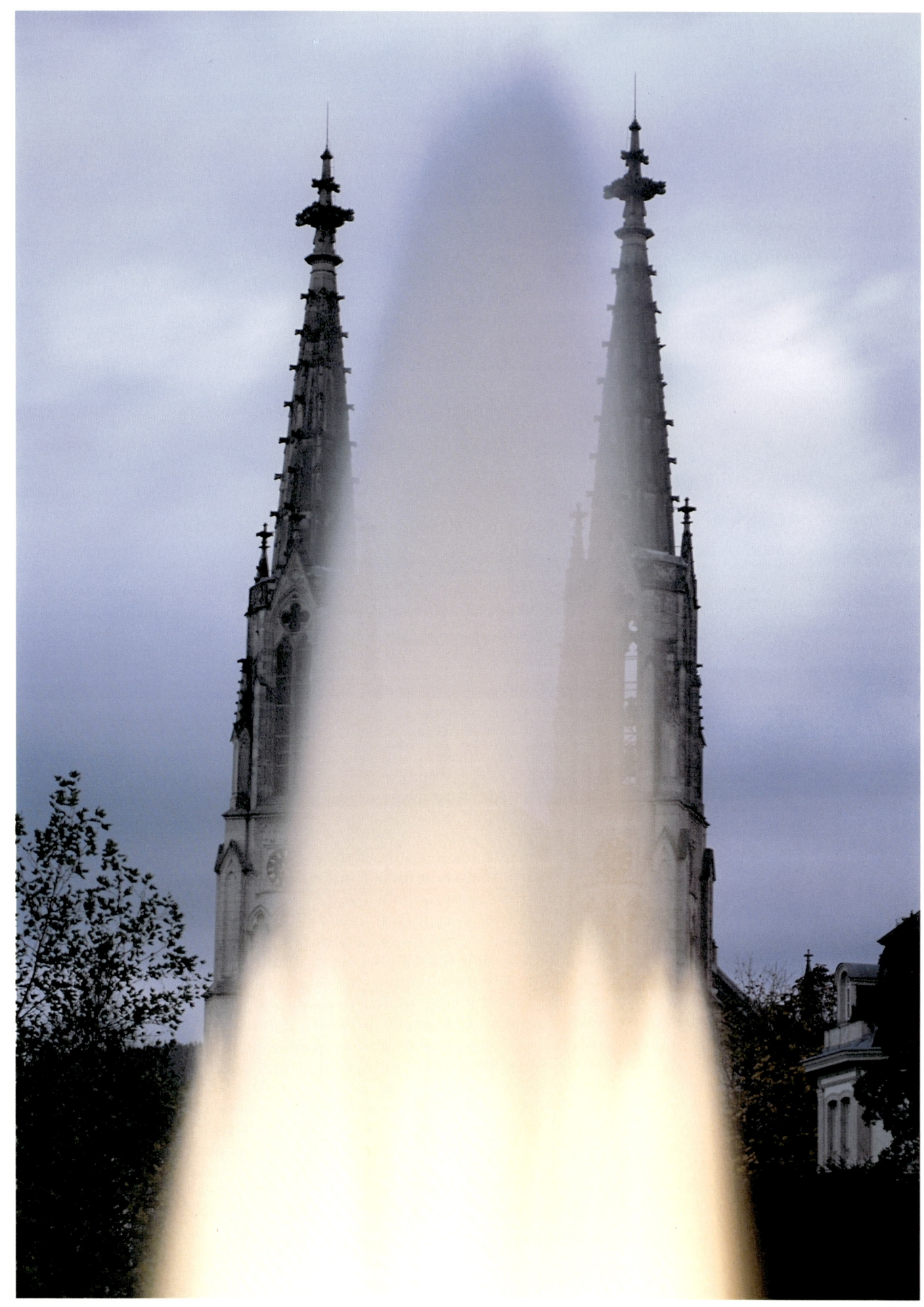

Zwei strenge neogotische Kirchtürme und eine erleuchtete Fontäne – auf dem Augustaplatz in Baden-Baden.

Breisach, dem westlichen Rand des Kaiserstuhls vorgelagert, wird überragt von seinem sandsteinroten Stephans-Münster. Wer auf dem Weg nach Colmar die deutsch-französische Grenze überquert, sieht es rechterhand mit seinen zwei Türmen stehen – romanisch der eine, gotisch der andere. »Mons Brisiacus« nannten die Römer diesen strategisch bedeutsamen Ort, wo sie den Rhein überquerten und ein Kastell bauten. Das den Breisachern später von den Staufern beschiedene Schicksal, »des Reiches Kissen und Schlüssel zu Deutschland« zu sein, hat ihnen unendlich viel Leid gebracht. Keine Stadt am Rhein ist so oft belagert und in Trümmer gelegt worden wie die Feste Breisach.

So herrschte im Dreißigjährigen Krieg in der vom Herzog von Weimar belagerten Stadt eine solche Hungersnot, daß man, wie die Chronik erzählt, Tierhäute, Ratten und sogar Leichen aß, und das größte Wirtshaus der Stadt für den Preis von einem goldenen Ring und drei Laib Brot hergab; 1793 wurde Breisach von den Franzosen vollkommen zerstört und im Zweiten Weltkrieg noch einmal fast völlig verwüstet.

Daran denkt heute niemand mehr, der vom Münsterberg weit in die Lande schaut. An klaren Tagen bietet sich ein wunderschöner Rundblick nach allen Himmelsrichtungen; mit etwas Glück bis zu den Gipfeln der Berner Alpen. Martin Schongauer verbrachte seine letzten Lebensjahre mit dem Malen monumentaler Fresken im Westhaus des Breisacher Münsters. Der Maler und Baumeister Mathias Grünewald wiederum hat es in seinem Isenheimer Altar verewigt (siehe Colmar, Unterlinden-Museum).

Nördlich des Breisgaus beginnt die Ortenau; sie reicht bis Baden-Baden, die Städte Lahr und Offenburg liegen darin, in einer Gegend voller Obstgärten, Reben und Bienenstöcke. »Ein klein, aber ganz fruchtbar Ländlin, darin gut Wein und ziemblich Korn wächst«, so wurde die Ortenau, die ganz früher einmal Mortenau hieß, anno 1550 von Sebastian Münster gelobt.

Wie durch ein Wunder hat sie sich immer wieder von den Verwüstungen erholt, die ihr zugefügt wurden. Hoch in den dichten Wäldern versteckte man sich mitsamt dem Vieh vor dem Schwed' – meistens vergeblich. In diesen finsteren Zeiten lebte hier Hans Jakob Christoph von Grimmelshausen, der sprachgewaltige barocke Erzähler, dem wir den »Abenteuerlichen Simplicissimus« verdanken. Den Blick, den er seinen Einsiedler auf einem Berg in der Nähe des Winzerortes Durbach tun ließ, können wir heute noch fast genauso haben:

»Ich wohnete auf einem hohen Gebürg, die Moos genannt, so ein Stück vom Schwarzwald, und überall mit einem finsteren Dannenwald überwachsen ist; von demselben hatte ich ein schönes Aussehen gegen Aufgang in das Oppenauer Tal und die Grafschaft Geroldseck, allwo dasselbe hohe Schloß zwischen seinen benachbarten Bergen das Ansehen hat, wie der König in einem aufgesetzten Kegelspiel; gegen Niedergang konnte ich das Ober- und Unterelsaß übersehen, und gegen Mitternacht, der niederen Markgrafschaft Baden zu, den Rheinstrom hinunter, welcher Gegend die Stadt Straßburg mit ihrem hohen Münsterturm gleichsam wie das Herz mitten mit einem Leib beschlossen hervorpranget…«

Unter allem Beten verging dem falschen Einsiedler keineswegs der Appetit, zumal ihn die frommen Leute mit ihren Gaben überhäuften: »Da hatte ich an Brot, Butter, Käs, Speck, Eiern und dergleichen nit allein keinen Mangel, sondern auch ein Überfluß.« In dieser simplizianischen Landschaft reifen die Schinken im kalten Tannenrauch, brennt jeder Bauer sein eigenes Kirschwasser. In stattlichen Gasthäusern kommen die Forellen dampfend auf den Tisch. Wenn eine Wirtschaft – wie in Oberharmersbach – »Zur Stube, zum Sternen und zu den drei wilden Schweinsköpfen« heißt, dann verwandelt sie sich nicht nur in den Köpfen wandermüder Kinder zu einem Ort paradiesischer Verheißung. Wen wundert's da, daß auch der deutsche Gourmet-Papst Wolfram Siebeck in der Ortenau residiert, auf der Burg Mahlberg nicht weit von Lahr.

In Donaueschingen liegt der Ursprung der jungen Donau: Gespeist aus den Flüßchen Brigach und Breg, verläßt sie den Schwarzwald und wendet sich gegen Osten. Die über tausend Jahre alte Stadt an der Quelle ist noch immer eine Fürstlich-Fürstenbergische Residenz mit historischem Glanz und einem berühmten Bier. Die jeden Sommer stattfindenden »Donaueschinger Festtage für zeitgenössische Musik« sind längst zur europäischen Institution geworden.

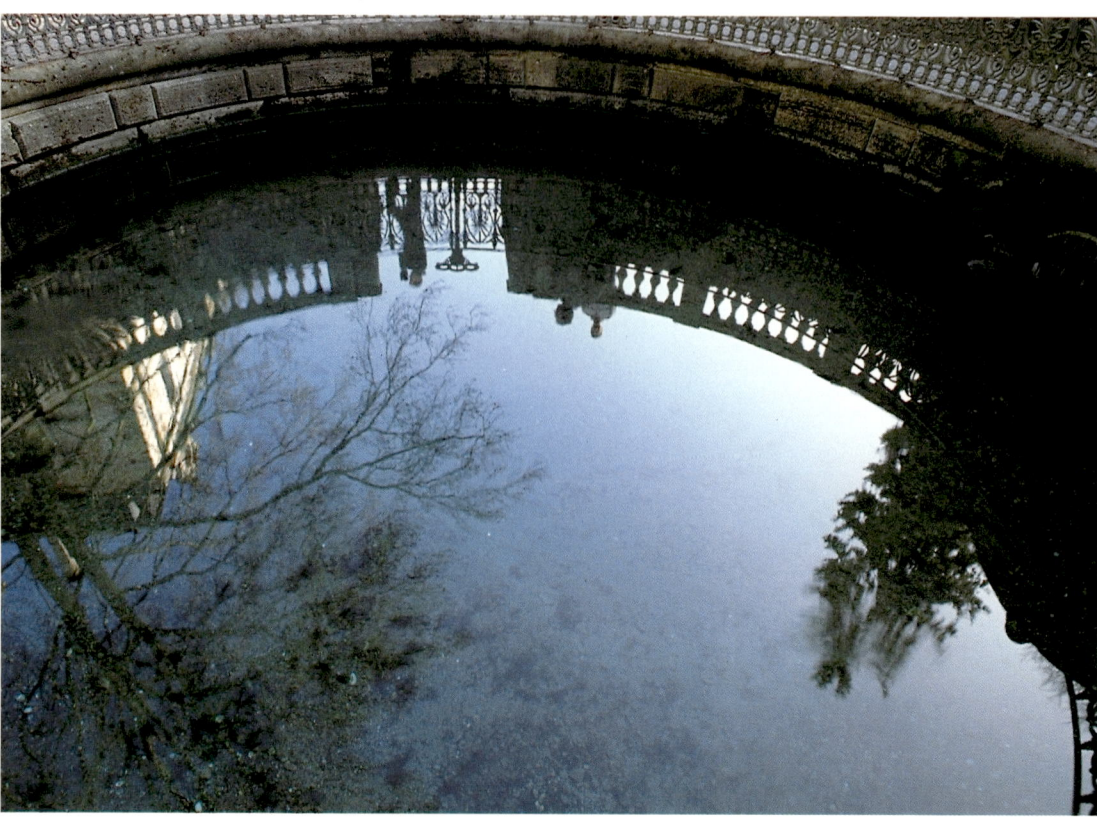

Die alte Reichsstadt Offenburg liegt am unteren Ausgang des Kinzigtals. Der Fluß wird von so malerischen Städtchen wie Ortenberg, Gengenbach, Haslach, Hausach und Wolfach gesäumt. Etwas höher am Waldrand liegen die typischen Schwarzwälder Bauernhöfe mit ihren schindelgedeckten Walmdächern.

Die Kinzig kann immer noch innerhalb weniger Stunden lebensgefährlich anschwellen, zuletzt geschehen beim Hochwasser im Dezember 1991. Dann zeigt sich der Schwarzwald von seiner ungebändigten Seite.

»Die Schwarzwälder sind ein kräftiger, gesunder, schöner Menschenschlag mit hellem natürlichen Verstande und gesunder Urtheilskraft. Dabei sind sie offen, treuherzig, gastfreundlich und genügsam. Sie zeigen große Liebe zu ihrer Heimath, was aber Manche nicht abhält, mit einem kleinen Kram von Zunder, Bürsten, Uhren oder Glaswaaren oft Jahre lang in der Fremde umher zu wandern, blos um unter Entbehrungen aller Art nach und nach so viel zu erwerben, daß davon ein eigner Heerd in der theuern Heimath gegründet werden kann.«

So beschrieb anno 1858 der Oberlehrer J. G. F. Pflüger die Folgen der badischen Anerben-Regelung. Von ihren Ausflügen nach Frankreich, England und weiter brachten unsere Tüftler und Händler außer Fremdsprachen auch andere wertvolle Kenntnisse mit nach Hause. Ihr ganzer Stolz waren früher die kunstvollen Kuckucksuhren. Deren Produktion ist heute von Triberg nach Hongkong ausgelagert worden. Aus Fernost und aus Amerika kommen auch die meisten Käufer. Echte alte Schwarzwald-Uhren sind hingegen begehrte Sammlerstücke.

Auch für die alten Handwerke der Köhler, Flößer, Bürstenmacher und Glasbläser ist die Uhr abgelaufen. Auch von den fleißigen Schneflern, die noch vor 150 Jahren, besonders im Bernauer Raum, an den Winterabenden Löffel, Teller und Spanschachteln, ja sogar Mausefallen und Kindersärge fertigten, blieben nur vereinzelte Kunstgewerbler – im Atelier neben der Schwarzwald-Boutique. Doch badische Präzisionsmechanik und Werkzeugindustrie setzen die Tüftlertradition fort. Und hier und da in einem versteckten Seitental findet sich noch ein Strohschuhflechter oder Maskenschnitzer.

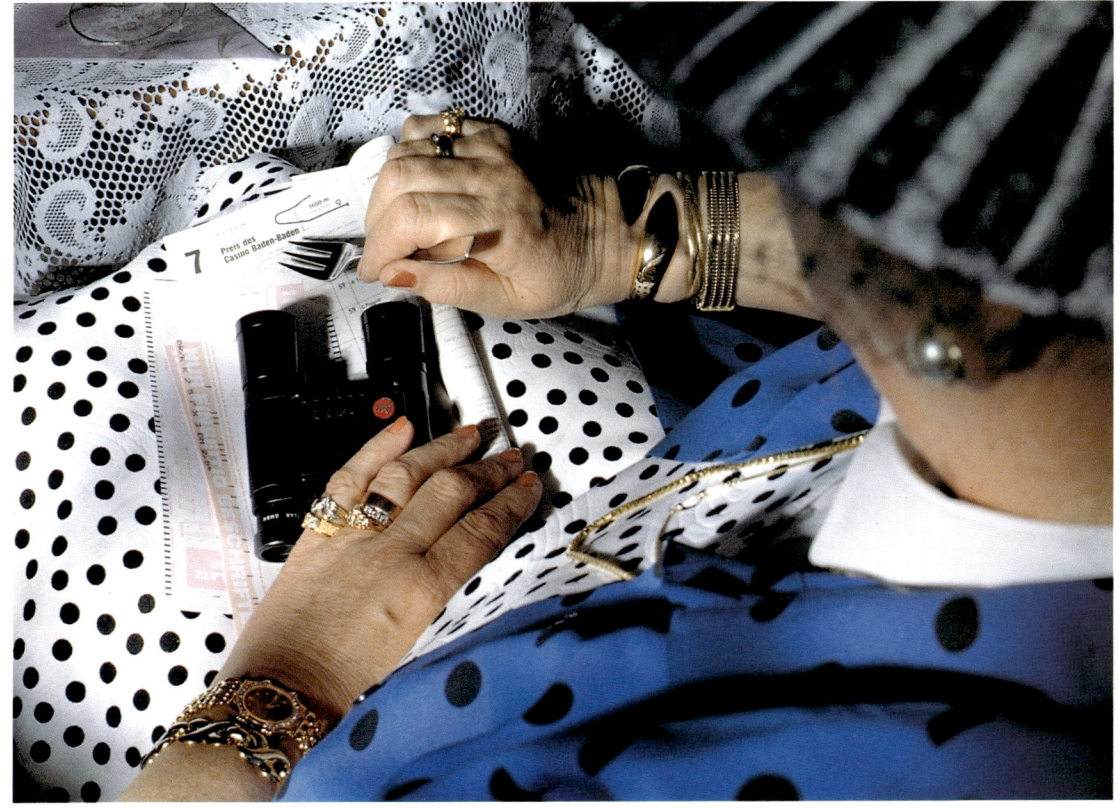

Wetten, daß mein Gaul gewinnt? Jedenfalls hat die gewichtige Dame bereits den Tippzettel ausgefüllt für das gesellschaftliche Großereignis von Baden-Baden: das Pferderennen von Iffezheim. Da zeigt man, was man hat, wenn man's hat. Und abends auf einen Sprung ins Spielkasino ...

Im Renchtal, am Fuße des Kniebis, liegen die alten Kurorte Bad Peterstal und Bad Griesbach, ferner im Schapbacher Tal Bad Rippoldsau – Wassertrinkern wohlbekannte Namen.

Doch ungleich berühmter als jene Heilquellen ist natürlich Baden-Baden. Die große alte Dame von Welt besitzt nicht nur die älteste und größte Spielbank Deutschlands, sie hat auch eine bald 2000 Jahre alte Geschichte. Denn Kaiser Caracalla war's, der im 3. Jahrhundert für sich und seine Legionäre die erste Badeanlage in diesem Aquae Aureliae bauen ließ.

Der Badebetrieb lebte erst nach dem Mittelalter wieder auf. Sogar die sittenstrengen Elsässer Humanisten Geiler von Kaysersberg und Sebastian Brant setzten sich um 1500 hier in die Wanne. Ihr Kollege Thomas Murner verdammte hingegen das liederliche »hürles Bad«:

»Der möcht wohl nehmen großen Schaden,
der zur Höllen fährt gen Baden,
und dazu von derselben Hitzen
Leib und Seele ganz verschwitzen.«

Es kam ein bißchen anders. Den Aufstieg zum Weltbad mit zwanzig Quellen verdankte Baden-Baden nicht zuletzt auswärtigen Katastrophen, die ihm blaublütige Gäste aus allen Höfen Europas bescherten: Die Französische Revolution von 1789 und die Asiatische Cholera von 1830, die Rußland, Polen und Preußen bedrohte. Frische Schwarzwaldluft, Trinkkuren und Entspannung am Roulettetisch – ein kurzweiliges Rezept für die Aristokraten, und eine einträgliche und lange Belle Epoque für Baden-Baden. Große Schriftsteller wie Dostojewski und Mark Twain flanierten neben den gekrönten Häuptern auf der Lichtenthaler Allee. »On parlait français« und verheiratete seine Töchter.

Das ist schon eine Weile her, auch Baden-Baden hat längst ein Haushaltsdefizit und kämpft mit seinem Altersheim-Image. Doch wer den Versuch aufgegeben hat, im Spielcasino über Nacht Millionär zu werden, für den gibt es einen heißen Tip, der kaum einen Zehner-Chip kostet: In den 1985 neuerbauten Caracalla-Thermen kann er sich wie ein römischer Gott im Bade fühlen. Oder – pardon, Madame –, als Göttin.

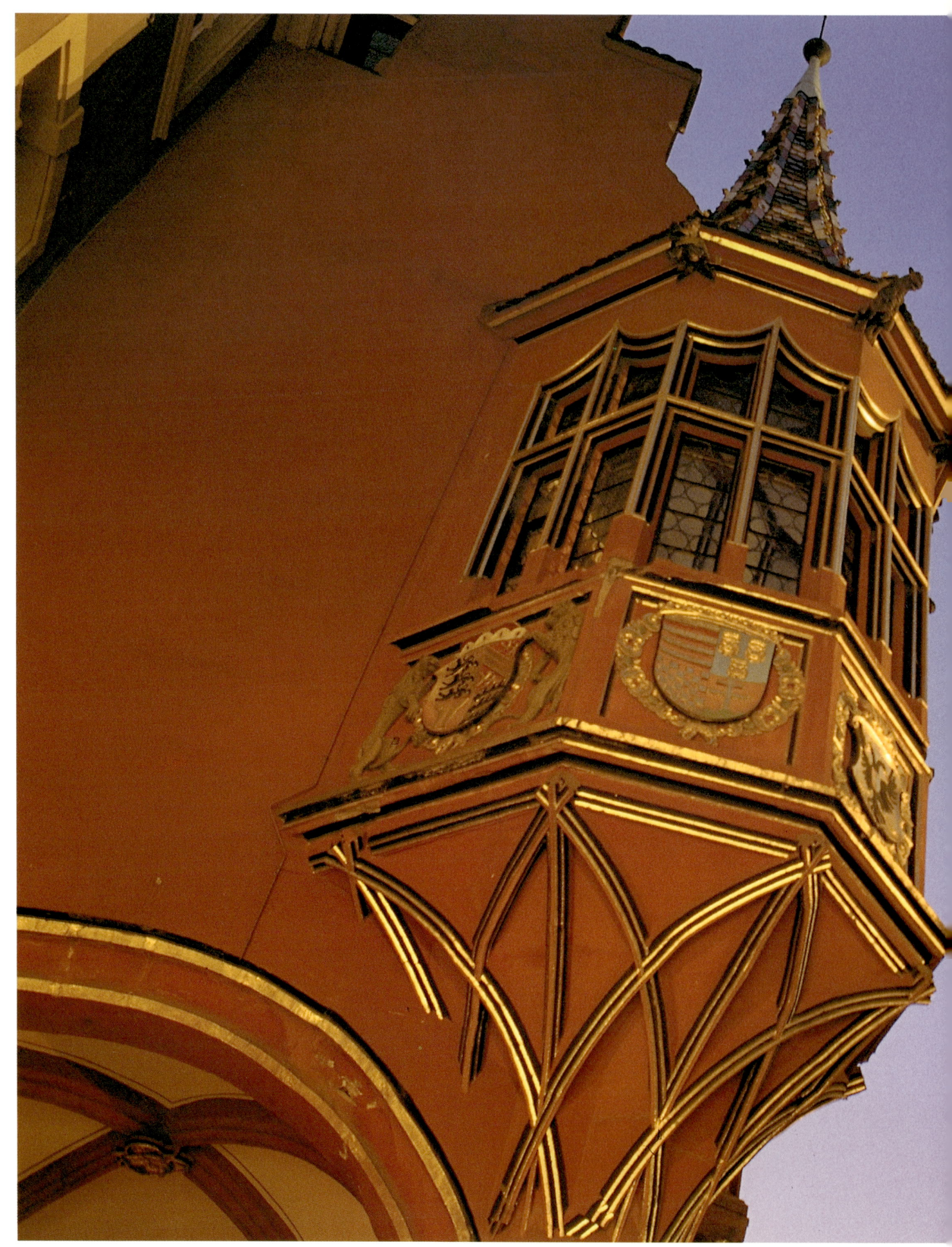

Freiburger Herrlichkeiten: Das Münster mit dem »schönsten Turm der Christenheit« und das Historische Kaufhaus auf seiner Südseite.

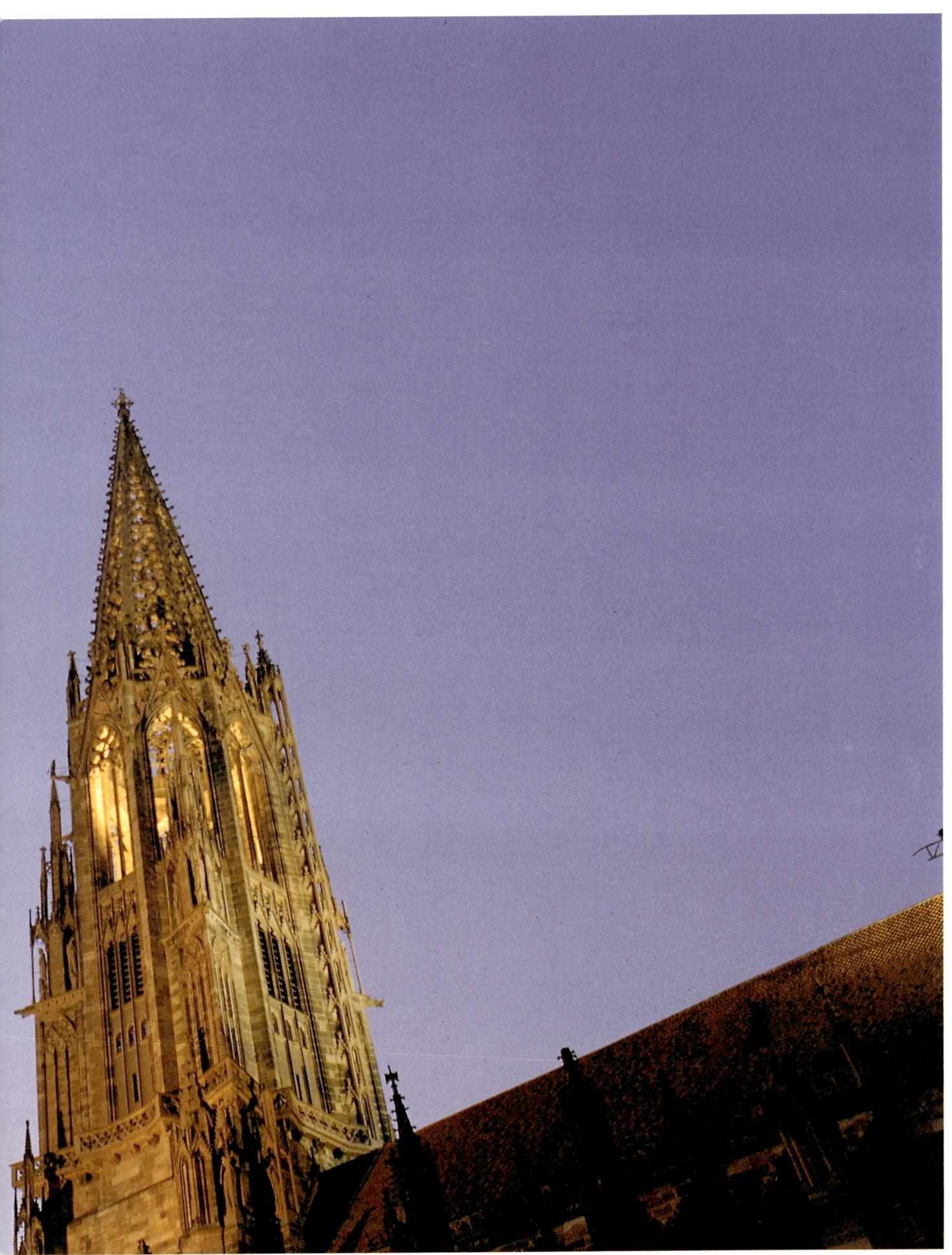

In Freiburg möchte fast jeder Urlauber gern selber leben.

Herr Biedermeier kam aus dem Kraichgau

Handwerk hat goldenen Boden – auf welche Stadt träfe das besser zu denn auf Pforzheim? Die am Nordrand des Schwarzwaldes gelegene Schmuck- und Uhrenkapitale der Nation ist eine alte Römergründung und leitet ihren Namen entweder von »portus« (Hafen) oder »porta« (Pforte) ab. Womit sich alle weiteren Fragen zu diesem Thema erübrigen.

Markgraf Karl-Friedrich ließ im Jahre 1767 Schweizer und Franzosen für die erste herrschaftliche Uhrenfabrik in Pforzheim anheuern. Immer mehr Betriebe siedelten sich im Enztal an, und so hat hier die Bijouterie im Lauf der Jahrhunderte ein fleißiges, handfestes und hitziges Völkergemisch entstehen lassen.

Bei Pforzheim beginnt das Hügelland des Kraichgau, einem wenig bekannten Stück Nordbaden, das an den Odenwald grenzt. Es ist gleichwohl kein Sibirien, sondern eine vollbusige Landschaft von robustem Charme, mit schmucken Fachwerkstädtchen herausgeputzt, strotzend vor Geschichten und Legenden.

Viele berühmte Badener kommen von hier. In Untergrombach bei Weingarten wurde Bundschuh-Führer Jos Fritz geboren, in Knittlingen der unselige Erzmagier und Doktor Johannes Faust, in Bretten der große Reformator Philipp Melanchthon. Aus Flehingen im Kraichgau stammte schließlich jener Samuel Friedrich Sauter, dessen schlichte Reime auf »die gute alte Zeit« einer ganzen Epoche einen Namen gaben: Biedermeier.

Das Schloß von Bruchsal, erbaut für den Fürstbischof Schönborn, trägt den Beinamen »Perle des Rokoko«. Über den runden Treppenaufgang von Balthasar Neumann schritt Anfang des 19. Jahrhunderts die Markgräfin Amalie von Baden, die stolz den Beinamen »Schwiegermutter Europas« trug, weil sie ihre Kinder mit soviel Staatsraison verheiratete.

Beim Bau des prachtvollen Barockschlosses soll es übrigens Hindernisse gegeben haben, die in der ausgeprägten Trinkfreudigkeit der Bruchsaler begründet waren: sie hatten ihren als Baumaterial be-

nötigten Wald für Wein eingetauscht. Ein anderer volkstümlicher Held, ein Graf aus der Gegend um Bruchsal, soll gar den halben Kraichgau versoffen haben:

> *»Meinen Dorscht, meinen Dorscht,*
> *meinen alten Brusler Dorscht*
> *erben meine Landeskinder –*
> *alles andere ist mir worscht!«*

Schon der Name scheint etwas auszudrücken, das jeder Hast und Ungeduld abhold ist: Karlsruhe. Dabei ist die Residenzstadt im Reigen der badischen Städte ein ganz junger Hüpfer. Erst anno 1715 erblickte er das Licht der Welt. Sein Vater war Karl Wilhelm, Markgraf von Baden-Durlach, seine zumindest geistige Mutter des Herrschers Gemahlin. Denn, so geht die Legende, sie habe während der Jagd im Hardtwald ihren Fächer verloren, den ihr ergebener Gatte dann auch gleich suchen ging. Ermattet schlief er ein – unter einer Eiche, wo sonst? – und es träumte ihm, daß der Fächer zu seinen Füßen läge, sich immer weiter dehnte und dehnte, bis er zu einer ganzen Fächerstadt wurde. Der Fürst erwachte, fand den Traum nicht so übel wie seine bisherige Bleibe in Durlach, die die Franzosen 1689 fast völlig niedergebrannt hatten, und am 17. Juni gründete er Karlsruhe.

Damit war ursprünglich nur ein hölzernes Jagdschlößchen, »Lusthaus Carolsruhe«, gemeint gewesen. Doch nach den Plänen des großen klassizistischen Baumeisters Friedrich Weinbrenner wuchs daraus in erstaunlich kurzer Zeit eine neue Stadt. Fächerförmig vom Schloß ausgehend, wurden die Parkalleen angelegt, in denen die Karlsruher noch heute lustwandeln. Für den Stadtbau holte man viele Gastarbeiter, vor allem aus Italien. Die beleidigten Durlacher schimpften sie und alle Karlsruher Neubürger »Brigande«. Heute ist das jedoch ein Ehrentitel, den nur waschechte Einheimische tragen dürfen.

Schon um die Mitte des 18. Jahrhunderts wehte in diesem »badischen Potsdam« der Geist des aufgeklärten Absolutismus. Der vitale Markgraf steckte sogar sein weibliches Personal in Husarenuniformen

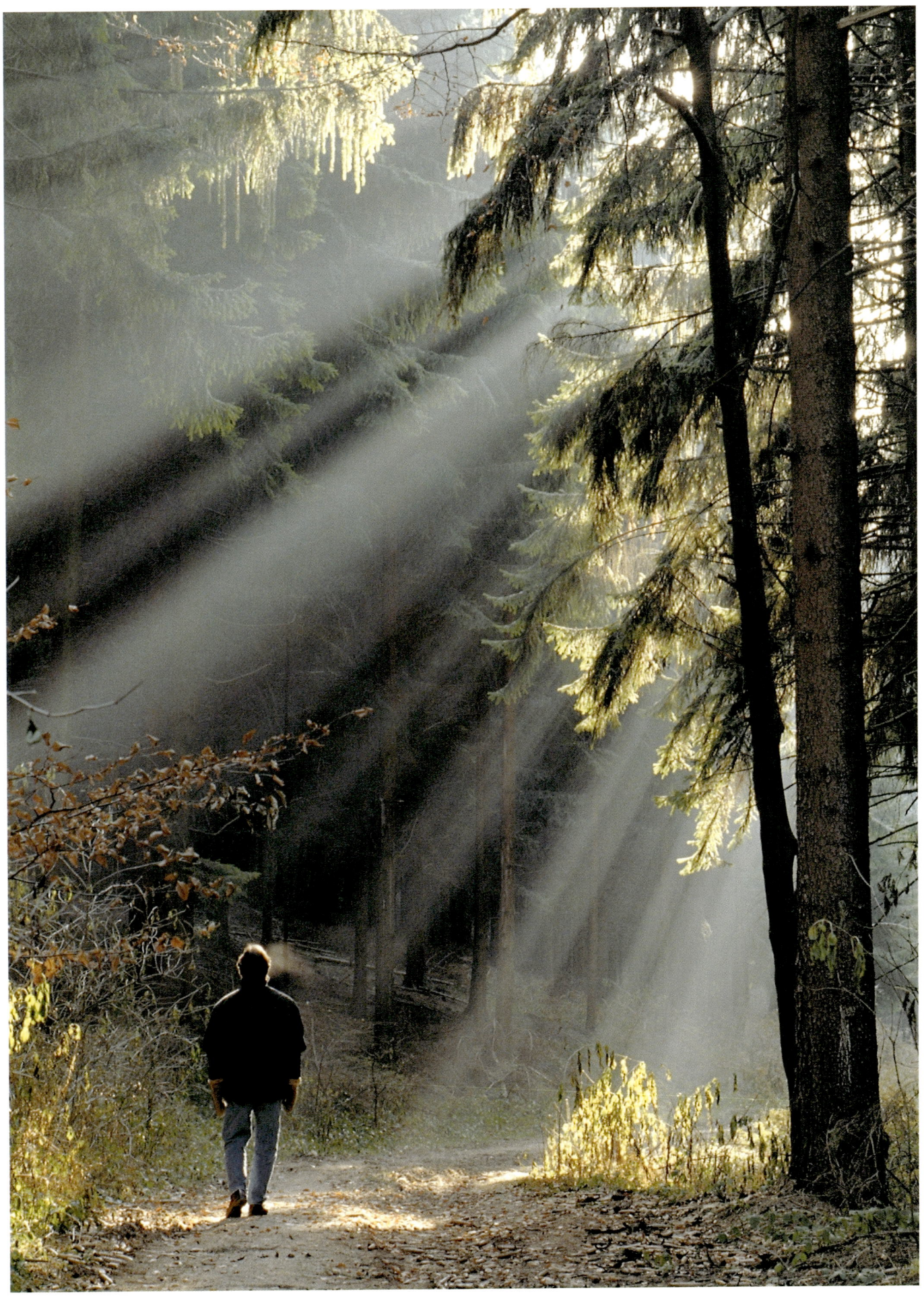

Es gibt sie noch, die einsamen Waldwege, wo man mit sich und dem lieben Gott allein ist.

Heidelberg hatte für Goethe kein Zimmer

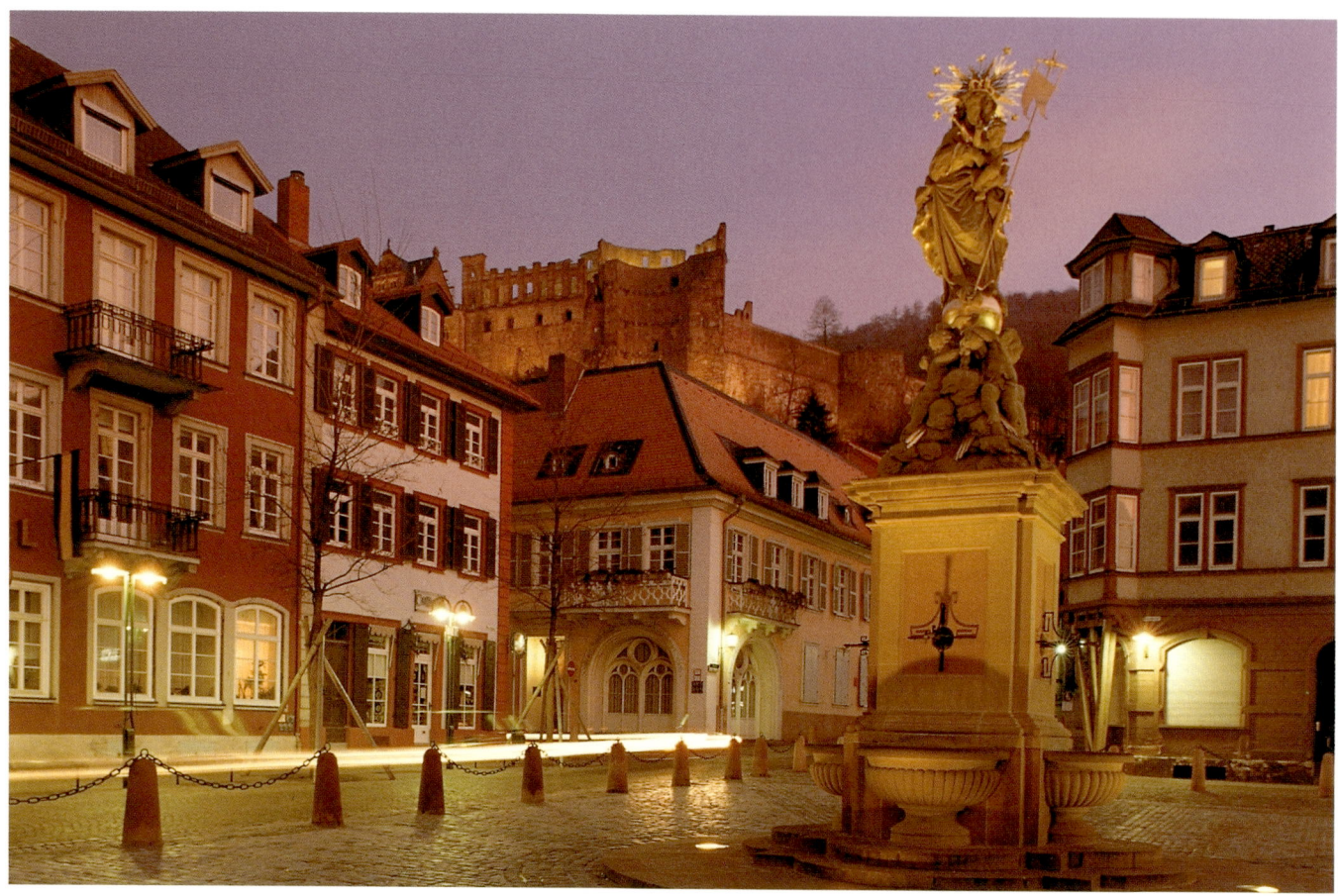

und ließ sich von diesen »Tulpenmädchen« bei seinen Ausritten begleiten. So etwas wäre in Preußen schlechterdings undenkbar gewesen!

Der Schwabe Wilhelm Ludwig Weckherlin kam aber nicht umhin, den Karlsruhern damals ein Kompliment zu machen, das eigentlich einer noch schöneren Elsässerin galt: »Die Nähe Straßburgs hat eine gewisse Verflüssigung in die Manieren und die Lebensart der Einwohner gebracht, die sie von den griesgrämigen und spießbürgerlichen Charakter der Schwaben entfernt«.

Aus der Hauptstadt des Großherzogtums Baden, die Karlsruhe bis 1918 war, wurde die Residenz des Rechts. Bundesverfassungsgericht und Bundesgerichtshof walten hier ihres hohen Amtes. Oft mußte Bonn den Karlsruher obersten Richtern das letzte Wort überlassen. Daß die 265 000 Einwohner zählende Hafen- und Industriestadt außerdem ein Verkehrsknotenpunkt erster Güte ist, weiß jedes Kind – aus dem Autoradio.

Alt-Heidelberg, einmal ganz ohne Touristen. Ein seltener Anblick in dieser vielgeliebten Universitätsstadt am Neckar. Die Heidelberger Schloßruine ist auch in Übersee ein Begriff – und die Bomberpiloten verschonten die Stadt im Zweiten Weltkrieg.

Studentenlokale in Heidelberg: Die alte Burschenherrlichkeit ist auch nicht mehr das, was sie mal war. Aber auch korporierte Studenten können schließlich nicht immer nur Bier und Pfälzer Wein trinken.

Wir müssen uns einen schwäbischen Dichter ausleihen, um eine Sehenswürdigkeit richtig zu würdigen, die weit über Deutschland hinaus bekannt und bis in überseeische Fotoalben gelangt ist: das Heidelberger Schloß.

»Aber schwer in das Tal
hing die gigantische schicksalskundige Burg,
nieder bis auf den Grund
von den Wettern zerrissen …«

Hölderlin war's. Und er war nicht der einzige, der sich beeindrucken ließ von der schweren romantischen Qualität des Ortes. Ein Europatrip ohne Heidelberg ist für einen Amerikaner oder Japaner so undenkbar wie Paris ohne Eiffelturm. Zu Heidelberg fällt uns außer dem Schloß samt seinem berühmten Großen Faß im Keller »die alte Burschenherrlichkeit« ein. Die älteste Universität Deutschlands, die 1386 gegründete Ruperta Carola, wäre wohl auch ohne sie ausgekommen, aber nie und nimmer die Schenken und Gasthäuser der Altstadt. »Hier hätte Goethe beinahe übernachtet – aber unser Haus war leider überfüllt (25. August 1778)« steht über dem Eingang zum »Goldenen Hecht« zu lesen. So selbstbewußt und locker halten es die badischen Pfälzer mit den Genies.

Und große Geister gingen in Heidelberg ein und aus: Dichter, Philosophen, Nobelpreisträger – und manch begnadeter Trinker. Goethe galt der sanfte Schwung der Alten Brücke über den Neckar als eines der Weltwunder. Selbst die alliierten Bomberpiloten verschonten Heidelberg.

Wir werfen einen letzten Blick zurück auf die von Berg und Wald umrahmte Vielbesungene. Und mit Scheffels Lied auf den Lippen ziehen wir nordwärts, aus Baden hinaus:

»Alt-Heidelberg, du Feine,
du Stadt, an Ehren reich,
am Neckar und am Rheine
kein' andere kommt dir gleich.«

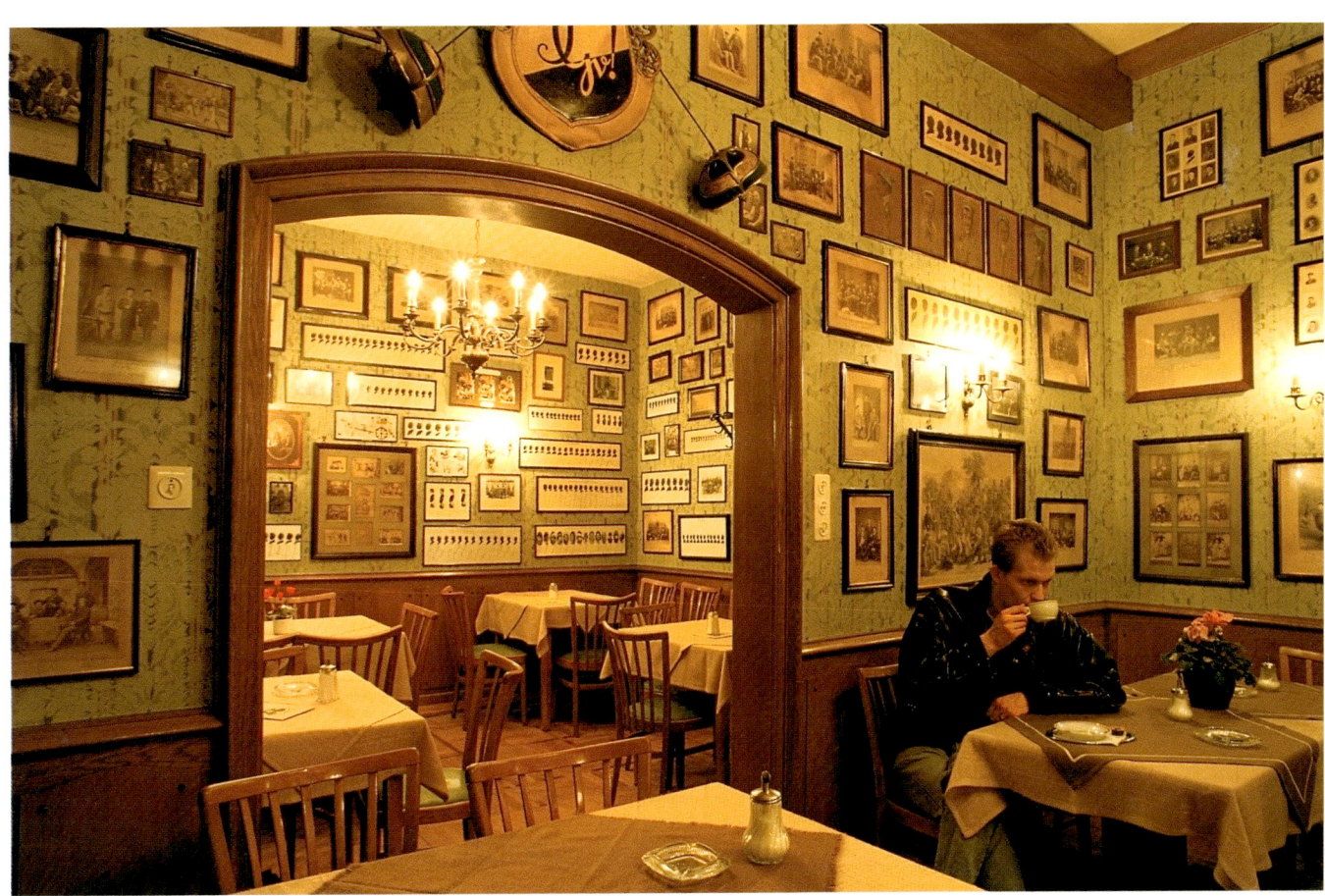

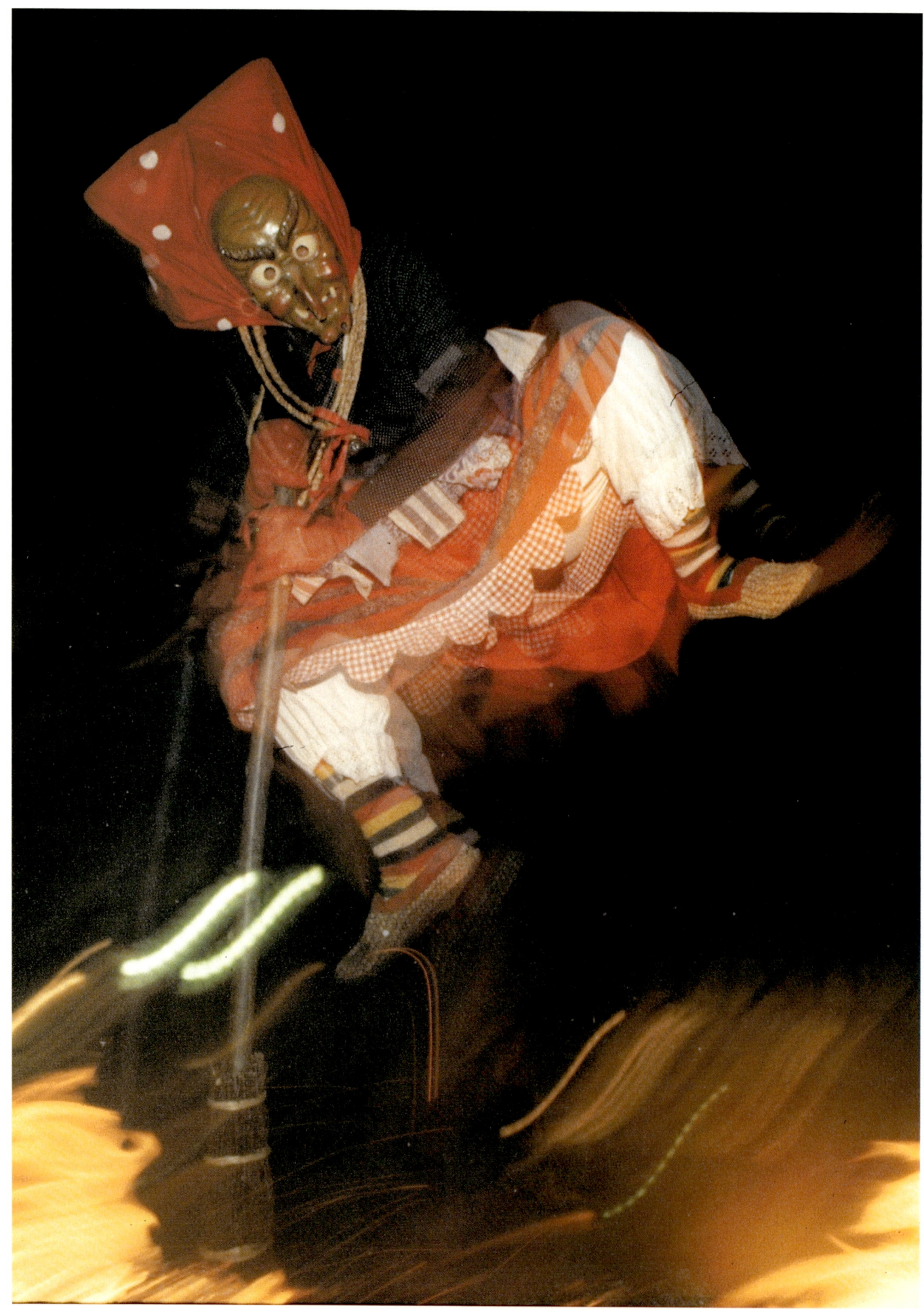

Schrecklich wild und ungeheuer populär: Seit 1933 treiben die Offenburger Hexen den Winter aus.

Trachten und Bräuche bleiben lebendig

Stephan Clauss

Die moderne Badnerin hat mit dem Schwarzwaldmädel aus der Operette ungefähr soviel zu tun wie der Bollenhut mit einem Motorradhelm. Wer im Schwarzwald nach Trachten trachtet, wird deshalb vielleicht enttäuscht sein. Denn wenn auch andere Menschen immer nur bei uns Urlaub machen, müssen wir Einheimischen in aller Regel ganz bürgerlichen Berufen nachgehen. Die Tracht wird deshalb allenfalls an Sonn- und Festtagen, zu Bauernhochzeiten, zur Kirchweih und zur Fronleichnamsprozession aus der Truhe geholt.

In der Gegend um Gutach tragen die Frauen dann zum Beispiel ein weißes Leinenhemd mit halblangen Puffärmeln, einen roten Unterrock, darüber den schwarzen »Wifelrock« sowie das »Libli«, ein Mieder aus Samt, und um den Hals ein »Goller« genanntes Schmuckstück. Fehlen nur noch die schwarze Schürze, eine schwarz-seidene gefütterte Jacke und eine schwarze Haube mit Spitzenschleier, »Käpple« genannt. Der weltberühmte Bollenhut kam erst später dazu: vierzehn rote Wollbälle für die unverheirateten Mädchen, vierzehn schwarze für die Ehefrauen.

Die große Vielfalt der Trachten im Schwarzwald und in der Oberrheinebene wird noch sorgsam gehütet, die wippenden Flügelhauben der Markgräflerinnen, die Kinzigtäler Bändelhauben mit dem goldbestickten »Kappeblätz«, und der kronenartige, bis zu neun Pfund schwere Kopfputz aus Spiegelchen, Glasperlen und Flittergold, der »Schäppele« heißt und den Jungfrauen vorbehalten ist. Man sieht ihn im Glottertal, bei St. Peter und in St. Georgen.

Der Tourist bekommt die ganze fotogene Pracht bei unseren Volksfesten zu sehen. Die Älteren von uns stimmt es aber traurig, wenn überkommene Traditionen bei den angeblich heimatnahen Folklorespektakeln der Kurverwaltung verjuxt werden. Die Bayern laufen ja auch nicht ständig mit Sepplhut und Lederhose herum.

Spätestens nach Weihnachten befällt die Alemannen eine ganz eigentümliche Unruhe: »'S goht dogege!« Die Fasnacht rückt wieder näher, auch Fasnet oder Fasent genannt. Dieses unheimliche Vergnügen ist heidnischen Ursprungs und hat mit dem Kölner Karneval oder dem Münchner Fasching nur die Jahreszeit gemeinsam: die fünfte, die närrische. Kein Kappenabend mit Tusch und Helau erreicht die Faszination, die von den uralten schwäbisch-alemannischen Ritualen ausgeht, mit denen der Winter ausgetrieben wird.

Beim großartigen Narrenfest vom »schmotzige« Donnerstag bis zum Aschermittwoch verwandeln wir uns in zottlige Fabeltiere, in springlebendige Hansele in bunten Rautenkleidern, in Hexen mit schrecklichen Fratzen aus Holz. Dann scheppern die Nußschalen und Schneckenhäuser an den

47

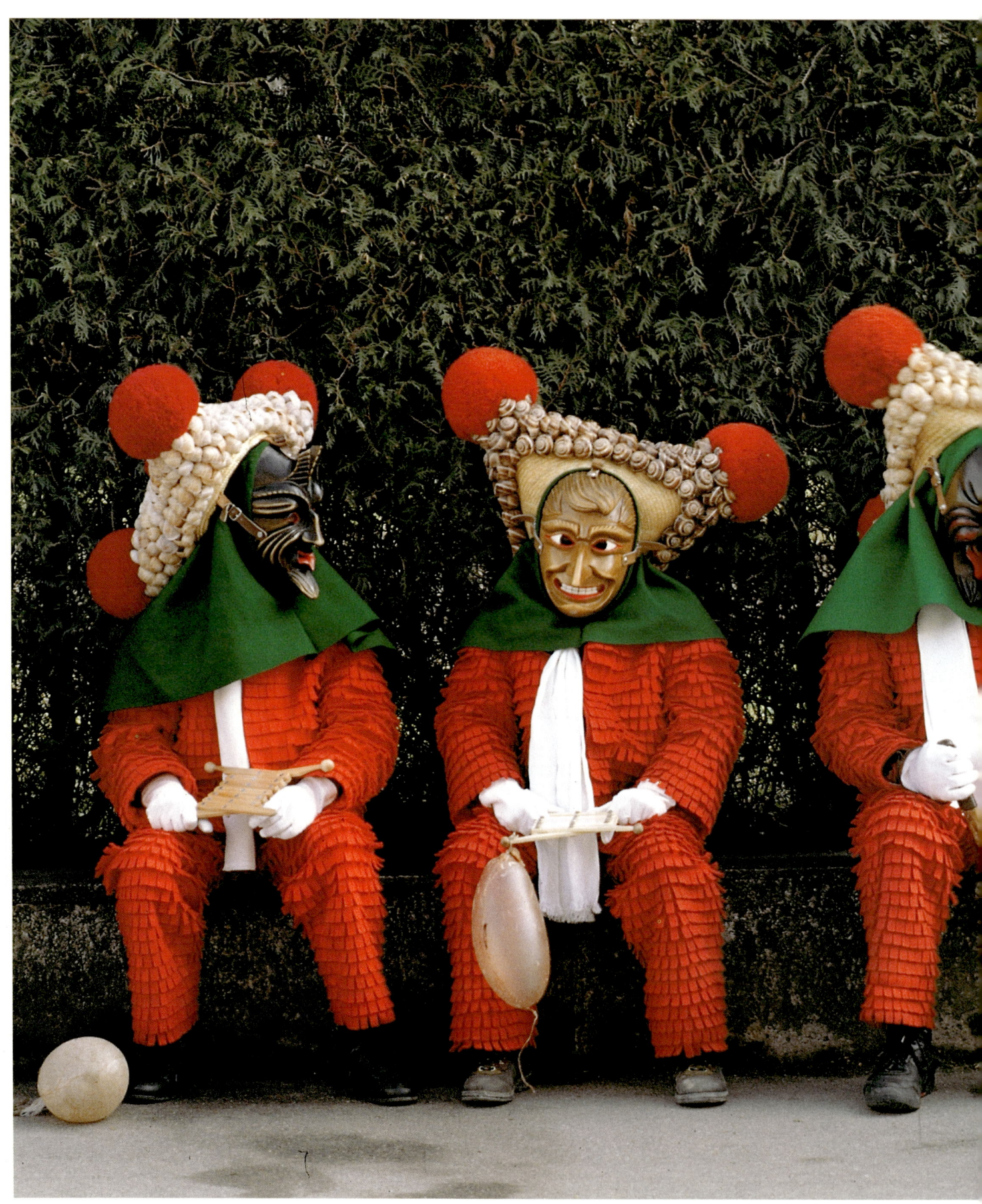

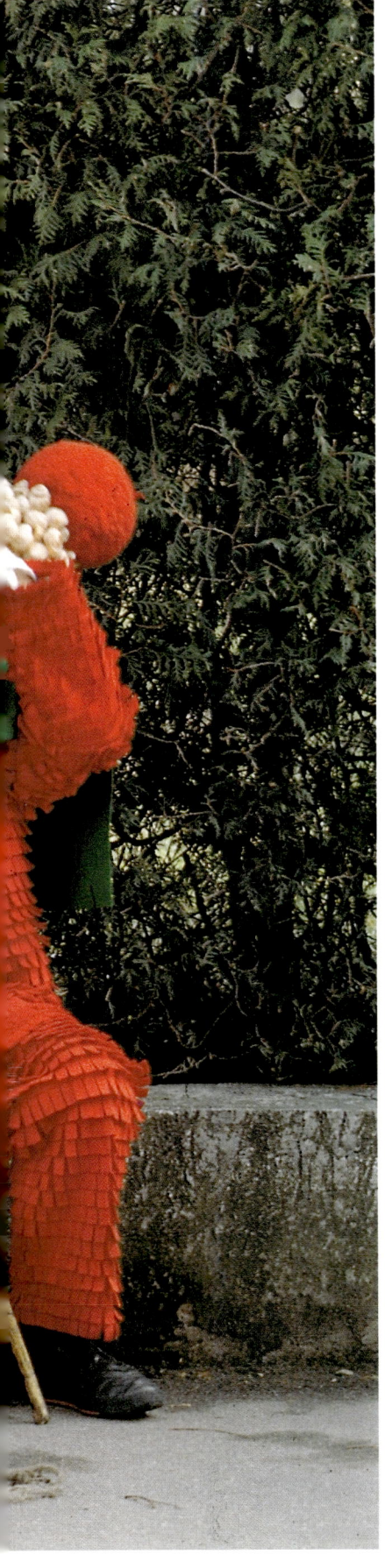

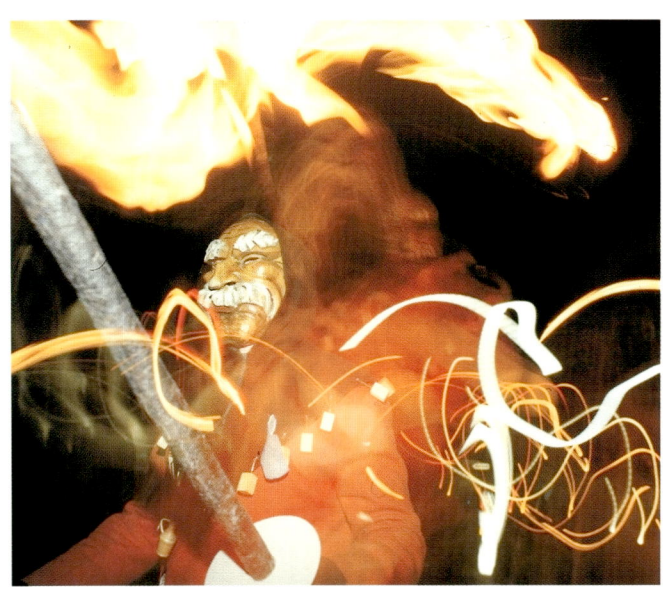

Im Elztal ist während der Fasnet die Hölle los: Besonders schön-schaurig sind die feuerroten Elzacher »Schuddig«, die auch nachts die Gassen unsicher machen. Tausende strömen zu ihren wilden Umzügen am Fasnachtssonntag. Sie knurren tierisch unter ihren Masken, schlagen mit Schweinsblasen um sich und zwicken die Frauen mit langen Holzscheren (linkes Bild und rechts unten). Der Elzacher »Bengelreiter« (rechts Mitte) tritt nur alle sieben Jahre auf. Reiten darf der Glückliche, der als Letzter vor der Fasnet geheiratet hat. Wen die Frauen vom Bengel werfen, landet im Brunnen. Gutmütige Gesellen sind die schnauzbärtigen Niederwindener »Schindeljockel«, die es erst seit 30 Jahren gibt (rechts oben).

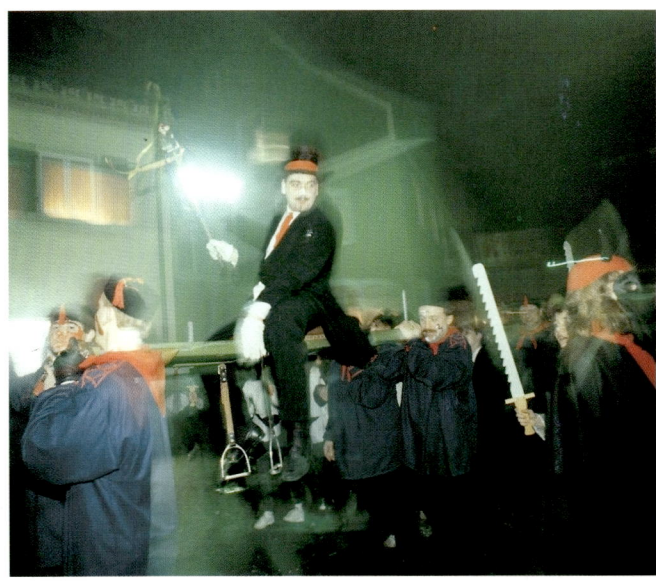

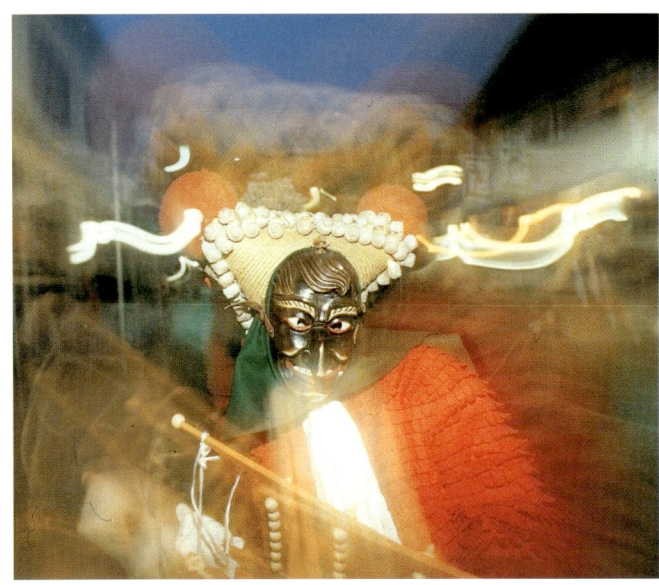

Gewändern, und die kalte Luft ist erfüllt vom Rätschen, Peitschenknallen und dem fröhlich-hellen Klang der Schellen.

Wer als Kind, vielleicht auf den Schultern des Vaters, mitten im farbenfrohen Tumult, miterlebt hat, wie die Offenburger Hexen (alles erwachsene Männer) in gewaltigen Sprüngen übers lodernde Feuer setzen und die Großen mit den »Saublodere« (Schweinsblasen) traktieren, wie immer wieder das fordernde »Narri« mit einem tausendkehligen »Narro« erwidert wird, dem bleibt die kindliche Freude an diesem Höllenspektakel ein Leben lang: »Schelle, schelle Sechser, alti, alti Hexe, narro!« Auch der Tourismus hat den Narrenzünften nichts von ihrer urwüchsigen Vitalität rauben können; für Nachwuchs ist gesorgt.

Jede Stadt und jedes Dorf hat eigene Kostüme und Larven, kennt andere närrische Sitten und Gebräuche. In manchen Orten werden haushohe Narrenbäume aufgepflanzt, überall die Rathäuser gestürmt. Das »Hohe Grobgünstige Narrengericht«

von Stockach am Bodensee liest den mächtigen Herrschaften seit 1351 die Leviten. Denn, so ein alemannisches Sprichwort:

»D' Narre sin au Lüt – un
mengmol g'scheiter wie d'andre«.

»Häs« heißen unsere Narrenkleider. Und auch die Fasnet hat viele Gesichter: Schreckliche Fratzen oder freundlich-glatte Barocklarven wie jene der Villinger Narro. Die meisten alten Narrennester liegen im Kinzigtal, auf der Baar und am Hochrhein, wo zum Mummenschanz noch die köstlich-ohrenzerfetzende »Guggemusik« hinzukommt.

Am wildesten geht es aber immer noch in Elzach zu, einem hübschen Schwarzwaldstädtchen im Norden von Freiburg. Von Fasnachtssonntag bis Fasnachtsdienstag toben dort die »Schuddige« wie leibhaftige rote Feuerteufel durch die engen Gassen. Sie tragen furchterregende schwarze Masken und zwicken die Mädchen mit langen Holzscheren.

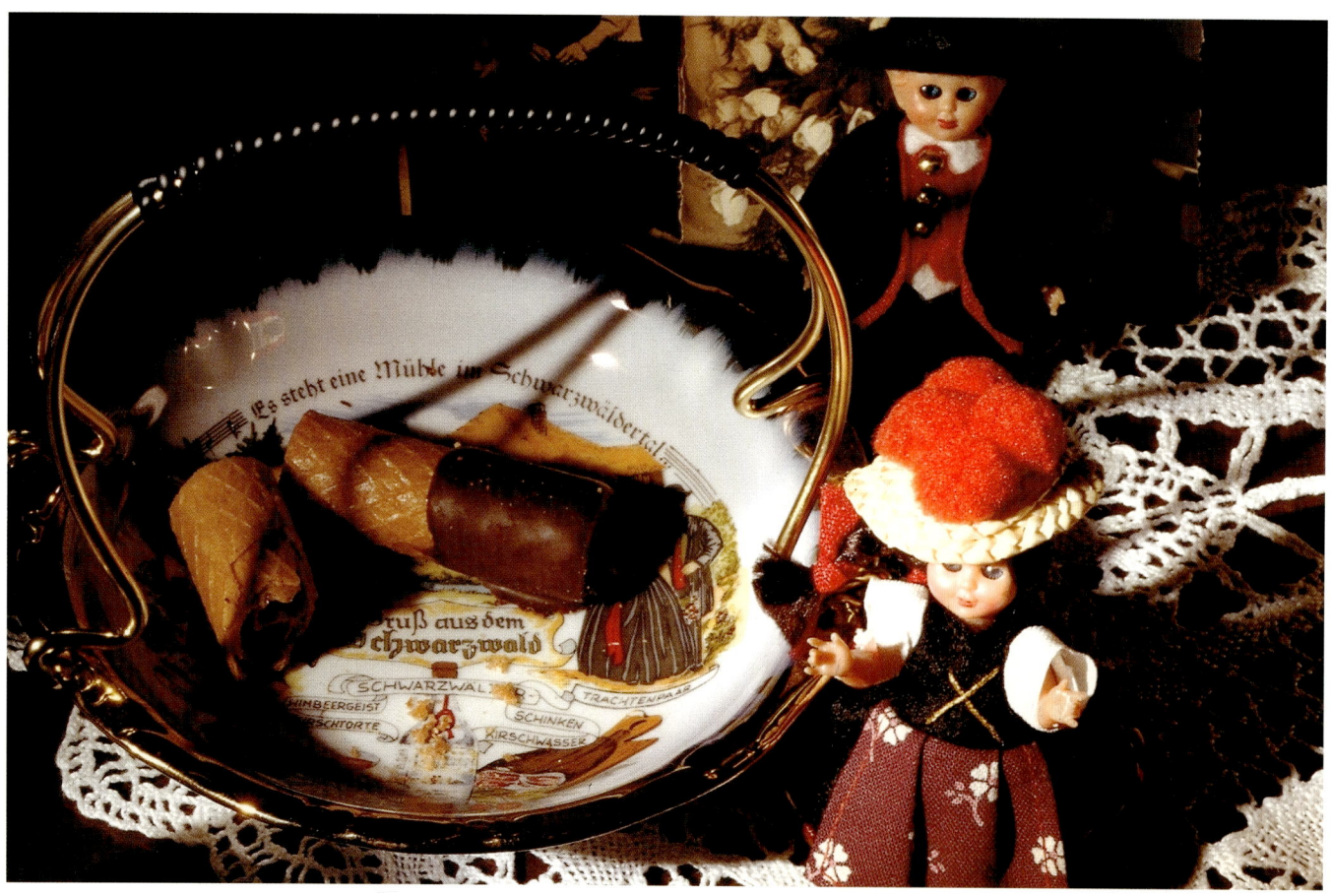

Das alemannische Kartenspiel »Cego« ist dagegen wahren Kennern vorbehalten. Wer die »Muederschproch« nicht versteht, wird auch kaum mitspielen können.

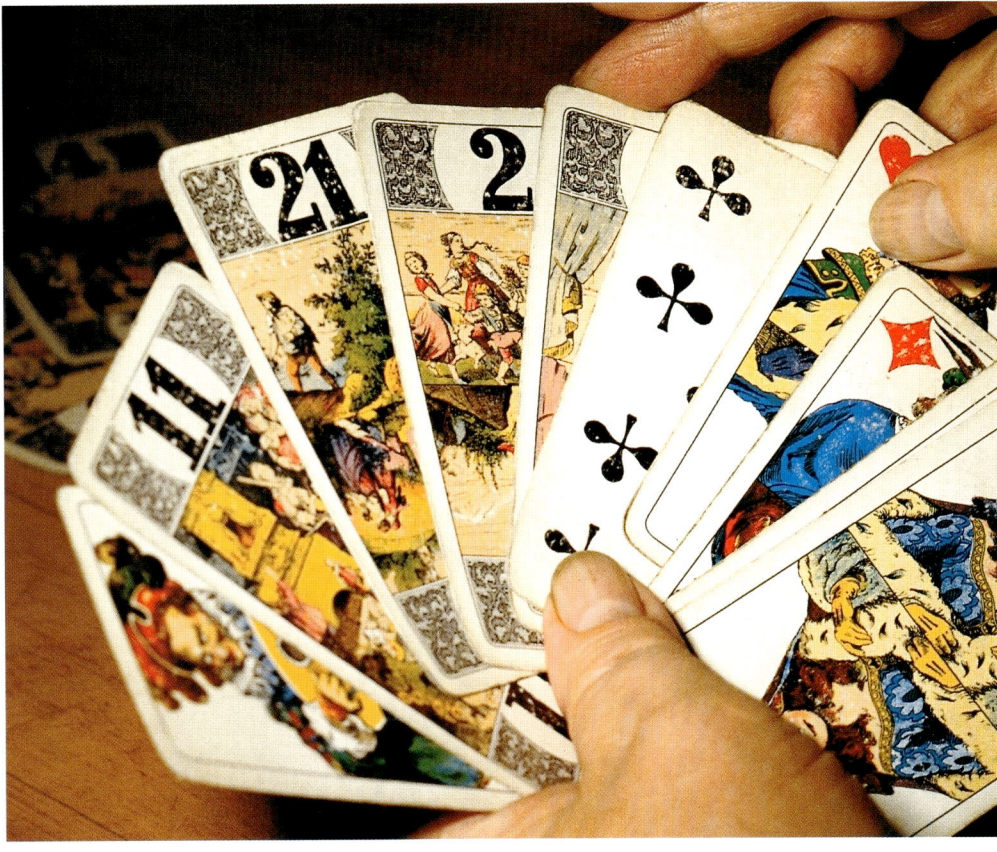

Kitschige Grüße aus dem Schwarzwald: Der Bollenhut ist nicht totzukriegen – die Gutacher Tracht wird immer noch als Uniform aller Schwarzwaldmädel angesehen.

Der alemannische Dichter Hermann Eris Busse schilderte einmal, wie man sich als »Schuddig« so fühlt:

»Wir tollten die halbe Nacht und stürzten uns immer wieder in den Strudel. Zuletzt nahm ich die Sitten altgewohnter Schuddignarren so an, daß ich wie ein geborener Elzacher in dem schweren Zettelgewand steckte, die Tortur der Holzmaske willig ertrug und des schweren, mit Riemen aufgeschnallten dreispitzigen Strohhutes, der mit köstlichen Schneckenhäuschen besetzt war und mit drei großen Papierbollen. Ich sprang und knurrte, tanzte und surrte in dem Höllenlärm entfesselter Teufel mit, ich schwenkte wie die anderen die Saublase am Stierschwanz und schlug sie krachend zu Boden.«

Nie im Leben wird Ihnen ein Elzacher verraten, ob denn die Geschichte stimme, daß ein »Schuddig« vor Jahren ein wildes Narrenkind gezeugt habe, für das seitdem die ganze Zunft die Alimente zahlt, weil der Vater im entscheidenden Moment seine Maske aufbehielt. Es gibt eben mehr als eine Art, den Winter auszutreiben.

Am Aschermittwoch ist in Baden noch nicht alles vorbei. In Wolfach jedenfalls ziehen die Männer im Trauermarsch laut wehklagend und zerknirscht durch Straßen und Wirtschaften des schönen Städtchens, mit aufgesetzten Nasen, Hüten und umgedrehten Kitteln zur Geldbeutelwäsche: »Hätt'sch di Mul mit Wasser g'riewe, wär der's Geld im Beitel bliewe – narro!«

Schmuggelte sich früher eine Frau in diesen todernsten Nasenumzug und ließ sich dabei erwischen, landete sie ohne Erbarmen im eiskalten Brunnenwasser. Noch vier Tage später, nämlich am Sonntag Invocavit, leuchten auf den Höhen des protestantischen Markgräfler Landes, zwischen Staufen und Lörrach, die großen Feuer der Burefasnet. Funkenstiebend werden dann in den Flammen entzündete Holzscheiben wie Sonnenräder in die Tiefe geschlagen, von allerlei Sprüchen begleitet, die oft mehr frivol als fromm sind. Sie sollen Glück in der Liebe bringen und alle bösen Geister bannen.

51

Am Oberrhein ist Europa längst Alltag

Stephan Clauss

Berge trennen, Flüsse verbinden, lautet die alte Regel. Das gilt auch für die Nachbarn am Oberrhein, die seit vielen Jahrhunderten miteinander auskommen: die Elsässer, Badener und die Nordschweizer. Man kennt sich, respektiert einander, Bruderliebe wäre ein zu großes Wort. Heiraten über den Strom hinweg sind heute viel seltener als früher.

Zwar lebt jeder der drei seinen eigenen Stil, aber immerhin können sich die »An-Rheiner« auf die gemeinsamen alemannischen Wurzeln berufen, und sie benutzen ihre »Muedersproch« als Vehikel direkter Verständigung. Schneller als anderswo hat man zwischen Schwarzwald und Vogesen die kriegsbedingten Ressentiments überwunden, obwohl oder gerade weil man im Grenzland besonders viel gelitten hatte. Der Europa-Gedanke fiel hier nach 1945 auf besonders fruchtbaren Boden.

Wie selbstverständlich fährt der Badener heute hinüber nach Colmar oder Straßburg, um dort Käse, Bordeaux und Baguettes zu erstehen; natürlich gehen die Schweizer gern in die Markgräfler und Sundgauer Gasthäuser schmausen. Und ebenso regelmäßig kommen die Elsässer zu uns – nicht nur zum Tanken in Kehl oder am 14. Juli zum Großeinkauf in die Freiburger Warenhäuser. Oft herrscht in unserem Geldbeutel ein Durcheinander von Schweizer Franken, D-Mark und Francs.

Eingespielt haben sich die Pendlerströme im Dreiländereck. Rund 35 000 Badener fahren täglich über die Schweizer Grenze, um dort ihr Geld zu verdienen, auf der badischen Seite gehen knapp 20 000 französische Staatsbürger zur Arbeit, zum Beispiel in Freiburg und Offenburg. Zählt

man alle Pendlerbewegungen zusammen, dann überqueren an jedem Werktag über 80 000 Menschen zweimal die Staatsgrenzen zwischen Konstanz, Basel und Straßburg. Wie ein Magnet zieht das reiche Basel die Grenzgänger an. Die südbadischen Unternehmer sind sauer auf die Schweizer, die ihnen die frischgebackenen Gesellen mit höheren Löhnen wegschnappen. Aber ohne die Grenzgänger würde die Drehscheibe am Rheinknie gewaltig knirschen.

Wer zusammenlebt und arbeitet, hat auch gemeinsame Sorgen und Nöte. Der Rhein als Lebensader der Region muß von allen geschützt werden, die Waldschäden sind ein Phänomen, das sich um keine Grenzen schert. Und der Verkehr ballt sich im Oberrheingraben immer bedrohlicher zusammen. Zusammenarbeit tut not. Schon seit 1956 treffen sich die badischen und elsässischen Bürgermeister. Seit den sechziger Jahren entstand rund ein Dutzend trilateraler Gremien, als erstes die »Regio basiliensis«. Um die Raumplanung am Oberrhein zu harmonisieren, wurde die »conférence tripartite« ins Leben gerufen, die »Ständige deutsch-französisch-schweizerische Konferenz für regionale Koordination«. Ihr gehören die Verwaltungshoheiten der jeweiligen Landesteile an.

Die Planungen und Probleme der Nachbarn sind seitdem viel transparenter geworden, die Absprachen etwas leichter. Leider läßt sich aber nur das wenigste am Gartenzaun bereden, über die Umweltpolitik und die großen Linien der Verkehrsplanung wird letztlich doch nicht in Freiburg, Colmar und Basel entschieden. Gerade deshalb muß man die Geduld bewundern, mit der Bürgermeister,

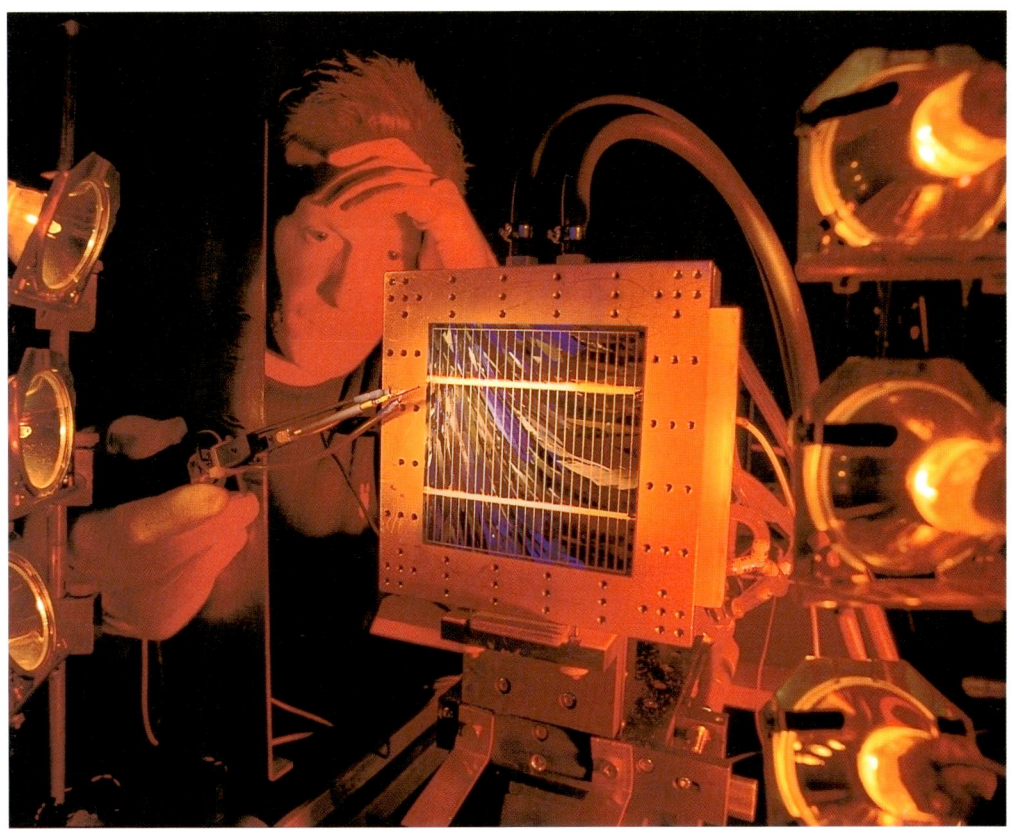

Kreisräte, Präfekten und Regierungspräsidenten nun schon seit Jahrzehnten versuchen, wenigstens das zu verwirklichen, was ohne den Segen der Macht-zentralen in Bonn, Bern und Paris zu machen ist; und sich als oberrheinische Lobby immer wieder ins Gespräch bringen. Drei verschiedene Regierungs-systeme erschweren schnelle unbürokratische Ent-scheidungen vor Ort. Man sieht, eine komplizierte »Ménage à trois«.

Die »Regio« ist eine politische Schnecke, gewiß, nie geht es so schnell voran, wie es die Sonn-tagsredner gern hätten. Ein »Modell europäischer Möglichkeiten« ist diese mühevolle Kleinarbeit jedoch auf jeden Fall, in ihren Erfolgen wie in ihrem Scheitern. Denn die Beteiligten haben nicht nur Frus-trationen gesammelt, sondern auch die eigenen Kräfte entdeckt, Erfahrungen also, die sie anderen Regionen voraus haben. Und bewußtseinserwei-ternd ist so ein Prozeß allemal.

Manche Projekte in der Regio sind schon so alt, daß es fast peinlich ist, davon zu reden. Noch immer fehlt eine Bahnverbindung zwischen Freiburg und dem 50 Kilometer entfernten Colmar; und noch immer scheitert die zollfreie Straße zwischen Weil und Lörrach an den Einwänden der Basler.

Die Zeiten, da die badisch-elsässischen Bürger-initiativen gar von einem selbstbestimmten »Drey-eckland« am Oberrhein träumten, sind vorbei. Man ist realistischer geworden, und weiß: Auch Europa vermag keine großen Sprünge zu machen. Als sich Kohl und Mitterand vor ein paar Jahren mit der Schweizer Spitze in Basel treffen wollten, konnten die drei Züge zueinander nicht kommen. Unter-schiedliche Stromspannungen und Gleisbreiten ver-hinderten dies.

Die von Regionalpolitikern auch im Blick auf den freien Markt der Europäischen Gemeinschaft gern genährte Illusion vom Ballungsraum Oberrhein als wirtschaftsmächtiges »goldenes Dreieck« weicht all-mählich der Erkenntnis, daß das Herz Europas sich verschoben hat – nach Osten. Baden büßt seine privilegierte Mittellage ein, die großen Zukunfts-investitionen werden künftig wohl eher woanders getätigt.

Im Rahmen der europäischen Arbeitsteilung käme Baden dann noch stärker die Rolle eines Gastgebers zu. Mancher, der einst mit den Kaiser-stühler Winzern gegen ein »zweites Ruhrgebiet am Oberrhein« gestritten hat und sich schon auf einen Lebensabend an der badischen Sonne freut, wird sich darüber nicht aufregen.

Berühmte Badener: Von Kaspar bis Boris

Stephan Clauss

Diese kleine Galerie mit zehn badischen Miniaturen erhebt keinerlei Anspruch auf Vollständigkeit, und mancher kundige Leser wird in ihr die eine oder andere Berühmtheit vermissen. Es ist nichts als der Versuch, badische Eigenart an ein paar prominenten Beispielen zu skizzieren.

DER TÜRKENLOUIS. Einen großen Feldherren haben selbst die friedfertigen Badener hervorgebracht. Der in Paris geborene Markgraf Ludwig Wilhelm (1655–1707) erwarb sich seinen Beinamen »Der Türkenlouis« wegen seiner glorreichen Feldzüge, die er für den Kaiser in Wien gegen die Türken focht. Die reiche Beute – Waffen, Fahnen, Zelte – wird im Badischen Landesmuseum in Karlsruhe gezeigt. Als der Türkenlouis später seine Heimat gegen die Truppen Ludwigs XIV. verteidigen wollte, ließen ihn die Reichsstände im Stich.

JOHANN PETER HEBEL. Badnerland ist Hebelland. Kaum eine Landschaft ist so mit einem Dichter verwoben wie Baden mit dem Pfarrer und Schulmeister Johann Peter Hebel (1760–1826). Der heitere Poet, große alemannische Erzähler und Menschenfreund aus dem Wiesental hat uns viele Juwelen ins Schatzkästlein gelegt, seine Ode an »Die Wiese« etwa oder seinen übermütigen »Schwarzwälder im Breisgau«. Er hat den Wein geliebt, die Weiber nur von ferne. Hebel ist badisches Nationalheiligtum und der Hebel-Preis ist unser Nobelpreis für Literatur.

KASPAR HAUSER. Wer war er? Ja, wenn wir das so genau wüßten, wäre der Fall längst vergessen. Seit behauptet wurde, der 1828 in Nürnberg aufgetauchte Waisenknabe sei niemand anderer als der 1812 geborene Sohn des badischen Großherzogs Karl, den man in der Wiege gegen ein sterbendes Kind ausgetauscht habe, überschlugen sich die Verdächtigungen. Das Schicksal des armen Knaben, der Sprache kaum mächtig, erhitzte die Gemüter in ganz Europa. Kaspar Hauser wird angestaunt und bemitleidet, 1833 wird er erstochen. Wer hat die Mörder gedungen, das Haus Baden? Ein Mysterium, das noch Generationen von Amateur-Forschern und Filmemachern beschäftigen wird.

HANS THOMA. Früher hing bald in jedem Haus und Schulhaus ein Bild von ihm: Hans Thoma (1839–1924), der Schwarzwaldmaler schlechthin. Er prägte unsere romantische Vorstellung vom deutschen Südwesten wie kein zweiter. Der Weg vom Bernauer Hütejungen zum Leiter einer Karlsruher Meisterklasse war lang und beschwerlich. Er sah London, Paris und Italien, bewunderte Courbet und Böcklin, aber dem idyllischen Realisten war seine Heimat im Südschwarzwald stets das liebste Motiv. Möge sie dem Bildnis möglichst lange ähnlich bleiben, das er von ihr malte. Denn der »Maler der Heimatliebe« war zeitlebens der sanften Schönheit des einfachen Lebens zugewandt, das auch im badischen Winkel nur mit Mühe überlebt.

Johann Peter Hebel heißt der alemannische Schutzpatron

FRIEDRICH HECKER. Kein Musterschüler im Musterländle, sondern unser populärster Revoluzzer. Der Kraichgauer Obergerichtsadvokat Hecker (1811 bis 1881) wollte schon 1848 eine bürgerlich-bäuerliche Republik ohne König und Kaiser. Doch bei Kandern wurde seine Freischar von badischen und hessischen Truppen vernichtend geschlagen. Da halfen auch Marx und Engels als schlaue Schlachtenbummler nichts. Sein Bild wurde noch lange in Ehren gehalten: Im Herrgottswinkel haben echte Badener immer Platz für einen Freiheitshelden.

CARL FRIEDRICH BENZ. In Karlsruhe geborener Sohn des ersten badischen Lokomotivführers (1844–1929), ging nicht zur Bahn, sondern erfand 1885 das Automobil. Seine erste Fahrt mit dem spotzenden Zweitakter-Gasmotor führte ihn von Mannheim nach Pforzheim. Vorher war seine Frau bereits »schwarz« damit gefahren. Mit seiner Erfindung übertrifft Benz in seiner menschheitsgeschichtlichen Langzeitwirkung noch bei weitem zwei andere geniale Tüftler Badens: Den Konstanzer Ferdinand Graf Zeppelin, der seine Luftschiffe über den Atlantik fliegen ließ, und den heute fast vergessenen Eisenbahnbauer Robert Gerwig, der die Schwarzwaldbahnen höchst kunstvoll in die Berge drechselte.

FRIEDRICH EBERT. Der erste Reichskanzler und Präsident der Weimarer Republik war ein Badener, ein gebürtiger Heidelberger dazu. Friedrich Ebert (1871–1925), Vorsitzender der Sozialdemokratischen Partei, übernahm das schwere Amt am 9. November 1918. »Herr Ebert«, sagte Max von Baden beim Abschied zu ihm, »ich lege Ihnen das Deutsche Reich ans Herz!« Und Ebert antwortete: »Ich habe zwei Söhne für dieses Reich verloren.« Ein versöhnlicher Mensch und aufrechter Demokrat, der die Extreme verabscheute.

FRANZ BURDA. Ihm verdankt eine ganze Stadt ihren Spitznamen. Burdapest ist Offenburg, seine Residenz. Franz Burda (1903–1986) war ein Patriarch von einem Verleger. Aus bescheidenen Anfängen, mit einer Drucklizenz der französischen Besatzung 1945, schuf er das viertgrößte Verlagshaus der Bundesrepublik, ein kapitalistisches Märchen. »Ich bin autoritär, aber ich mach's lustig«, beschrieb er seinen Führungsstil. Der unanfechtbar beliebte Senator, Jäger und Privatwinzer feierte seine Geburtstage wie Volksfeste. Bis ins hohe Alter glaubte er an die heile Welt.

ANNE-SOPHIE MUTTER. Haben Sie es sich nicht immer so vorgestellt, das Schwarzwaldmädel? Anne-Sophie Mutter ist Badens schönster »Export« seit langem – und sie hat nicht nur dem seligen Maestro Karajan Augen und Ohren verdreht, sondern uns allen den Himmel voller Stradivaris gehängt. Der pausbäckige Engel aus dem südbadischen Rheinfelden wurde 1963 geboren, nur um mit fünf ans Klavier zu gehen, und mit fünfeinhalb die Violine zu ergreifen. Aber ihr Weltruhm ist »der Mutter« nicht zu Kopf gestiegen. »Fähigkeit zur Demut, sie ist das erste Gebot«, hat sie verkündet. Wir senken den Kopf, tun die Kopfhörer drüber und lauschen, wie wir noch nie gelauscht.

BORIS BECKER. Eine faustische Natur; hin und hergebeutelt zwischen Triumph und nagendem Zweifel: »Ich habe in diesem Jahr oft nicht gewußt, wer ich bin. Der liebe Gott, zu dem man mich in Deutschland gemacht hat, oder der letzte Arsch, wenn ich verloren habe«. Das war 1987, da war unser Tennis-Wunder aus Leimen bei Heidelberg gerade eben 20. Der sanfte Melancholiker ist frei von platter Arroganz, das macht ihn so symbadisch. »Unser« Boris hat endlich widerlegt, daß Badener unsportlich sind. Er schlägt für uns alle auf. Und nun soll man ihn auch endlich in Ruhe lassen, wenn er herausfinden will, wie das ist mit den Mädels.

Natürlich hatten und haben wir Badener noch mehr berühmte Schlau-, Hitz- oder Querköpfe in unseren Reihen. Doch eigentlich geht uns der Drang zur Selbstdarstellung ab.

Alexander Haselhoff hat auf den folgenden Seiten ein paar nicht so prominente Badener Landsleute porträtiert.

Badische Köpfe: Nachdenklich, gütig, verschmitzt

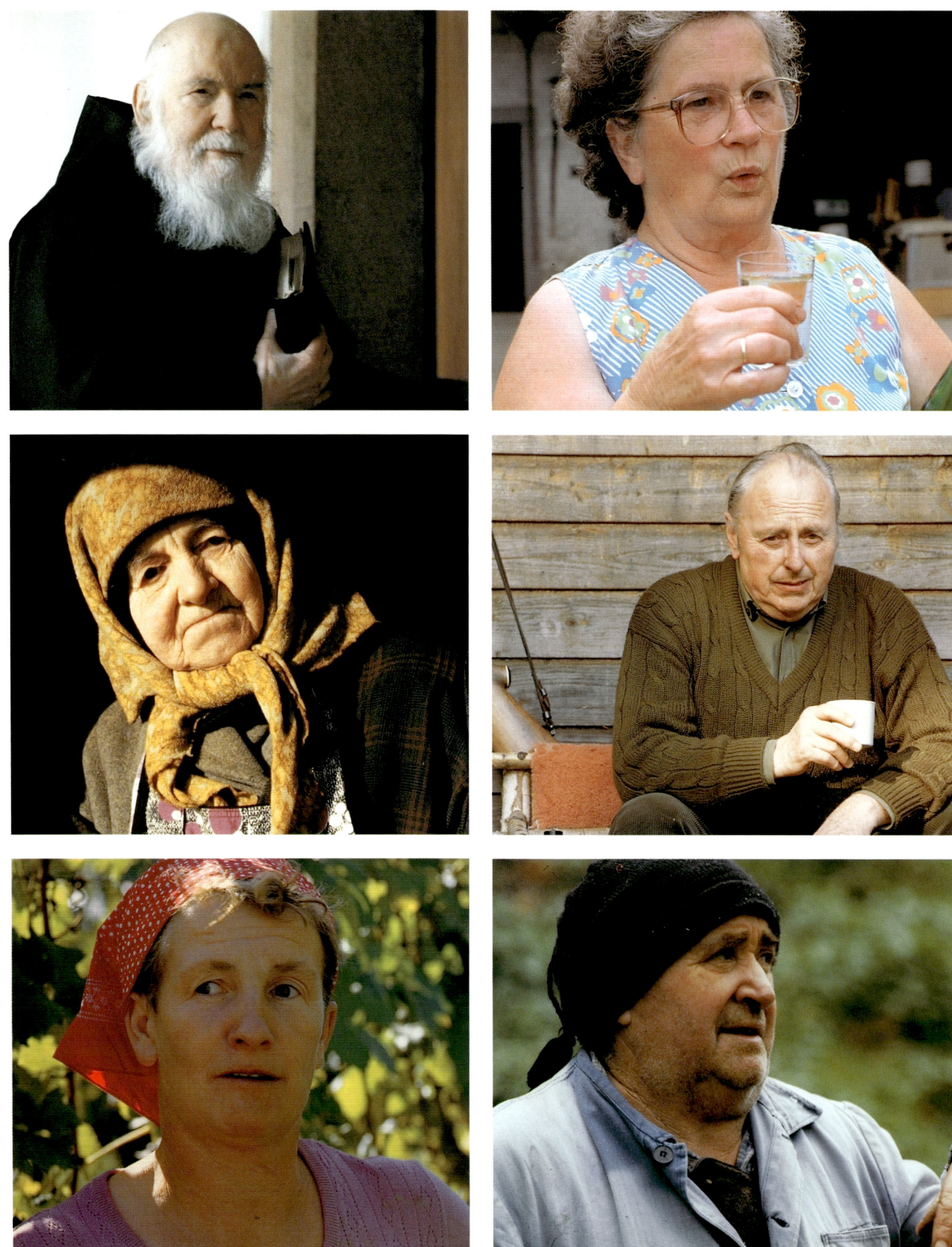

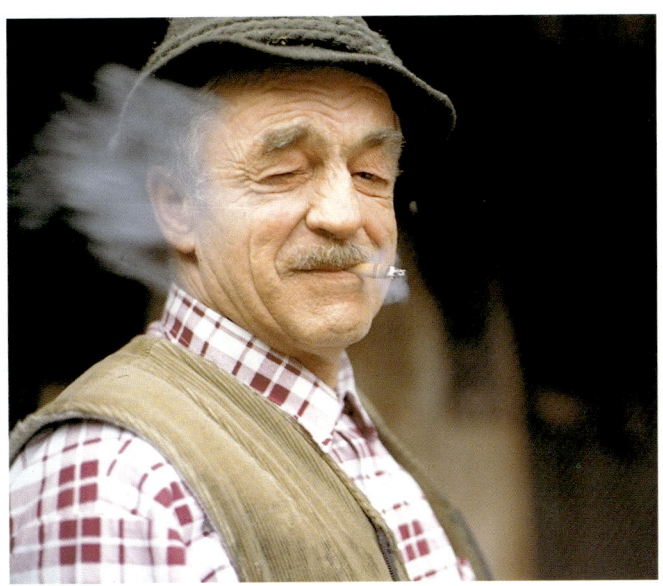

Wie sieht ein echter Badener
aus? Es gibt sicher kein
typisches, unverwechselbar
badisches Gesicht. Dazu
sind zu viele unterschiedliche
Völker am Oberrhein
zusammengeströmt.
Doch der Wunsch, mit Natur
und Mitmensch im Einklang
zu leben, drückt sich in einer
Haltung aus, die zwischen
freundlicher Offenheit und
mißtrauischer Vorsicht abwägt.
Das ist beim Waldbauern
nicht anders als bei der
Marktfrau vom Freiburger
Münsterplatz oder der
Winzerin vom Kaiserstuhl.
Der Benediktinerpater
schließlich weiß, wieviel Land
und Leute in Baden seinem
fleißigen Orden verdanken.

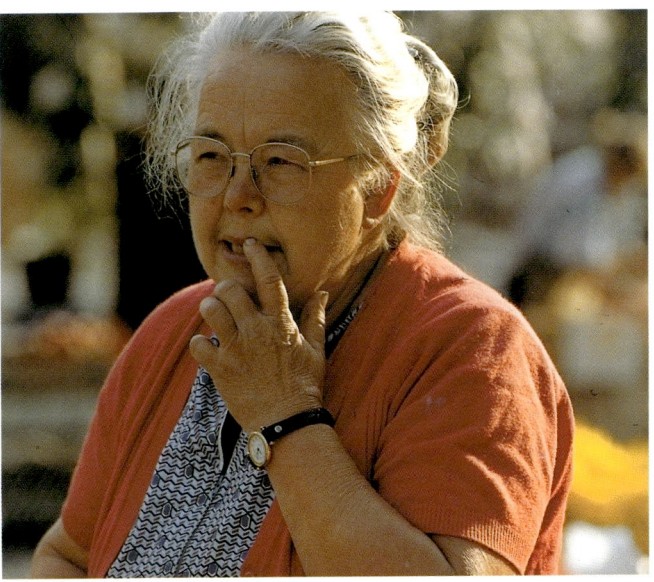

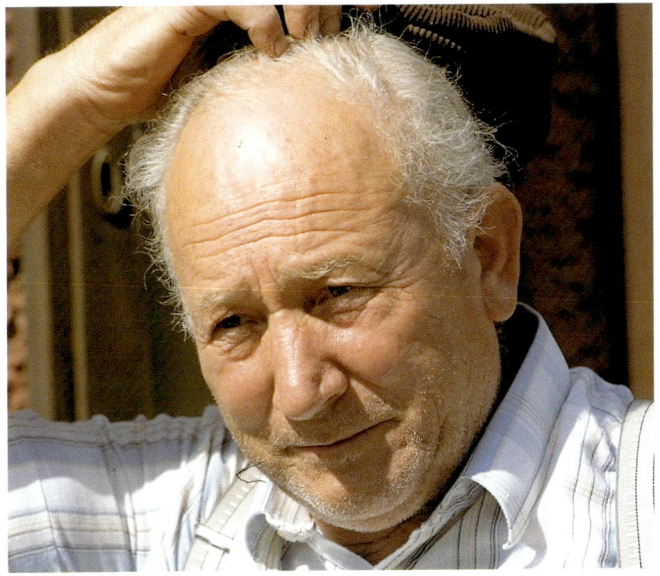

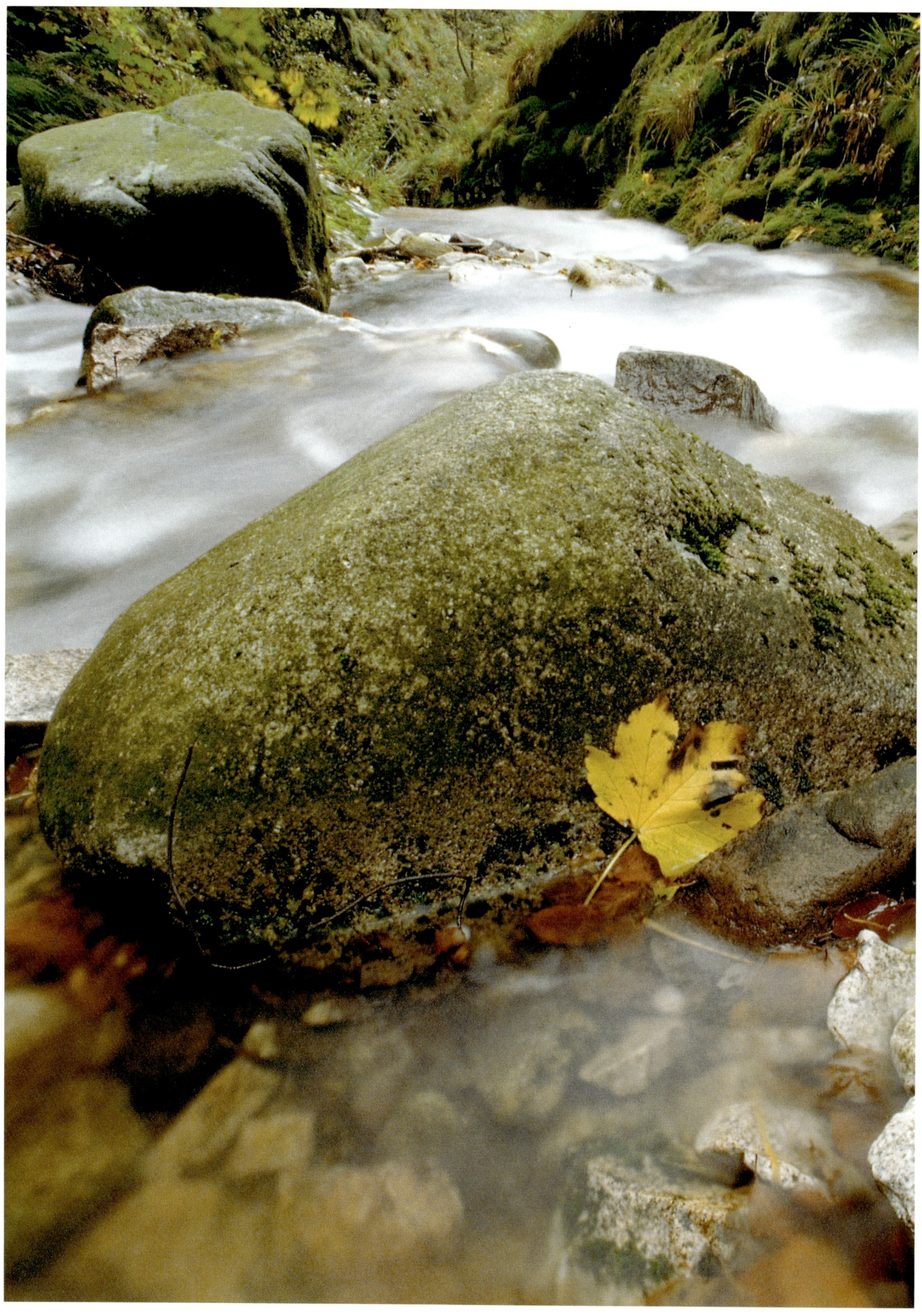

Von der Seele des Schwarzwälders

Werner O. Feißt

Als der liebe Gott die Seele des Schwarzwälders erschaffen wollte, da nahm er sich vor, etwas besonders Schönes zu machen. Sollte dieser Schwarzwälder nicht dieses wunderschöne Stück Land bewohnen zwischen Murg und Hochrhein, zwischen Rheinebene und Baar, die dunklen Wälder, in denen der Wind sein Lied auf den Schöpfer singt, in dem dunkle Seen wie Augen zum Himmel blicken, silberne Bäche über Felsen springen, mit Bergen, von denen man weit ins Land blickt, in die Schweiz hinein bis zu den Alpen und ins Frankenland bis zu den Vogesen?

»Tja«, sagte der liebe Gott, »von all dem muß er etwas haben, vom Dunkel der Wälder und von der Tiefe der Bergseen, von der Heiterkeit der Bäche und vom weiten Horizont der Berge. Und, nicht zu vergessen, vom hohen Himmel soll er auch etwas haben, der sich über den Schwarzwald wölbt.«

Und so hätte der liebe Gott um ein Haar sein Meisterwerk geschaffen, zumindest was die übrigen deutschen Stämme betrifft, hätte nicht der Teufel von seinem Recht Gebrauch gemacht, mit seinen Fingern überall mitzumischen. Er gab dem Schwarzwälder die Dickköpfigkeit des Schwarzwälder Bergrindes, die Sparsamkeit des Eichhorns und die Verschlagenheit des Fuchses, das Mißtrauen des Rehs.

Und daraus wurde ein schweres Handicap: die Sprache. Nicht daß der Teufel die Sprache des Schwarzwälders verdorben hätte. Nein, nein. Aber durch die Dickköpfigkeit des Ochsen, die der Schwarzwälder jetzt besaß, durch den Teufel besaß, hielt er an seinem altertümlichen, ursprünglichen Deutsch fest, als die übrigen Deutschen in der sogenannten Zweiten Deutschen Lautverschiebung sich ein modernes Hochdeutsch zulegten. Er bestand darauf, »Hus« zu sagen anstatt »Haus«, und »Mueder« anstatt »Mutter«, und »Anke« anstatt »Butter«, und was sonst noch so altertümlich klingt.

»Wils immer scho so gsi isch!« Punktum!

Und so kommt es, daß wenn Du, Besucher aus Norddeutschland – was im übrigen aus der Sicht eines Schwarzwälders alles Land nördlich der Murg ist –, einem Schwarzwälder begegnest, meinst, ein Mensch mit einer so altertümlich groben Sprache, müsse dementsprechend ein unkultivierter, grober Mensch sein. Und so verhältst Du Dich ihm gegenüber, wobei das Schlimmste wäre, zu versuchen, so eine Art angenähertes Alemannisch zu sprechen.

Das wäre bereits das Ende jedes Gesprächs. Denn nun zieht der Schwarzwälder sich in sein Schneckenhaus zurück und schaltet auf stur.

Aber bleiben wir zunächst bei der Sprache. Man kann es nämlich auch so sehen: Der liebe Gott hat dem Schwarzwälder eine Sprache gegeben, die so schön ist wie die Blumen auf den Bergmatten des Hochschwarzwaldes. Die alemannische Sprache ist ein Paradiesgärtlein, dessen Schönheit im Verborgenen blüht. Es gibt einfach Dinge, die alemannisch gesagt voller Charme und Schönheit sind und deren hochdeutsche Übersetzung banal und nichtssagend klingt.

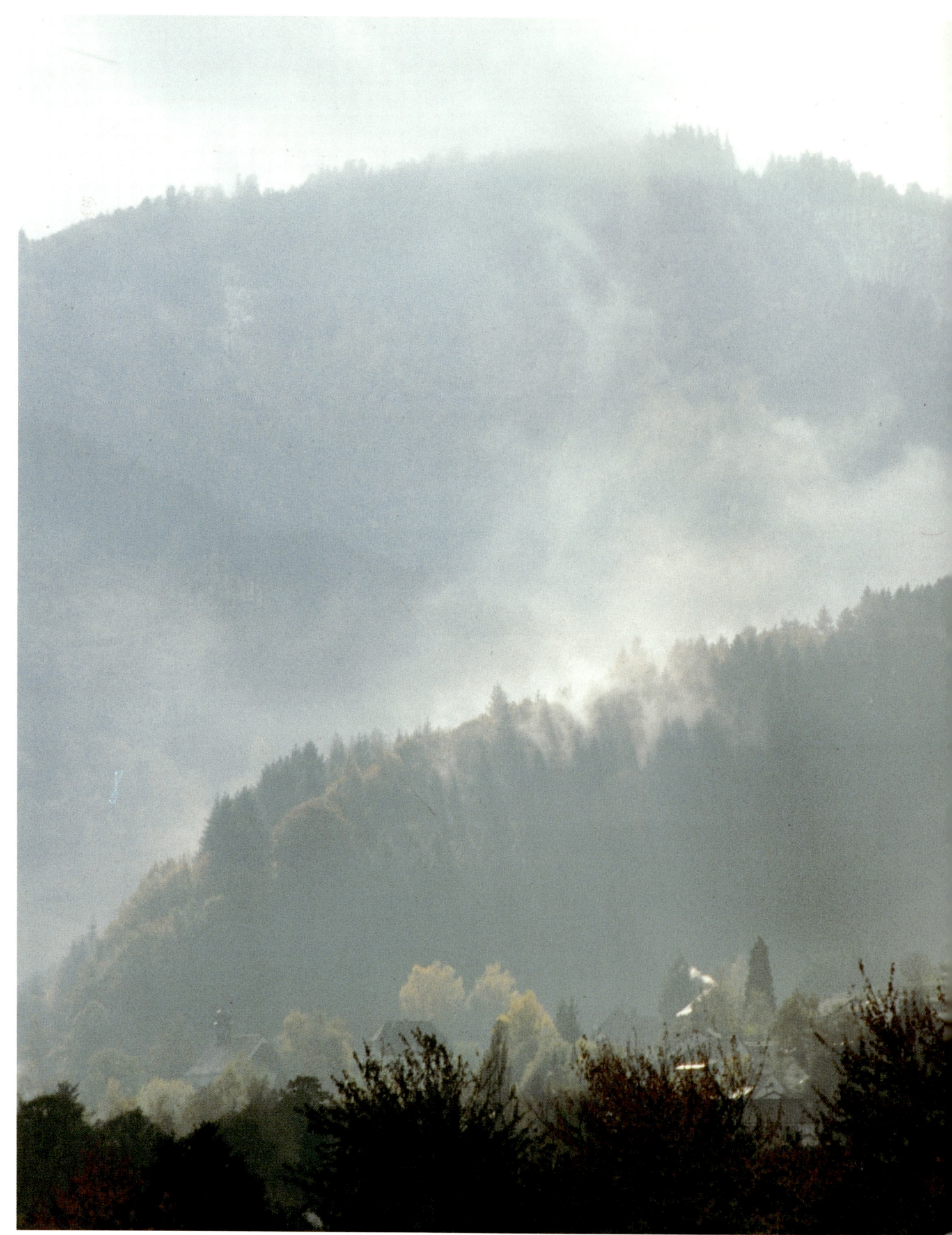

Die Mystik des Schwarzen Waldes offenbart sich im tiefen Tann, in einsamen, manchmal Schluchten gleichen Tälern.

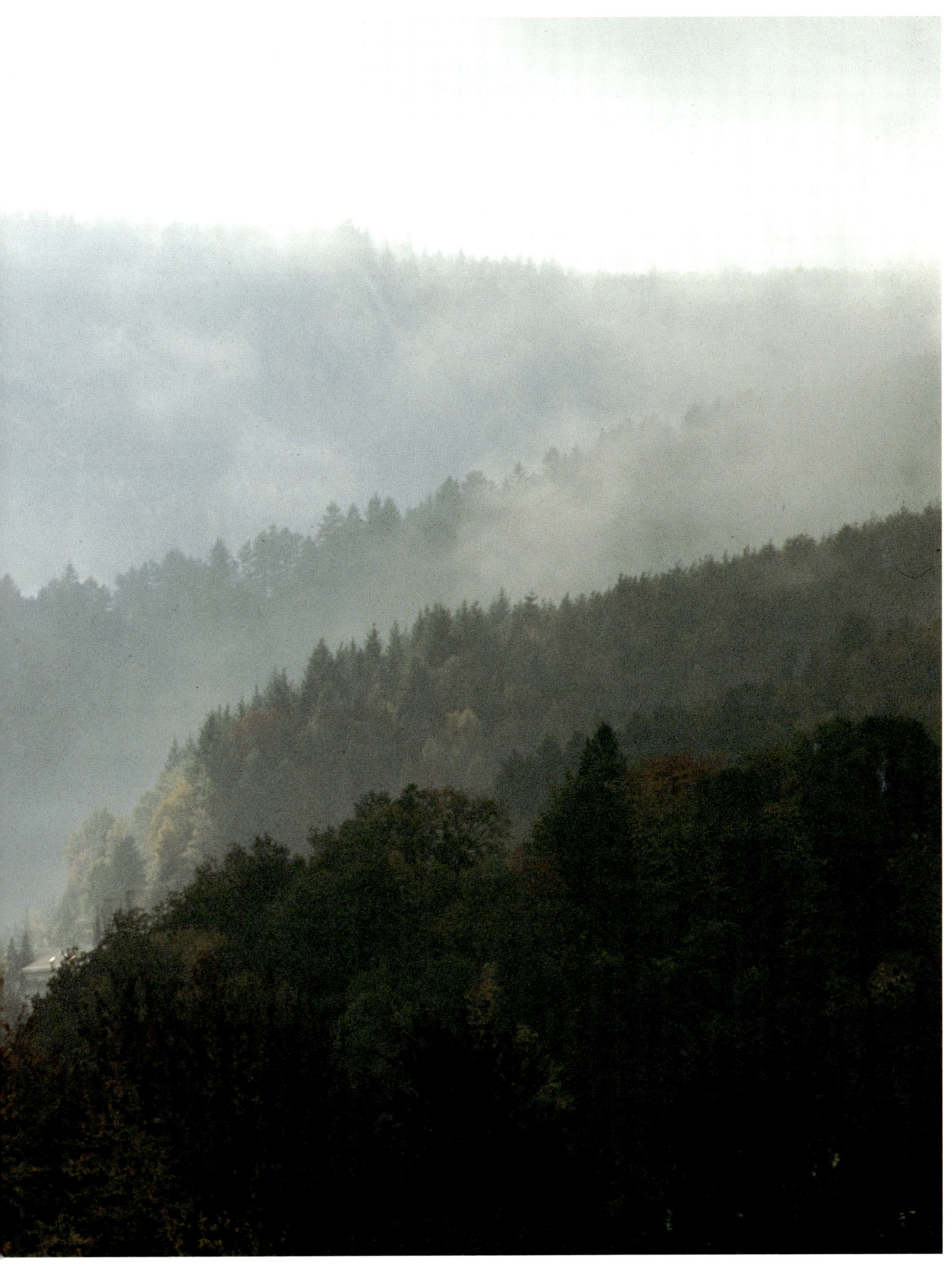

Die Eigenart der »Muederschproch«

Nehmen wir als Beispiel Johann Peter Hebels Lied vom Kirschbaum. Da heißt es in der ersten Strophe:

Der Liebgott het zum Früehlig gseit:
»Gang, deck im Würmli au si Tisch!«
Druf het der Chriesbaum Blätter treit,
viel tuusig Blätter grüen un frisch.

Das Problem, den Vers ins Hochdeutsche zu übertragen, beginnt gleich mit dem »Liebgott«. Der »Liebgott« ist halt nicht einfach »der liebe Gott«. Aber tun wir einmal so, als ob es ginge:

Der liebe Gott hat zum Frühling gesagt:
Geht, deck dem Würmlein auch seinen Tisch.
Darauf hat der Kirschbaum Blätter getragen,
viele tausend Blätter, grün und frisch.

Ist das dasselbe? Keine Spur mehr von Herz. So wenig wie beim »lieben Gott«. Banales Zeug, wo im Alemannischen das Wesen des Frühlings aufscheint.

Und es genügt nicht, wenn Sie sich das Alemannisch laut vorlesen. Man muß es nicht nur spüren, es muß auch der eigenartige Klang dazukommen, den man nicht lernen kann. Und es muß noch mehr dazukommen. Das alemannische Wort steht nämlich in einem anderen Verhältnis zu den Dingen und Vorgängen.

Es ist irgendwie identischer mit Ding und Vorgang als die hochdeutsche Sprache. Setzt man an die Stelle eines alemannischen Wortes ein hochdeutsches Wort, dann wird alles abstrakter, abgehobener.

Ein Beispiel: Eine ganze Reihe von Wörtern existiert überhaupt nicht im Alemannischen. Dazu gehört zum Beispiel das Verb »lieben«. Es ist ganz und gar undenkbar, daß ein alemannischer Bursch zu seinem Maidli sagt: »Ich liebe Dich«. Also auch nicht »Ich liab Dich«. Das Mädchen würde sofort lachen. Was der Bursch sagen kann ist: »Ich hab Dich gern.«

In einer Kabarettnummer sagt die Schweizer Kabarettistin Attenhofer, daß das Äußerste an Liebeserklärung, das ein Schweizer Mädchen machen kann, ist: »Wotsch en Kaffee?«. Oder noch direkter, »Ich hab kalte Fiaß«. Sie sehen, das konkrete Alemannisch geht auf den Grundsachverhalt der Liebe ein, nämlich die menschliche Wärme, die Nähe, die Geborgenheit bei einem Menschen. Das Wort »lieben« ist viel zu weit von dieser Wirklichkeit weg. Wenn ein Schwarzwälder sich dazu entschließt – und das braucht seine Zeit – zu sagen, »Ich hab Dich gern«, oder wie immer er es sagt, dann drückt er einen Zustand aus, der ihn ganz und gar erfaßt hat. Wie tief die Liebe zwei Schwarzwälder erfassen kann, das kann man nachlesen in Heinrich Hansjakobs Erzählung »Der Vogt auf Mühlstein«: Sie, die reiche Tochter des Vogtbauern, muß den ebenfalls reichen Faißtbauern heiraten, weil es so ausgemacht ist. Er, der arme Müllersohn, der Habenichts, geht zu den Soldaten, und als er heimkehrt, ist seine Liebste tot und begraben, gestorben vor Kummer über die verlorene Liebe.

Die Eigenart seiner »Muederschproch« bringt es mit sich, daß der Schwarzwälder, einer wie ich, mühsam eine erste Fremdsprache lernen muß, wenn er in die Schule kommt: Hochdeutsch. Ich glaube, ich war elf oder zwölf Jahre alt, als ich zum ersten Mal versucht habe, außerhalb der Schule die Fremdsprache Hochdeutsch anzuwenden. Es war in einem Schreibwarengeschäft. Es ist mir unvergeßlich, ich habe gesagt: »Ich hätte gerne einen Bleistift.« Ich muß knallrot gewesen sein, so habe ich mich geniert. Aber offenbar fiel es überhaupt niemandem auf. Die Menschen nahmen das aus der Sicht des Schwarzwälders seelenlose Hochdeutsch einfach als selbstverständlich hin.

Es gibt etwas Merkwürdiges: Japanische Sprachwissenschaftler studieren Alemannisch. Weil die Struktur des Alemannischen, seine Eigenart sozusagen, Einübung in die komplizierte eigene Sprache, das Japanische, sein kann. Eine so rare Sprache ist Alemannisch.

Aber es ist nicht nur der Klang und der Wortschatz und das Herz. Und schon gar nicht das Diminutiv, die Verkleinerungsform, »li« und »le«. Es ist die Tatsache, daß das Alemannische ganz konkret, ganz dem Wesen der Dinge zugewandt ist. Daß das Alemannische sozusagen in den Dingen ist.

Heidegger sagt, die Sprache sei das Haus des Denkens. Und so ist der Schwarzwälder auf eine merkwürdige Weise den Dingen nahe. Und so schwer wie das Alemannische zu begreifen ist, so schwer ist auch der Schwarzwälder zu verstehen. Die Sprache, die eigentlich Brücke zum anderen sein soll, steht der Begegnung des Fremden mit dem Schwarzwälder entgegen. Es braucht schon sehr viel Geduld, die Mauer von Mißtrauen und Hemmung zu durchbrechen, mit der sich der Schwarzwälder, übrigens aus gutem Grund, umgibt. So oft hat er erlebt, daß man sich über seine Sprache lustig macht und daß man die Umständlichkeit des Sprechens mit der Umständlichkeit des Denkens verwechselt. Das aber ist ein böser Fehler. Manch ein Fremder hat ganz schön dumm geguckt, wenn er am Schluß sich vom Schwarzwälder hereingelegt fühlte. Denn was ein rechter Schwarzwälder ist, der kann recht hinterhältig sein. Er tarnt sich mit »jo« und »do hen Se recht«, lockt den Fremden aus der Reserve und sagt von seiner eigenen Einstellung und Meinung kein Wort, handelt aber dementsprechend.

Das kann ihm leicht den Vorwurf des Falschen und Verschlagenen einbringen, ist aber nichts anderes als Vorsicht und Zurückhaltung und kritische Prüfung des Fremden. Man sagt nicht jedem Dahergelaufenen, was man denkt, und schon gar nicht, was man fühlt. Dazu ist man als Schwarzwälder viel zu empfindsam und verletzlich.

Das kann sich aber auch so anhören: Professor Welte, Ordinarius für Grenzfragen der Philosophie und Theologie an der Universität Freiburg, selber Alemanne, pflegte zu sagen: »Wenn ich einen Hochdeutschen prüfe, dann merke ich nach einer halben Stunde, daß er vielleicht nichts weiß. Wenn

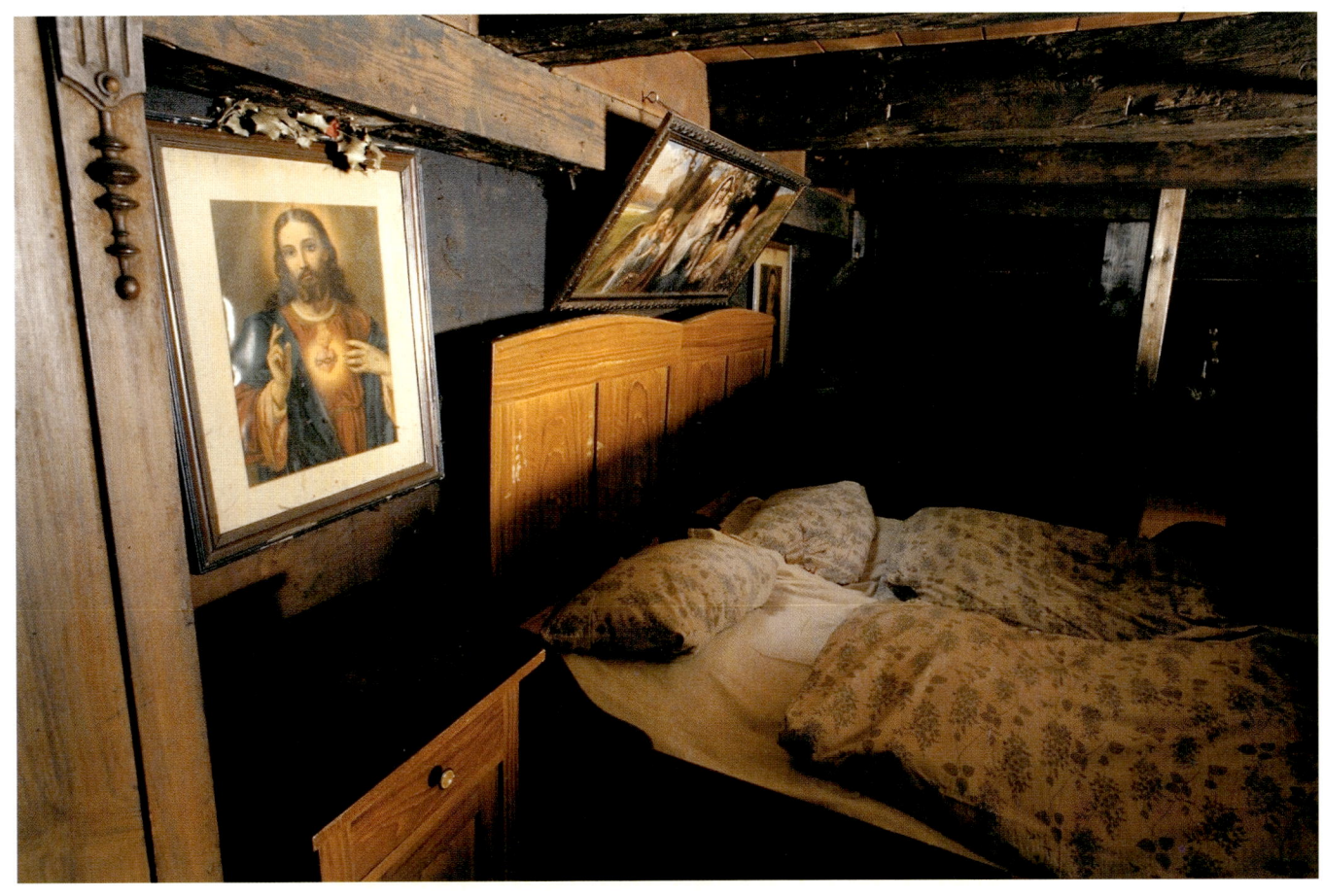

63

Frömmigkeit und ein bescheidenes Leben – auch hier wird deutlich, welche Werte das Dasein prägen.

ich aber einen Alemannen prüfe, dann merke ich nach einer halben Stunde, daß er vielleicht doch etwas weiß.«

Gelingt es Dir aber, Dir, dem Fremden, das Vertrauen des Schwarzwälders zu gewinnen dann wirst Du merken, wie heiter er ist, wie verschmitzt und voll hintergründigem Humor.

Wie schwer es aber ist, an diesen Punkt zu kommen, beweist die Tatsache, daß mir beim besten Willen in meiner ganzen Verwandt- und Bekanntschaft niemand einfällt, der einen norddeutschen Partner geheiratet hätte. Nu ja. Was soll auch ein rheinisches Mädchen zum Beispiel mit einem, der trotzig vor sich herschweigt, dessen Heiterkeit bestenfalls innerlich ist?

Aber der Schwarzwälder ist selbst gegenüber seinesgleichen, ja gegenüber den nächsten Verwandten, mißtrauisch. Bei der Übergabe des Hofes an den Jungbauern wird alles, von der Zahl der zu liefernden Eier bis zum Platz auf der Ofenbank, schriftlich festgelegt.

Hat der liebe Gott der Schwarzwälder Seele nicht die Dunkelheit der Wälder gegeben? Kommen Sie mit mir auf den Grenzweg zwischen Freudenstadt und dem Kniebis oder auf dem Weg von Forbach hinauf zur Schwarzenbachtalsperre, oder steigen Sie mit mir vom Zastler auf den Feldberg. Kurz, gehen Sie mit mir irgendeinen Weg, den eben nicht Tausende von Touristen gehen, sondern wo Sie und ich allein sind oder noch besser, wo Sie ganz allein sind, allein mit den großen dunklen ernsten Tannenbäumen, wo unter den melancholisch herabhängenden Ästen die Nacht wohnt.

Gehen Sie den gleichen Weg, wenn das Wetter schlecht ist, wenn Feuchtigkeit von den Tannen tropft und Nebel und Dunst die Konturen verwischen oder wenn die Nacht erwacht. Wetten, daß es Ihnen unheimlich wird?

So ist die Seele des Schwarzwälders.

Die Abstraktion der Sprache schützt ihn nicht. Wenn man eine Sache aussprechen kann, d. h. abstrahieren kann, d. h. ins Allgemeine heben kann, d. h. sich davon befreien kann, verliert die Sache

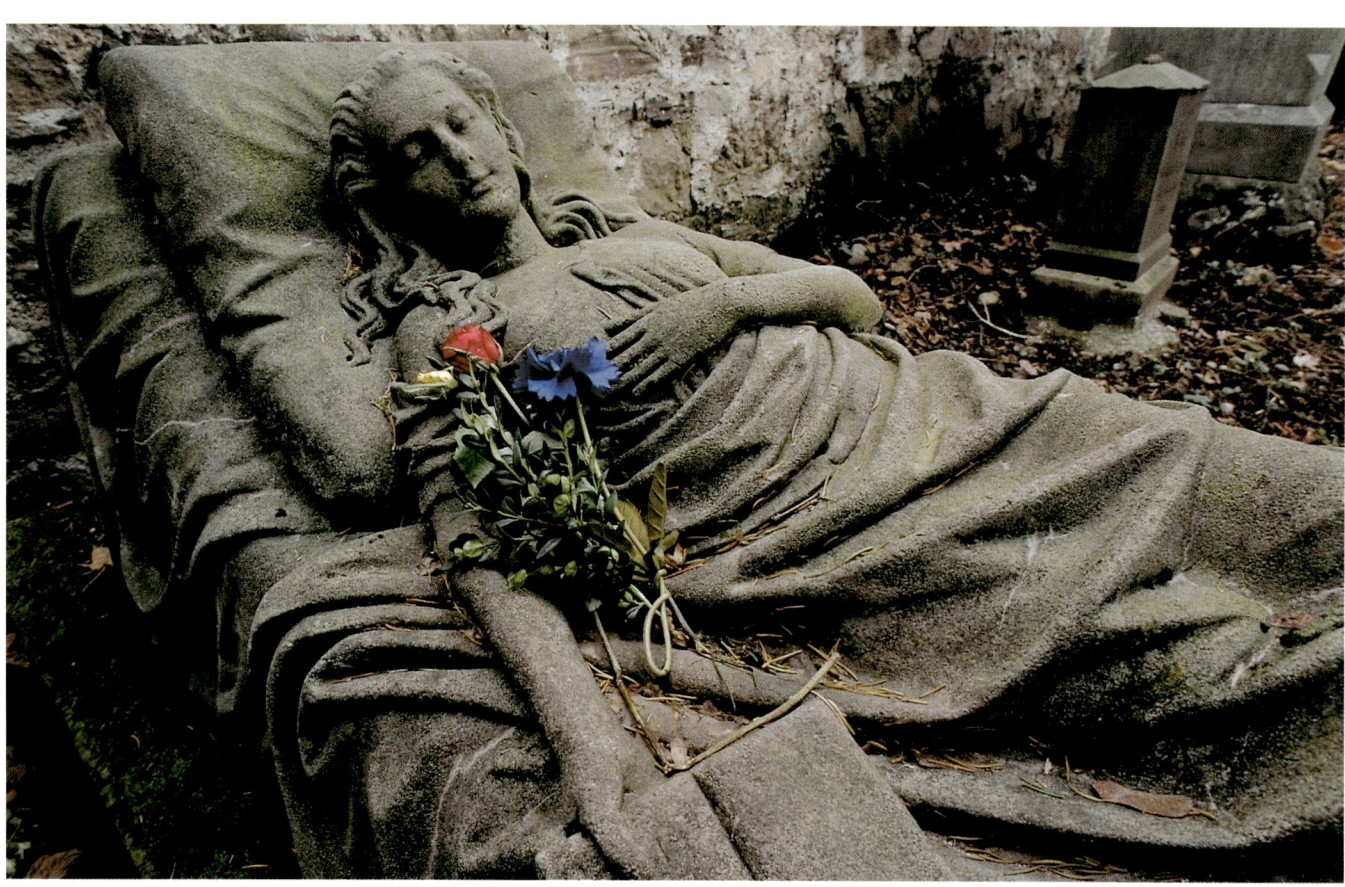

Kunstvoll gemeißelte Grabdenkmäler zu Füßen uralter Bäume – der Alte Friedhof in Freiburg.

ihren Schrecken. Der Alemanne erlebt die Unheimlichkeit des Daseins. Und er erlebt die Begrenztheit der Sprache, die nur sagen kann, was allgemein ist. Der Schwarzwälder aber lebt im Besonderen. Heidegger spricht vom »Unbehaustsein des Menschen«, das ist alemannisches Erleben.

Und er ist mißtrauisch gegen die anonymen Kräfte des Daseins. Betrittst Du einen Stall, sag um Himmels willen nicht »Was für schöne Kühe«, sonst muß der Bauer sagen »Behüt sie Gott«, um sie vor dem allzeit lauernden Unglück zu bewahren.

In den Höfen entlegener Schwarzwaldtäler wird noch immer geheimes Wissen weitergegeben, uraltes Wissen um die Kräfte von Gut und Böse. Ein typischer Charakterzug des Schwarzwälders ist die Besinnlichkeit, ist das Grübeln. Heinrich Hansjakob sagt von ihm, er sei elegisch, so wie die Wälder elegisch seien. Wie weit diese grüblerische Natur des Schwarzwälders geht, hat Johann Peter Hebel in seinem Gedicht »Die Vergänglichkeit« dargestellt:

»Der Bueb seit zum Ätti
Fascht allmol, Ätti, wenn mer s Röttler Schloß
so vor den Auge stoht, se denki dra,
öb's üsem Hus echt au e mol so goht.
Stoht's denn nit dört, so schudrig wie der Tod
im Basler Totetanz? Es gruset eim,
wie länger as me's bschaut. Und üser Hus,
es sitzt jo wie ne Chilchli uffem Berg,
und d Fenschter glitzeren, es isch e Staat.
Schwetz, Ätti, goht's em echterscht au no so?
I mein emol, es chönn schier gar nit si.«

Das Gedicht schildert, wie ein Vater mit seinem Bub von Basel her mit dem Fuhrwerk heimfährt. Sie kommen an der Ruine von Schloß Rötteln vorbei, die oberhalb Lörrach liegt. Und der Bub sagt zu seinem Vater:

»Jedesmal wenn ich die Ruine des Röttler Schlosses sehe, dann frage ich mich, ob unser schönes Haus, das wie eine Kirche auf dem Berg in voller Pracht steht, nicht eines Tages auch so vergeht.«

Dieses Grübeln, das Johann Peter Hebel, der gewiß die alemannische Seele von Grund auf gekannt hat, einem Bub in den Mund legt, ist typisch. Sein und Zeit ist ein Schwarzwälder Thema. Wie sagt der Ätti, der Vater, in seiner Antwort?

»S'chunnt alles jung, und neu, und alles schliicht
sim Alter zu, und alles nimmt en End,
und nüt stoht still. Hörsch nit, wie s Wasser ruuscht,
und siehsch am Himmel obe Stern an Stern?
Me meint, vo alle rüehr si kein, und doch
ruckt alles witers, alles chunnt und goht.«

»Alles entsteht neu und jung, und alles nimmt ein Ende, nichts steht still.
Das Wasser fließt, und selbst die scheinbar unbeweglichen Sterne verändern ihre Stellung. Alles kommt und geht.«

Vielleicht ist es gar kein Zufall, daß die Schwarzwälder eines Tages Uhren zu produzieren begannen und daß ihr grübelnder Geist immer neue Verbesserungen an diesen Uhren fand.

Vielleicht ist es kein Zufall, daß die Uhr, die Zeitmessung, die maschinell manifestierte Vergänglichkeit, im Schwarzwald ihre Heimat hat. Schwarzwälder Uhren waren die ersten billigen Uhren, die in der Welt verfügbar waren. Ohne Schwarzwälder Uhren wären die frühen Fabrikarbeiter in Manchester nicht pünktlich in ihre Fabrik gekommen. Fünfzehn Millionen Uhren, so lese ich, haben die Schwarzwälder bis zur ersten Hälfte des 19. Jahrhunderts produziert und verkauft. Dazu noch erschwinglich verkauft.

Uhren machen und schnefeln. Das sind die typischsten Tätigkeiten des Schwarzwälders. Schnefeln, das ist das Schnitzen von Gebrauchsgegenständen, von Kochlöffeln, von Schöpflöffeln, von Holztellern, sozusagen aus dem rohen Holzklotz einen Gegenstand herausschälen. Und dabei nachdenken über Gott und die Welt. Hat nicht auch Martin Heidegger sein Hauptwerk »Sein und Zeit« in Todtnauberg, im Herzen des Schwarzwaldes, abgeschlossen und hat er nicht dort, wo zeitlebens sein Refugium war, seine großen Gedanken gedacht?

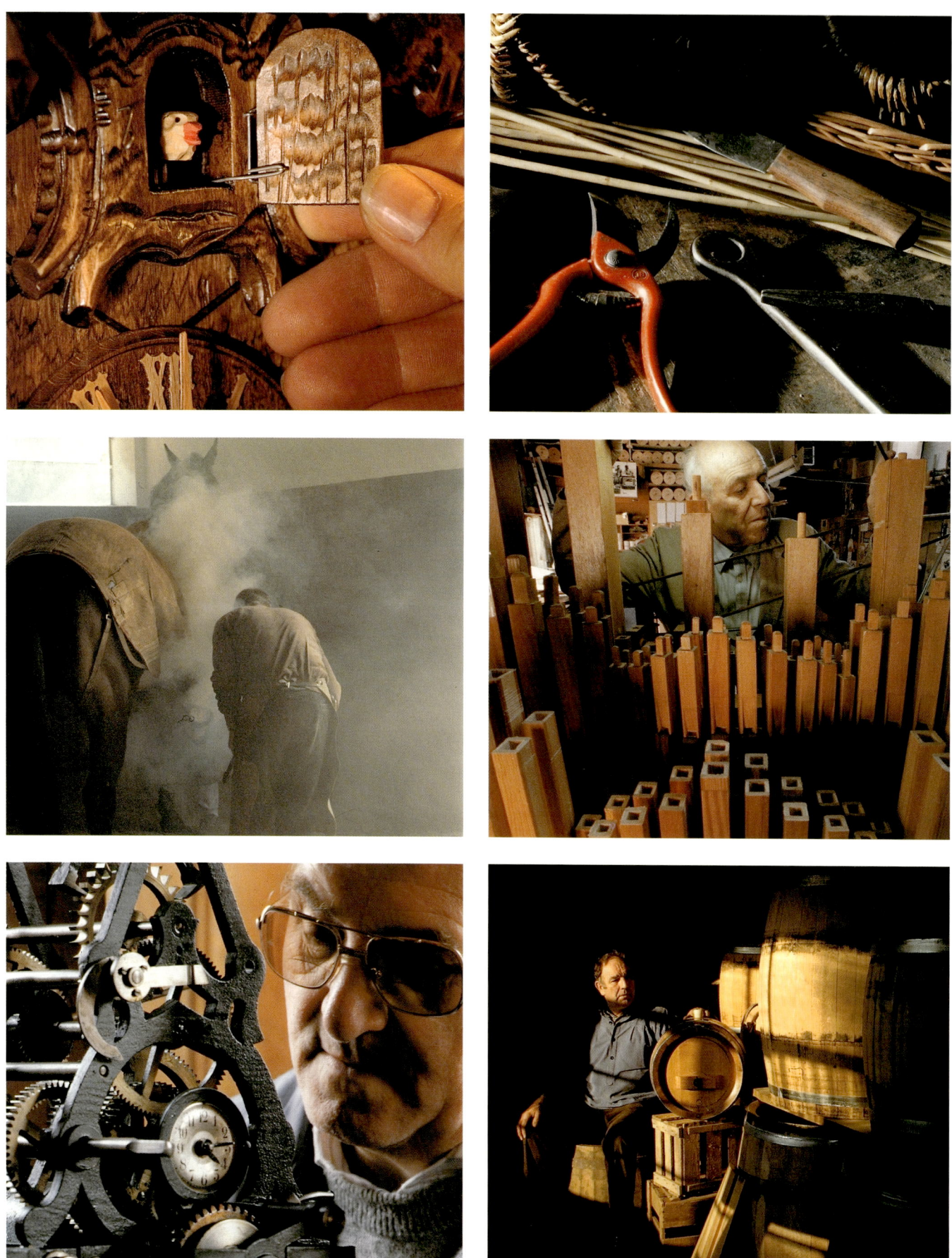

Einst trugen Schwarzwälder Uhrmacher ihre Produkte durch ganz Europa. Für viele Handwerksberufe ist diese Blütezeit längst

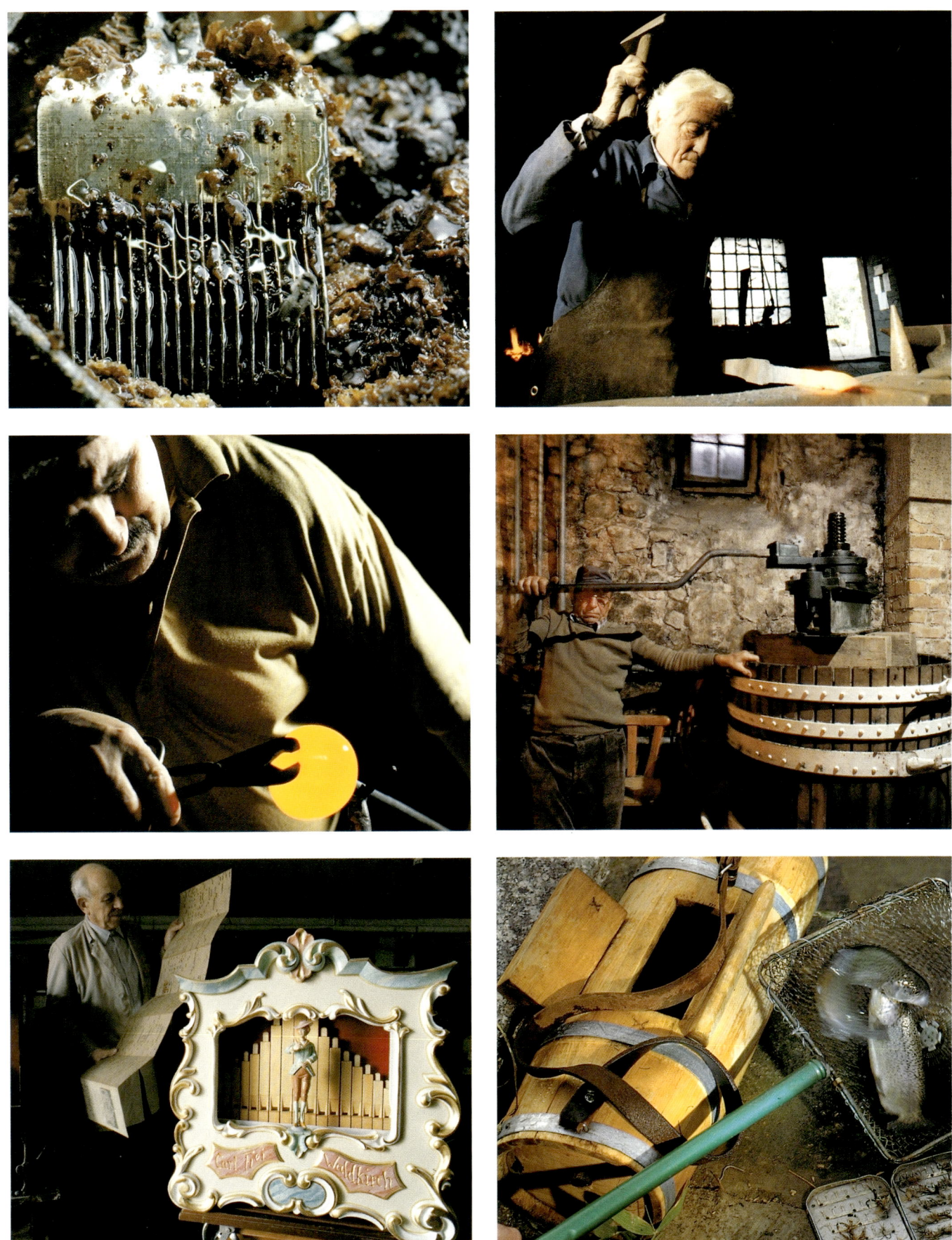

vorbei: Schmiede, Glasbläser, Orgelbauer . . . – den Strukturwandel der letzten Jahrzehnte haben viele nur mit Mühe überlebt.

Im Schwarzwald sind Michael Kohlhaase daheim

Die Nähe des Unheimlichen, des Bedrohlichen in der Natur macht aus dem Schwarzwälder auch einen frommen Menschen. Davon zeugen die Wallfahrtsorte »Maria Linden«, »Maria zu den Ketten«, der »Lindenberg« bei Freiburg, »St. Peter«, »St. Märgen«, »St. Ulrich«, »St. Trudpert«, und es ist sicher kein Zufall, daß fast alle Muttergottes-Wallfahrtsorte sind, so wie zur Zeit meiner Eltern die klassischste Hochzeitsreise nach »Mariä Einsiedeln« führte. Es ist das mütterliche Prinzip des christlichen Glaubens, das der Schwarzwälder sucht, die Geborgenheit, die liebende Mütterlichkeit, den Schutz der Mutter, die ewige Sehnsucht des Erwachsenen nach dem Daheimsein bei der Mutter.

Die Mutter Gottes ist für ihn auch diejenige, der er vertraut und zu der er betet, zu der er ein echt menschliches Verhältnis hat, während ihm der Herrgott eher als strenger Richter erscheint. Mit der Mutter Gottes und mit den Heiligen geht er eher um wie mit Verwandten. Den Herrgott, den fürchtet er. Sein Glaube hat nichts mit der Kirche zu tun, sondern ist ein handfester diesseitiger Glaube, wo es eben darauf ankommt, Gott durch die Mutter Gottes und die Heiligen möglichst günstig zu stimmen und deren Hilfe zu benutzen.

Viel Vorchristliches lebt da noch in den abgelegenen Höfen des Schwarzwaldes. Wenn ich mich als Kind verletzt hatte, hat meine Mutter ihre Hand aufgelegt und einen unverständlichen uralten Spruch gesagt. Und ich weiß, daß mein Urgroßvater noch die Schlagaderblutung mit einem Spruch zu bannen wußte, und daß er im Sommer, beim Heuen, ans Wespennest trat, einen Spruch sagte, und die Wespen kamen heraus und setzten sich in seinen roten langen Bart, bis das Gras um das Nest gemäht war. Und in den Erzählungen meiner Mutter kamen immer wieder dunkle Prophezeiungen vor, die der Urgroßvater am Abend, wenn die Familie auf der wärmenden Ofenbank saß, erzählt hatte.

Waren nicht auch die Salpeterer, jene Sozialrevolutionäre des 18. und des beginnenden 19. Jahrhunderts, die sich im südlichen Schwarzwald zunächst gegen die Ansprüche des Klosters St. Blasien, dann aber gegen Staat und Kirche erhoben, gegen Impfzwang und neuen Katechismus, zum Schluß auch eine Art religiöser Sekte mit Laienpriestern, die sich lange, ja bis ins 20. Jahrhundert hinein, hielten?

Auch das gehört zur Seele des Schwarzwälders: daß er allen Zwang ablehnt, daß er im Einklang zu leben wünscht mit Natur und Umwelt.

Und so ist er auch den positiven Seiten des Daseins zugeneigt. Er sagt »Guet essen und trinken hält Leib und Seele zusammen« und »Einmal gut gelebt denkt einem ewig«. Vielleicht liegt in dieser weltzugewandten Katholizität des Schwarzwälders, der Prozessionen liebt und Wallfahrten, ebenso wie fröhliche Familienfeste und ein gutes Essen — ja selbst die »Liicht«, der Leichenschmaus, wird am Ende zum fröhlichen Fest —, vielleicht liegt hier das Geheimnis des viel beschworenen Unterschieds von Alemannen und Schwaben, bei denen ein pietistischer Protestantismus die Freuden des Daseins in engen Schranken hält und (nicht nur beim Essen) Sparsamkeit und Fleiß das Dasein beherrschen.

Das Verhältnis zwischen Schwaben und Alemannen wird mit folgendem Spruch umschrieben: »Wenn ich mein Kraut in Deinem Topf sieden darf, darfst Du Deinen Speck in meinem Kraut wärmen«, sagt der Schwabe zum Schwarzwälder.

Zwar ist der alemannische Schwarzwälder großzügig, wenn auch die Sparsamkeit, die Bescheidenheit und der Fleiß zu seinen Wesenszügen gehören, aber wenn ihm Berechnung begegnet, der Versuch, ihn auszunützen, dann reagiert er empfindlich.

Empfindlich reagieren bedeutet aber bei einem Schwarzwälder, sich in sein Schneckenhaus zurückzuziehen. Auch dann, wenn das zu seinem Schaden ist, auch dann, wenn das weh tut. Das verlangt sein Stolz. Im Schwarzwald sind Michael Kohlhaase daheim.

Zu seinen höchsten Idealen gehört die Unabhängigkeit und Freiheit. Man muß die Bauern von St. Märgen und St. Peter sehen, die ihr freies Bauerntum aus dem Mittelalter gerettet haben, man muß sie sehen, wenn sie hoch zu Roß, etwa bei der Fronleichnamsprozession, Unabhängigkeit und Wohlstand demonstrieren.

Nach außen mag er mürrisch, mißtrauisch und wortkarg erscheinen. Unter seinesgleichen kann er heiter sein, zum Scherzen aufgelegt, ja fröhlich. Er ist traditionsbewußt, aber er übernimmt auch das, was ihm Eindruck macht. Die Tracht ist daran fast gestorben, weil der Schwarzwälder die modische Kleidung des Städters nachgeahmt hat. Heinrich Hansjakob nimmt an, das habe seinen Ursprung beim Militärdienst, wo unverständige Vorgesetzte und Kameraden sich über die hinterwäldlerische Tracht des Schwarzwälders lustig gemacht hätten. Das sei auch der Grund, meint Hansjakob, warum sich die Tracht bei den Frauen viel länger gehalten habe.

Überhaupt die alemannischen Frauen. Ich habe oft den Eindruck gewonnen, als lebte auf dem Wald noch uraltes Matriarchat. Der Bauer macht nicht nur nichts, ohne sich mit seiner Frau besprochen zu haben. In vielen Fällen gibt sie sogar den Ton an. Und was die Großfamilie betrifft, den Zusammenhang der Familie, so begegnet man vielen Frauenpersönlichkeiten, die über Generationen in allen Lebensfragen von jung und alt um Rat angegangen werden. Das muß nicht die Großmutter sein, das kann eine Tante sein, vielleicht sogar eine entferntere Verwandte. Lebt hier die vorchristliche Priesterin im Schwarzwald weiter?

Ich erinnere mich, wie meine Mutter den Brotlaib an die Brust nahm, mit dem großen Brotmesser drei Kreuze auf die Unterseite des Brotes zeichnete und dann bedächtig Scheibe für Scheibe rund um den Laib abschnitt. Immer meine Mutter, nie mein Vater.

Sie sind alleweil in die Welt hinausgezogen, die Schwarzwälder. Nicht weil es sie hinausgezogen hat, sondern weil sie mußten. Bis in unser Jahrhundert hinein war der Schwarzwald in weiten Teilen Notstandsgebiet. Das brachte zum Beispiel die Erbregelung des Schwarzwalds mit sich, nach der der Hof ungeteilt an einen geht, an den Ältesten oder an den Jüngsten. Und daß die übrigen entweder als Knechte und Mägde auf dem Hof blieben,

sich verheirateten auf einen anderen Hof, ins Kloster gingen oder als Häusler lebten mit einem winzigen Äckerchen, mit einer Kuh oder Geiß und einem Gewerbe. Das waren immer Holzfäller, Köhler, Harzsammler, Pechsieder, dann aber auch Glasmacher, Uhrenmacher, Schnefler, Weber und Glasträger, die die Produkte der Schwarzwälder Glasfabriken in alle Teile Europas trugen. Und dann Uhrenhändler, die Schwarzwälder Uhren in England verkauften, in Frankreich, den Niederlanden, Österreich, ja bis nach der Türkei und Rußland. Millionen Schwarzwälder Uhren wurden so verbreitet. Aber mehr noch. Wer eine Schwarzwälder Uhr gekauft hatte, z. B. in England, der konnte damit rechnen, daß jedes Jahr ein Schwarzwälder vorbeikam, die Uhr reinigte, im Bedarfsfall reparierte und regulierte.

Und als Holzhändler und Flößer fuhren sie den Rhein hinab nach Holland, um im Alter wieder heimzukehren, in die kleinen Dörfer des Schwarzwaldes.

Die Geschichte »Kannitverstan« aus Johann Peter Hebels Kalendergeschichten kommt mir in den Sinn, von dem Schwarzwälder in der großen Stadt Amsterdam, der einen prächtigen Palast sieht und einen Holländer fragt: »Wem gehört der« und der Holländer, der sein Alemannisch nicht versteht, sagt: »Kannitverstan«. Und der Schwarzwälder sieht ein prächtiges Schiff, das im Hafen entladen wird. Und wieder bekommt er auf seine Frage nach dem Besitzer die Antwort »Kannitverstan«. Zum Schluß begegnet er einem Leichenzug. Er fragt, wer da beerdigt wird, und erhält auch dieses Mal wieder die Antwort »Kannitverstan«. Und nun ist er ganz Schwarzwälder, wie Johann Peter Hebel weiter schreibt: »Endlich ging er leichten Herzens mit den anderen wieder fort, verzehrte in einer Herberge, wo man Deutsch verstand, mit gutem Appetit ein Stück Limburger Käse, und wenn es ihm wieder einmal schwer fallen wollte, daß so viele Leute in der Welt so reich seien und er so arm, so dachte er nur an den Herrn Kannitverstan in Amsterdam und an sein großes Haus, an sein reiches Schiff und an sein enges Grab.«

So eben sind Schwarzwälder.

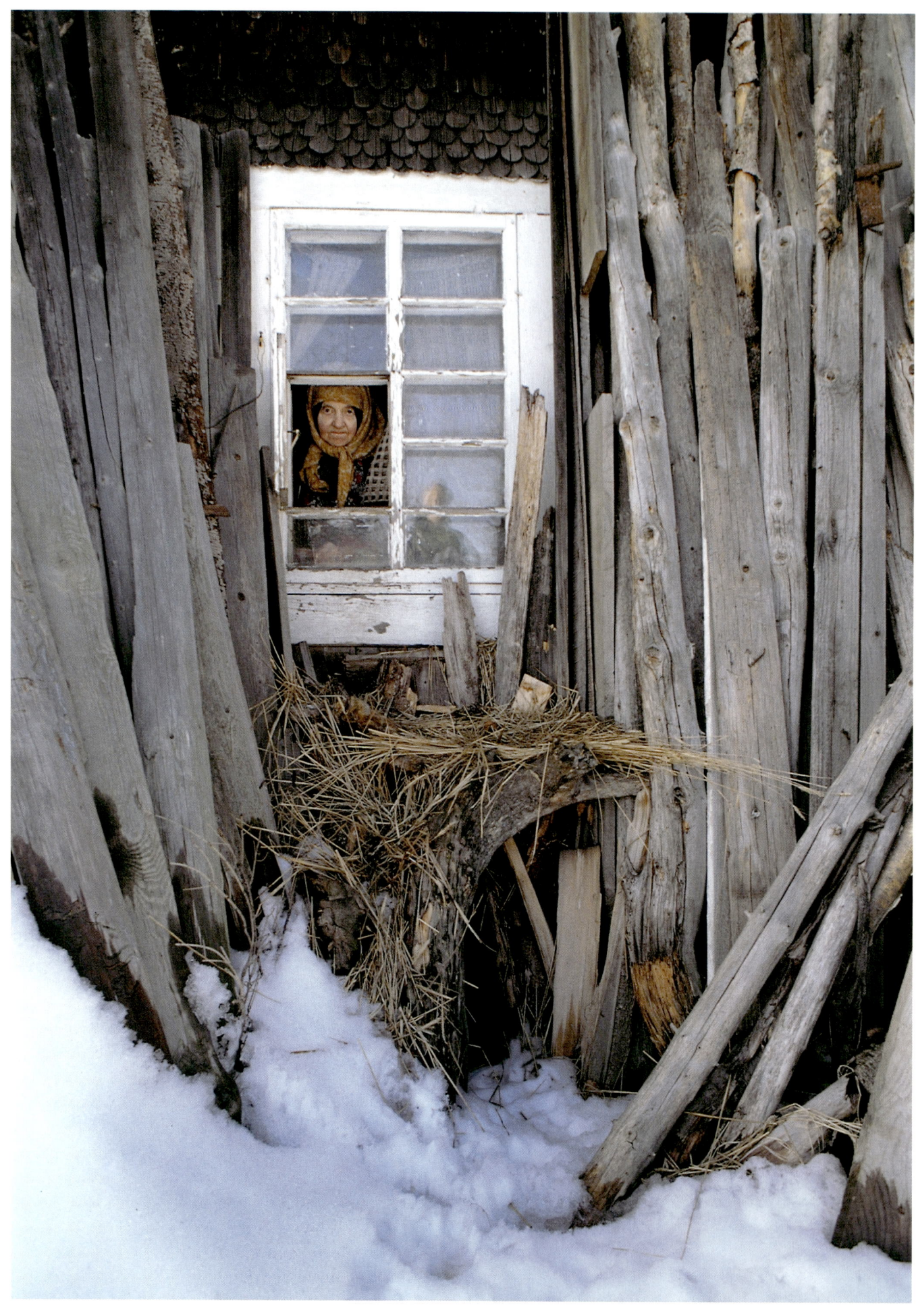

Alemannisch
mit
Liib und Seel

Gerhard A. Jung

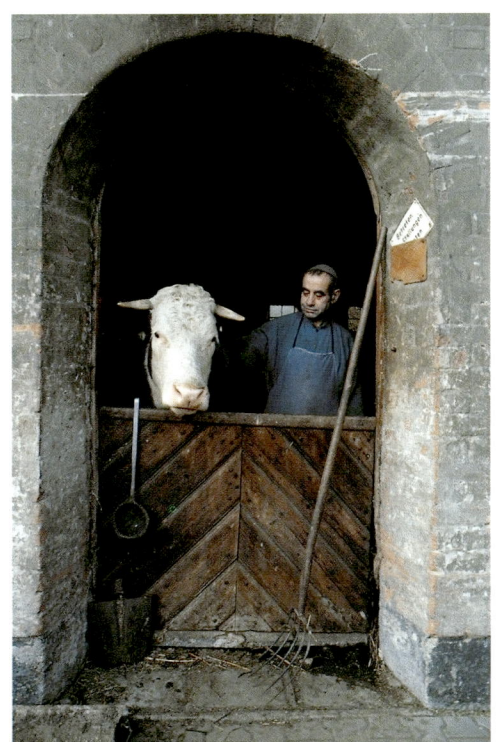

Alemannisch mit Liib und Seel? Ja, da fängt es schon richtig an mit den Schwierigkeiten. Alemannisch und badisch? Paßt das unter eine Kappe?

So arg lang ist es ja noch nicht her, daß die Alemannen badisch geworden sind – die »Altbadischen« um Lörrach, Müllheim und Emmendingen herum ausgenommen, da, wo die Evangelischen die Oberhand haben, die Markgräfler, Kaiserstühler und Freiämtler. Die fühlen badisch: »Wo Riich un Arm no Kamerad isch, mit Liib und Seel durane badisch«, so dichtete der Markgräfler Hermann Burte. Badisch sind sie dortherum, gelassen, weltoffen, selbstbewußt und tüchtig – und manchmal auch ein wenig langweilig und trocken wie die Rheinebene zwischen Neuenburg und Breisach.

Die andern, die Schwarzwälder und die Hanauer, die Hotzenwälder und die Hegauer, die Linzgauer und die »Dachtraufschwaben« auf der Baar, die haben noch vielfach das Österreichische im Blut, das Farbige und Sprunghafte. Da wechseln Licht und Schatten wie an einem wolkigen Vor-

frühlingstag. Eben noch verschlossen, hintersinnig, fast ein wenig melancholisch – und plötzlich »gääch« (jähzornig) oder lebenslustig wie die Hegauvulkane, als die noch nicht im Ruhestand waren. Ein rechtes Menschen-Kaleidoskop ist das, »alleritt« (immer wieder) ändert es Farben und Formen.

Bei denen ist es nicht allzuweit her mit dem badischen Nationalgefühl. Die fühlen sich eher der großen Alemannensippschaft verbunden. Und die verteilt sich gleich auf fünf Länder – vom österreichischen Vorarlberg über Liechtenstein und die Schweiz bis ins Elsaß und ins Badische herüber – ja sogar »änet a de Berge«, über den Alpen drüben im italienischen Walsergebiet, findet man noch alemannische »Tüpfli«.

Das ist eine große Sprach- und Seelfamilie, für die die Grenzen nicht mehr bedeuten als Striche auf der Landkarte; unnötig und ungeliebt, weil sie von Fremden gezogen worden sind, vom Kaiser »Näbbi« (Napoleon), von den Römern, den Franken, den Preußen oder den Habsburgern und ähnlichen Wappenvögeln – den badischen Großherzog oder »die in Stuttgart« nicht ausgenommen.

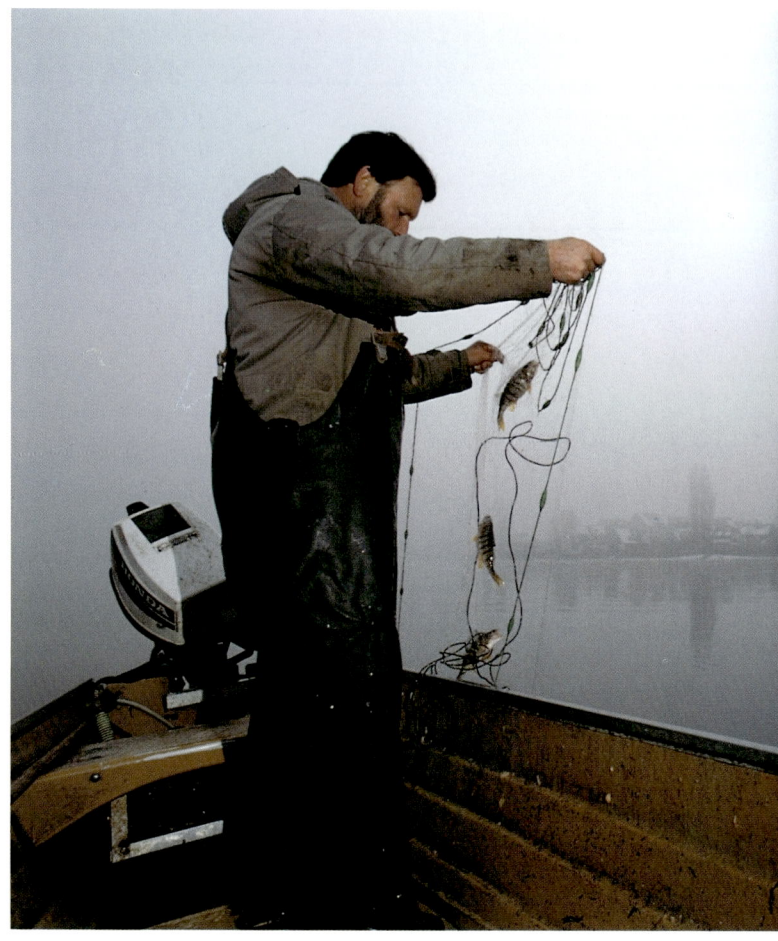

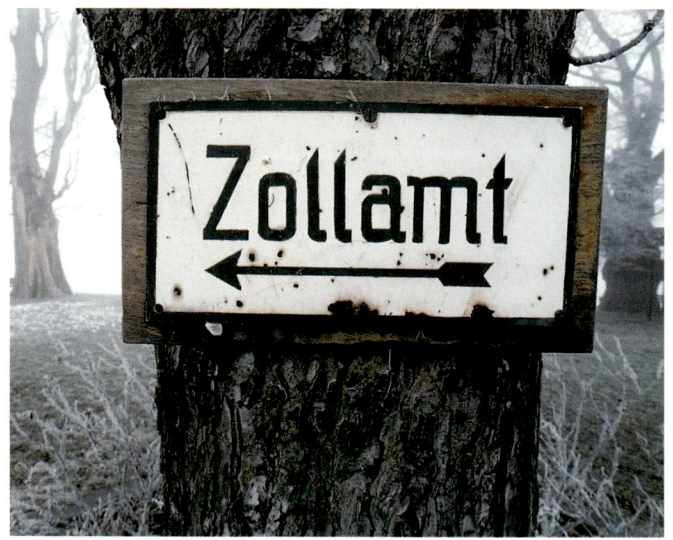

Dem Alemannen am »Schwäbischen Meer« – wer hat wohl dem Bodensee so einen Namen angehängt? – oder den Leuten »auf dem Wald« (die Farbe schwarz wird dort nicht erwähnt, daß die Wälder schwarz sind, weiß doch jedes Kind da oben), also denen sind St. Gallen, »Zürri«, Colmar und Straßburg zu allen Zeiten näher gewesen als Karlsruhe und Mannheim – von Stuttgart ganz zu schweigen.

Die Sprache ist die große Klammer, die die Alemannen über alle Grenzen hinweg zusammenhält; die klangreiche und doch so schlichtschöne »Muettersproch«, die Brücken schlägt vom Rhein und Neckar bis tief in die Alpen hinein.

Das »örgelet« und »ruuscht« und »juchzget un stöhnt«, wenn die Urschweizer oder die Schwarzwaldbauern sich untereinander besprechen. Das klingt nach Naturereignis, da spürt der Fremde, wenn er hellhörig ist, etwas von der Urkraft, die in diesem Menschenschlag steckt.

Vielleicht spürt er dabei auch etwas vom unbändigen Freiheitsdrang, der mehr als einmal Geschichte gemacht hat und Geschichten? Waren es nicht die »freien Schweizer«, die als erste das Joch der Knechtschaft von ihren breiten Schultern schüttelten und deshalb jahrhundertelang Beispiel und Hoffnung für alle Unterdrückten ringsumher gaben? Die Salpeteraufstände auf dem Hotzenwald, die Bauernkriege, die badische Revolution anno 1848, alle nahmen ihren Anfang im Alemannenland. »Gebt dem Kaiser, was des Kaisers ist – aber ja keinen Rappen mehr!« Das ist ein Wahlspruch. Und ein anderer sagt: »Vo alle Laste ledig, so wenig Staat wie nötig – no lebt sichs ganz komod!«

Drum hält man im Alemannenland im allgemeinen nicht eben viel von Fahnen und Nationalhymnen – zumindest nicht im Elsaß und im Badischen – da hat man beides zu oft schon gewechselt.

»Ins Muetters Stübeli« oder »De Hans im Schnokeloch – un was er will, des hät er nit, un was er hät, des will er nit« – das hört man weit häufiger singen als das Badnerlied. Da springt keiner auf am

72

Nationalhymnen und Fahnen – und damit auch Grenzen: Das sind für einen Badener nicht eben die wichtigsten Dinge im Leben. Man lebt offen, hin zum Elsaß und zur Schweiz.

Frisch geangelte Fische aus dem Bodensee, vor allem Eglis und Felchen – das sind die Grundlagen für Tafelfreuden am »Schwäbischen Meer«. Besonders gut sind die Fanggründe rund um die Insel Reichenau.

Sie mögen es aber schon, das badische Musterländle, die Alemannen. Sie haben ja immer alle gemocht, die regierten, wenn sie sich erst daran gewöhnt hatten. Haben die Südbadener nicht, im Gegensatz zu den Nordlichtern, mit Mehrheit für die Erhaltung des Landes der »Gälfiäßler« gestimmt, als der Polyp aus Stuttgart seine Fangarme über die Sprachgrenze herübergestreckt hat, anno 1951? Und daß es damals nicht gerade demokratisch zugegangen ist bei der Entscheidung, das haben manche bis dato nicht verwunden, obwohl sie inzwischen durchaus zufrieden sind mit dem Bindestrich-Ländle.

Nur eben, allzuviel »Vaterländlis« dürfen auch die in Stuttgart nicht erwarten von den Alemannen. Es kommt nicht ganz von ungefähr, daß einer von ihnen bei der Fünfundzwanzigjahr-Jubelfeier des Südweststaates dem damaligen (badischen) Landesvater Filbinger in Freiburg zusang: »Hans, blib do, du weisch jo nit, wie's Wetter wird!«

Respekt vor den Mächtigen findet man kaum da oben im Oberland. Da gibt es wenig Schlachtendenkmäler und Fürstenstatuen – die Statue einer weinenden Frau sagt mehr darüber aus, was man im Schwarzwaldgebiet und am Bodensee vom Kriegspielen und von der Heldenverehrung hält. Mit Kaisern, Führern und Generalfeldmarschällen – den »Türkenlouis« einmal ausgenommen – haben die badischen Alemannen nicht gerade denkmalswürdige Erfahrungen gemacht.

Bodensee oder im Schwarzwald und legt die Hand aufs Herz, wenn die Blasmusik intoniert: »Das schönste Land in Deutschlands Gau'n, das ist mein Badnerland ...« Die badischen Alemannen kriegen allweg keine feuchten Augen, wenn die Residenz in Karlsruhe beschworen wird. »Drum grüß ich dich, mein Badnerland, du edle Perl ...«, damit hat der Wäldler oder der Seehas' nicht viel am Hut. Perlen sind etwas für die Hoffärtigen in Baden-Baden oder in Heidelberg oder Pforzheim. Ein Silberkettlein mit einem Kreuz aus Schwarzwälder Granatsteinen tut's auch. Und daß Badens Glück ausgerechnet die Rastatter Festung und die Mannheimer Fabrik sein sollen, dahinter setzen wir alemannischen Beutebadener gleich zwei faustdicke Fragezeichen.

»In Haslach gräbt man Silbererz,
bei Freiburg wächst der Wein,
im Schwarzwald schöne Mädchen,
ein Badner möcht' ich sein«

Sie halten mehr von ihren Dichtern, Malern und Erfindern – das haben sie mit den Schwaben gemein. Auf den alemannischen Granitsockeln stehen Hebel und Hansjakob, Grimmelshausen und der Graf Zeppelin oder Hans Thoma und Anette von Droste-Hülshoff und eine ganze Reihe Kleinerer wie die Berggipfel im Schwarzwald oder Hegau.

Woher auch sollte das Nationalgefühl kommen bei jenem Haufen Nachzügler von der Völkerwanderung, der im Jahre des Heils 193 am Sankt Josefstag, dem 19. Märzen, aufbrach vom unwirtlichen Strand der Ostsee, um in das gelobte Land um das Rheinknie herum zu ziehen?

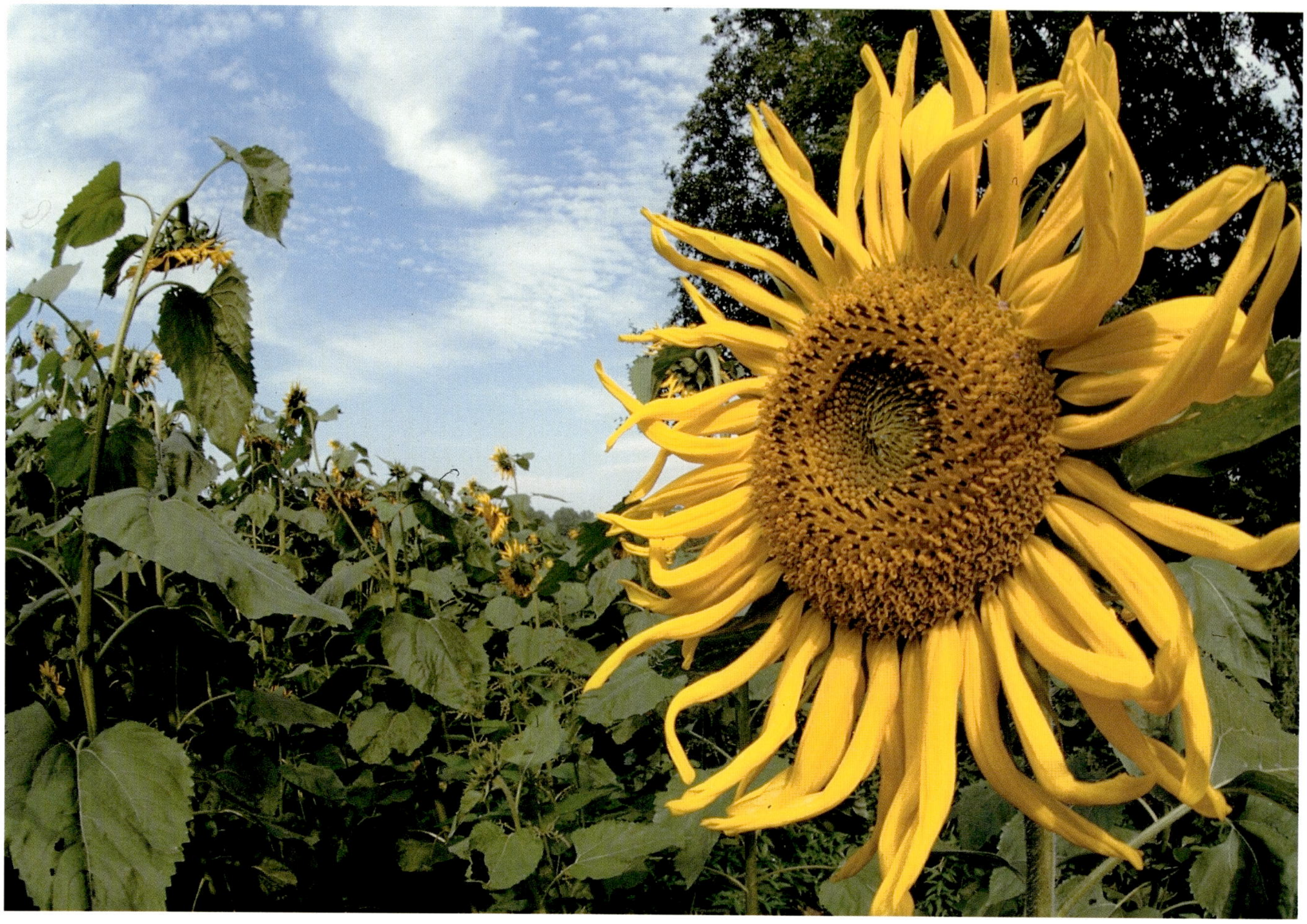

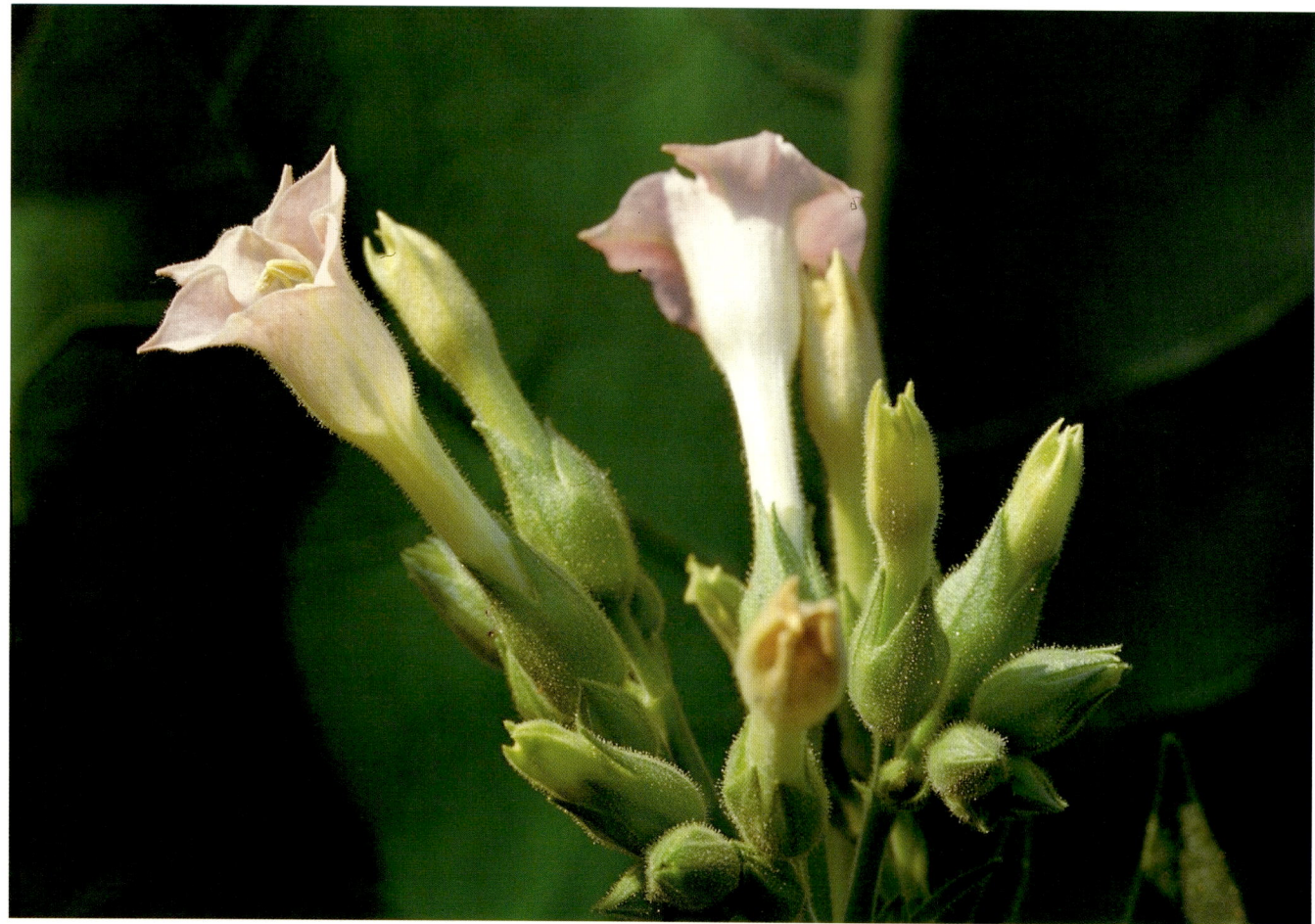

Symbol für Deutschlands sonnigstes Stück: Sonnenblumenfeld in der Rheinebene. Auch Tabak gedeiht hier.

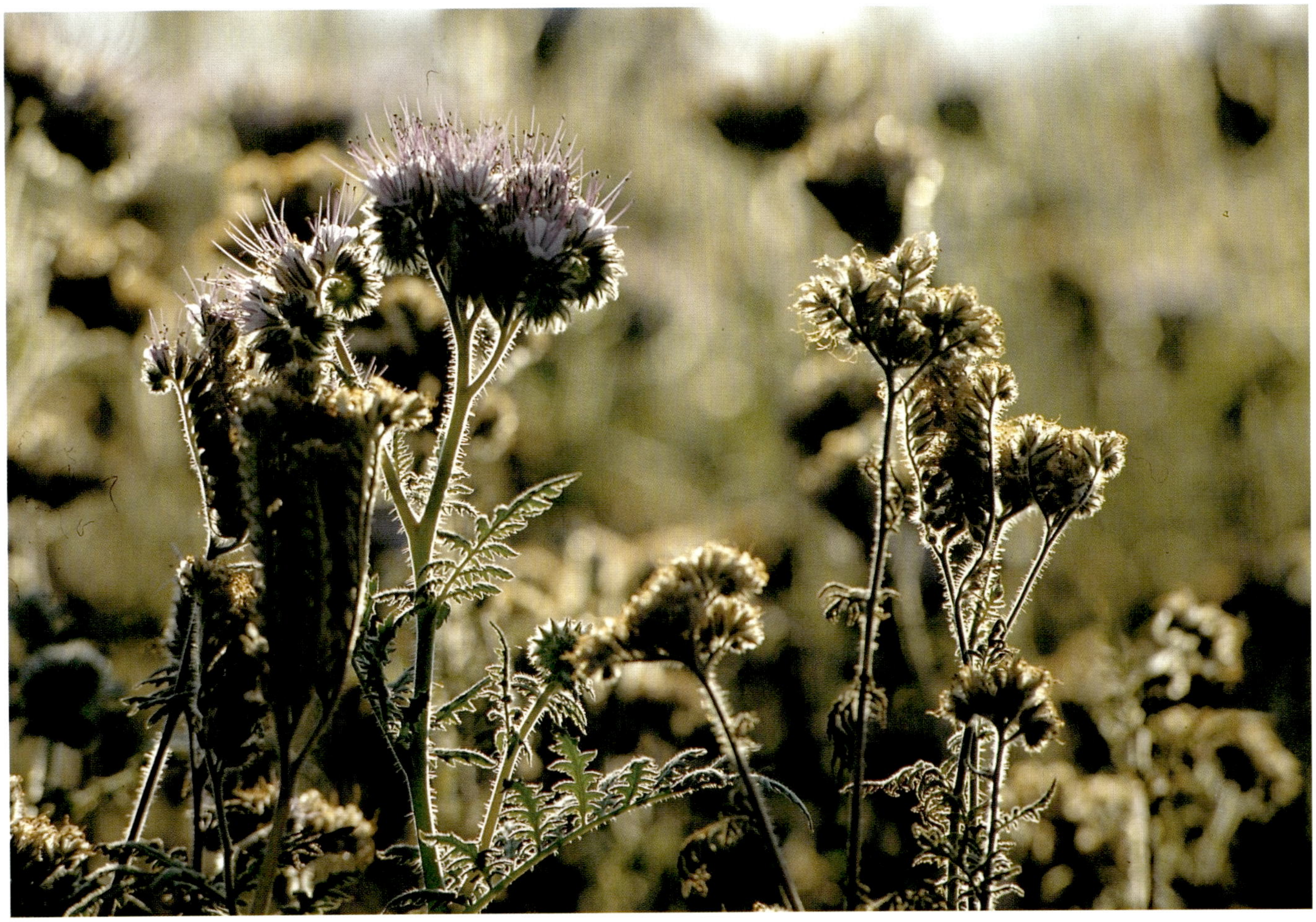

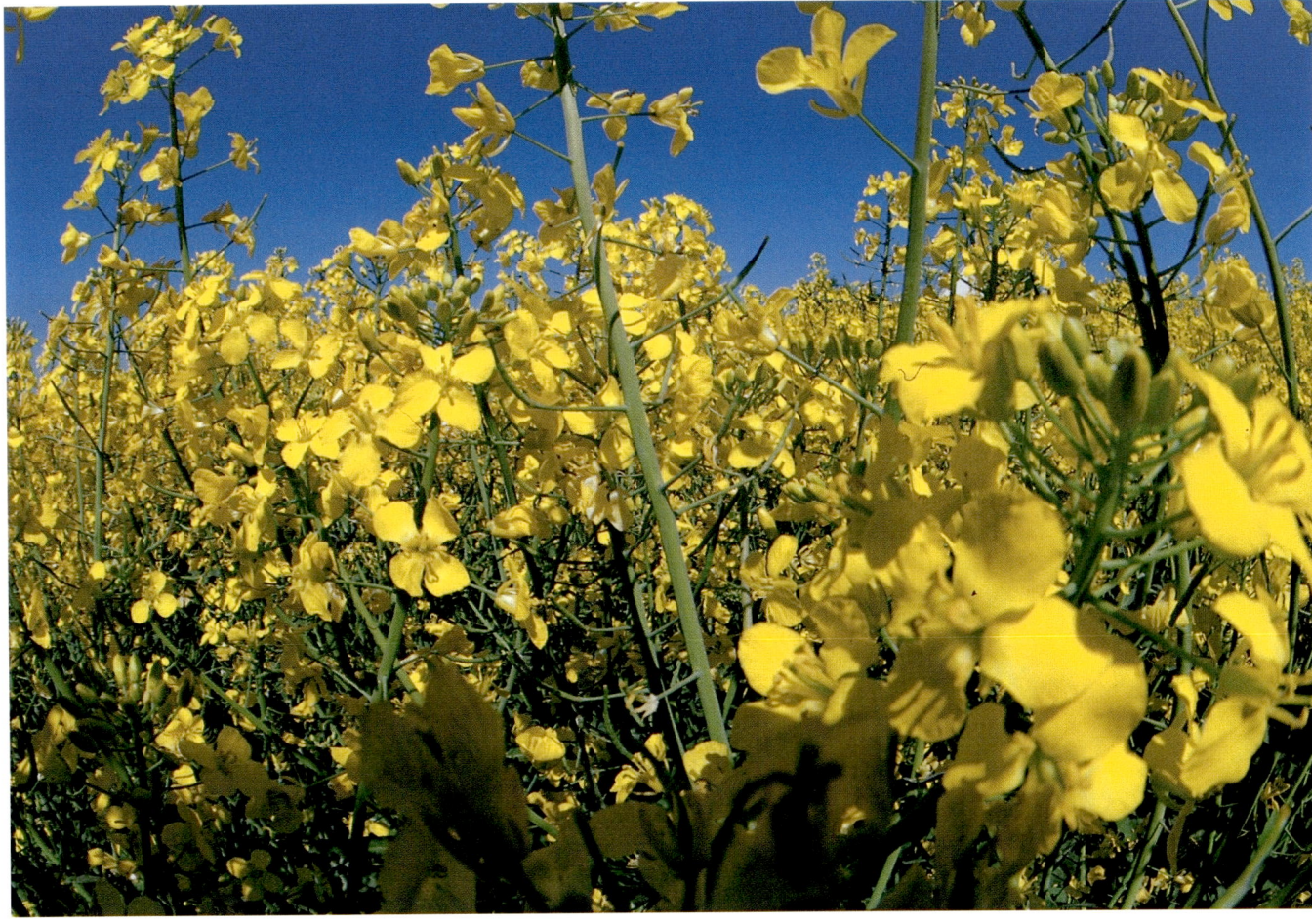

Disteln in kargen Höhen, leuchtender Raps in der Ebene — Farben und Formen einer abwechslungsreichen Landschaft.

Und es gibt sie wohl kaum noch, die »reinrassigen« Nachkommen jener Wirtschaftsflüchtlinge von der Insel Rügen und der Mittelelbe, die uns Tacitus schildert: »Sie haben wilde, blaue Augen, rötlichgelbes Haar und große Körper, die zum Angriff taugen. Von geregelter Arbeit halten sie nicht viel. Krieg und Jagd sind ihre größte Leidenschaft.«

Die Geschichte, die alte Giftmischerin, hat längst schon allerhand Zutaten eingebracht in die Ursuppe. Kelten und Römer, Hunnen, Schweden und Franzosen, Preußen und Württemberger hat sie hineingerührt und hineingesalzen, Besatzer und Flüchtlinge vom Osten und vom Westen, Hugenotten, Juden, Walser und Böhmen, Beamte aus Österreich, Pariser Perückenmacher und schwäbische Industrielle. Und dazu die Wellen der Gastarbeiter: Tiroler Holzflößer, böhmische Bergleute, Bauern vom Berner Oberland, Glasmacher aus dem bayerischen Wald, italienische Maurer und Tunellbohrer, Spanier, Türken, Griechen und Kroaten. Viele sind seßhaft geworden zwischen Alpen und Alb, Voge-

sen und Neckartal. Sie haben sich durchmischt und angepaßt und sind das geworden, was jene ersten Aussiedler und Asylanten damals verschworen hatten am Sankt Josefstag, zwischen Rostock und Meschendorf: Alle Mannen!

Freilich, so eine Durchmischung und Anpassung bringt »ämend« (am Ende) Identitätsverluste mit sich und macht eine Typisierung à la Tacitus fast unmöglich. Aber sie hat auch ihre guten Seiten. Toleranz ist hierzulande ebensowenig ein Fremdwort wie Achtung des andern. Dafür sind es Überheblichkeit und Hurra-Patriotismus. Die alte Frau Geschichte hat die Alemannen offen gemacht. Wer nicht mit der eisernen Faust kommt, sondern mit offenen Händen, der wird angenommen und aufgenommen, auch dort, wo es unbequem ist. Fragt nur einmal die zahlreichen »Ruhesitzler« aus dem Norden und Westen Deutschlands, die in den letzten Jahrzehnten sich alte Bauernhäuser oder Grundstücke in schönster Hanglage im Linzgau und im

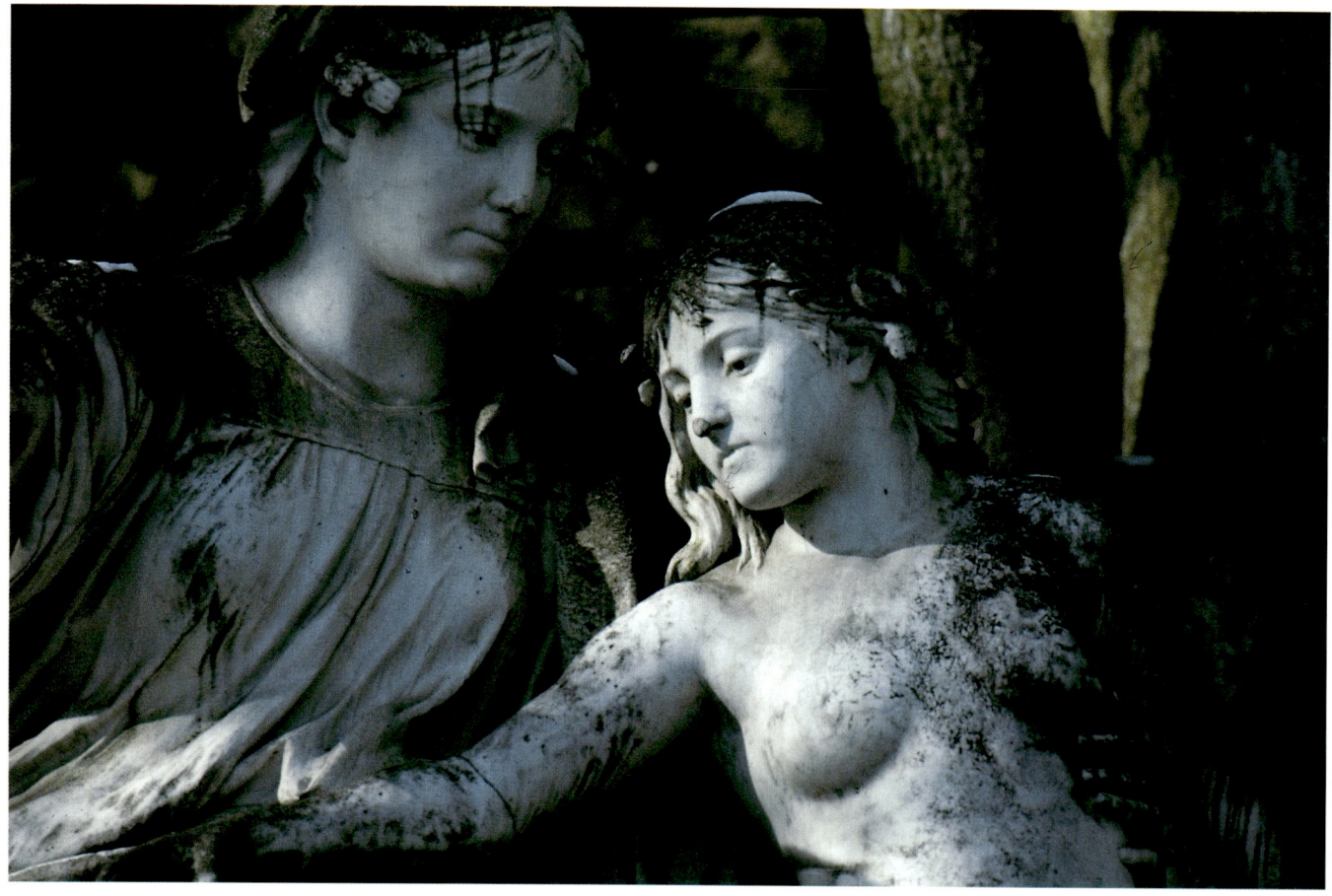

76

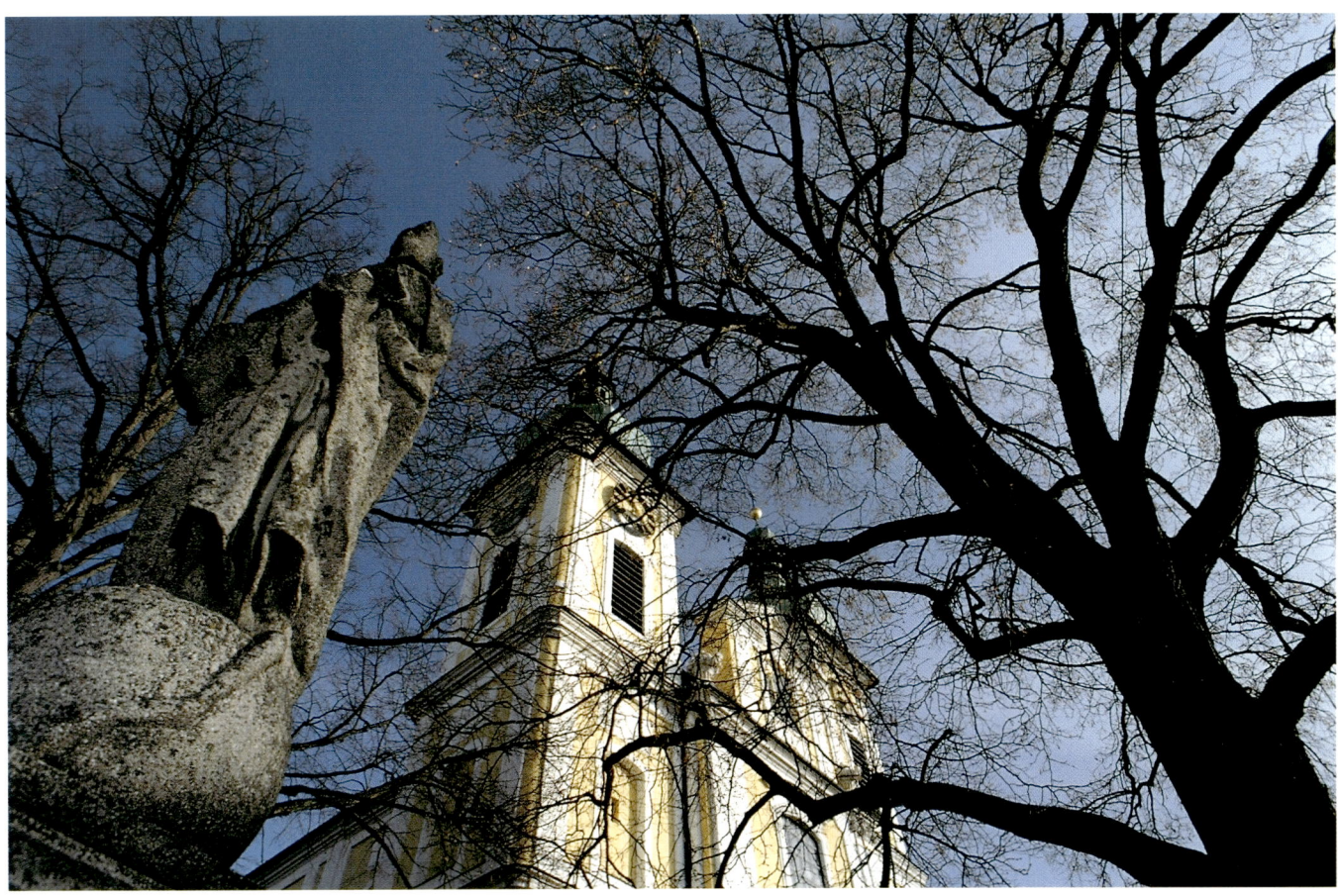

Donaueschingen mit seiner
barocken Pfarrkirche
St. Johann ist das Zentrum
der Baar, einer weiten,
lichten und zugigen Hoch-
fläche zwischen Schwarzwald
und Hegau.

Von bezaubernden
Skulpturen geschmückt ist
die berühmte »Donauquelle«.
Ihre Funktion ist nur sym-
bolischer Art – die Wiege der
Donau steht einige Kilometer
östlich, dort, wo Brigach und
Breg zusammenfließen.

Südschwarzwald gekauft haben. Fragt sie ruhig
einmal, warum sie sich bei uns so »chaibewohl«
(sehr wohl) fühlen!

Dabei hat es aber der Stockalemanne auch nicht
ganz leicht. Es ist nämlich nicht sehr weit her mit
seinem »Selbstwertgefühl«, wenn er das auch nicht
gerne offen zugibt. Mit den Schwaben, Bayern und
Franzosen kann er da kaum konkurrieren – von den
Preußen ganz zu schweigen.

»I bin e bizzeli schüüch« (Ich bin etwas schüch-
tern)! Diesen Bekenntnisseufzer wird er (und sie
gleich zweimal) vor dem Spiegelein an der Wand
oft genug ausstoßen. Die »Schönsten im ganzen
Land« sind für den Alemannen und die Alemannin
häufig genug die »andere«. Aber gerade das ist es
nun auch wieder, was jene an diesen so schätzen.

Minderwertigkeitskomplexe? O nein, soweit läßt
er es nicht kommen, der Alemanne – und die Alemannin schon gar nicht. Vorher verstecken sie sich
hinter der Holzmaske und im »Häs« an der Fasnacht
und treiben den Winter aus – aus Leib und Seele.

Dazu ist sie schließlich da, die unvergleichlich schöne, verrückt-schaurige uralte Alemannenfasnacht. Da »tschuuderet« (schaudert) es den Fremden den Buckel hinab und wieder hinauf, wenn die Elzacher Schuddig loslegen, die Hüfinger Hexen, die Bonndorfer »Pfluumeschlucker« oder die »Schrätteli« und »Schellewercher« drüben im Wiesental. Da »strähle un schnöre« (durchhecheln und schwatzen) die »alte Wiiber« oder die »Hansele« den Gästen wie den Nachbarn gleichermaßen ihre Narrenweisheiten in die Ohren, daß ihnen nicht selten Hören und Sehen vergeht. Von »Fleischbeschau« oder Uniformen, von Tanzmariechen und Prinzenpaar keine Spur. Und Komitee oder »wollmersreilosse«, das äffen sie nur dort nach, wo der alemannische Witz keine Wurzeln mehr findet.

Viele Gesichter hat sie, die »fünfte Jahreszeit« zwischen Arlberg und Grand Ballon. Aber wer sie nicht mag, der bekommt keine Eintrittskarte ins Paradies und keinen Zugang zur alemannischen Liib- und Seelewelt.

Zuletzt nur noch einigen wenigen als Fortbewegungsmittel vorbehalten, erlangen die Pferde, als Zugtiere besonders im Forst, ihre alte Bedeutung wieder. Derby in Iffezheim – Holzrücken im Schwarzwald: Gegensätze im Badischen.

Neben den Gänsen, die zu einem gelungenen Martinstag ihren Teil beitragen, sind von allem Geflügel besonders die »Mistkratzerle« begehrt: junge Hähnchen, die sich während ihres kurzen Lebens ihr Futter teilweise selbst vom Misthaufen kratzen durften.

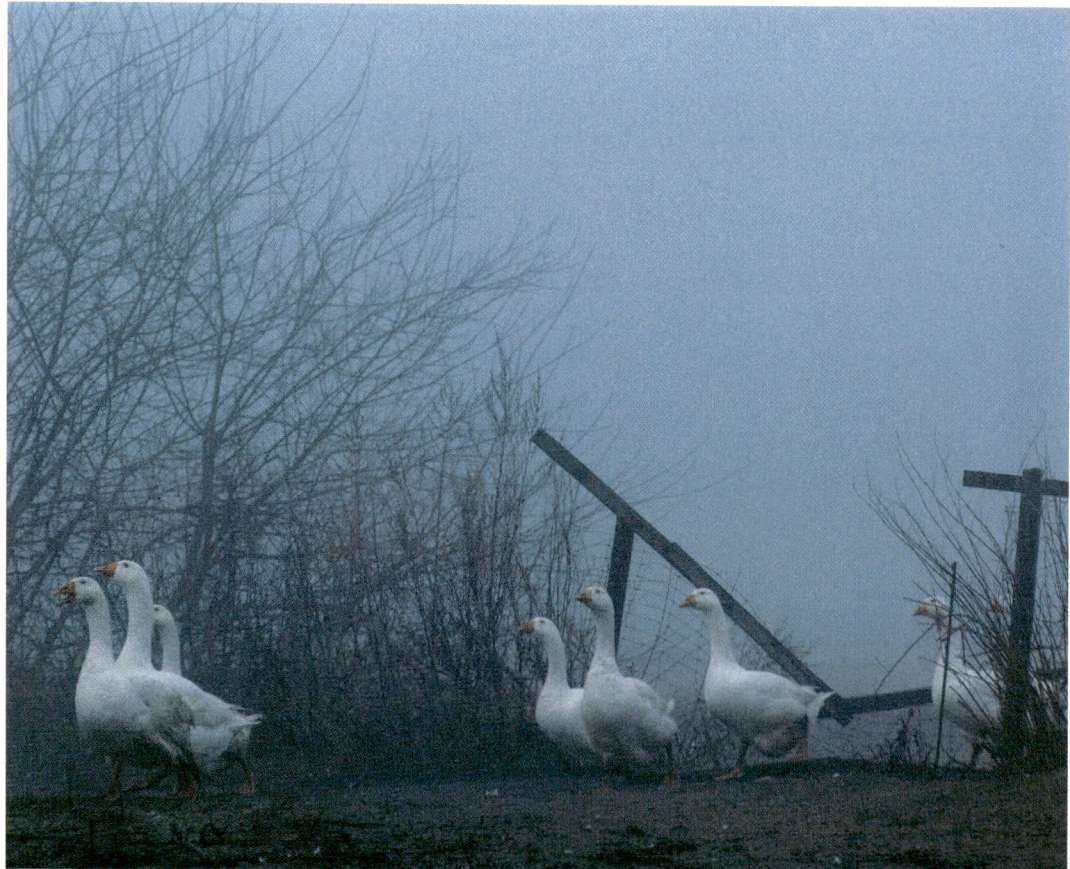

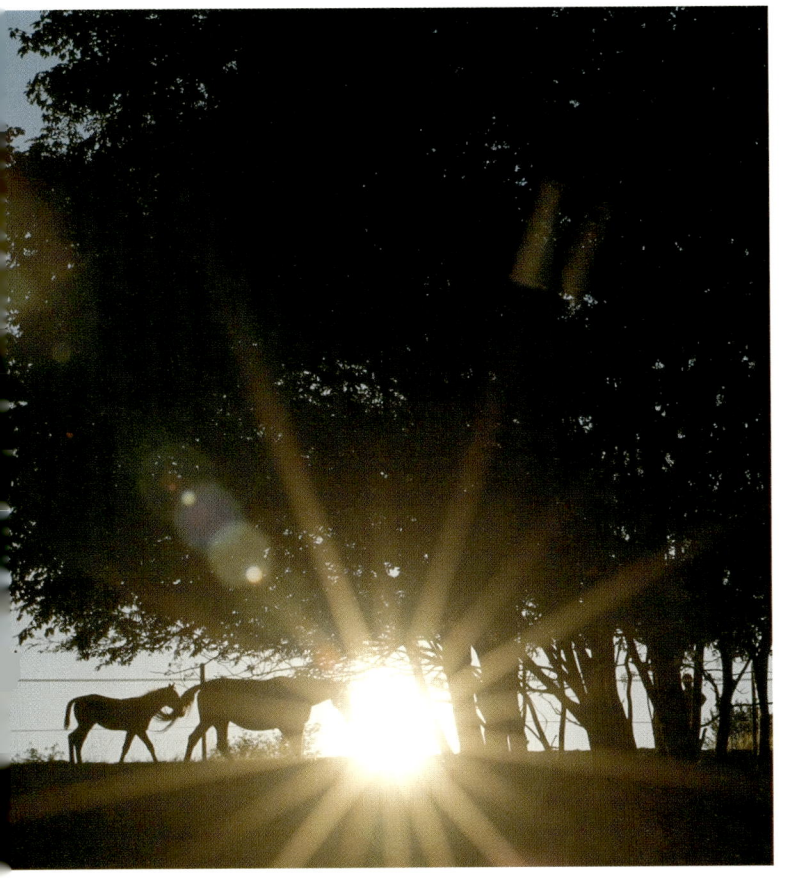

Nur zu kurz ist sie halt, die schöne Zeit. Obwohl die Evangelischen dafür sorgen, daß auch nach der Fasnachstverbrennung und dem traurigen Aschermittwoch der Katholischen die Narretei noch nicht endgültig auszieht aus dem Schwarzwald. Acht Tage später nämlich, an der »alte Fasnächt« oder »Buurefasnächt«, feiern die germanischen Vorfahren fröhliche Urständ. Noch ehe am Montagmorgen der »schuurige und urige Morgestraich« auch den verschlafensten Basler aus dem eidgenössischen Schlaf schreckt, brennen auf den Bergen am Rhein die Funkentürme und Fasnachtsfeuer auf, nicht selten drei Stockwerke hoch. Da schwingen junge und alte Buben und Maidli die Haselstecken mit den glühend gemachten Holzscheiben im Kreis, schlagen sie flach auf den »Schiibebock« und lassen sie sausen – weit, weit in die dunkle Nacht hinaus. Und die hellen Segenswünsche schreien sie hinterdrein, so wie es die Ahnen schon gepflogen haben vor 1500 Jahren, noch ehe der heilige Fridolin ihnen das Feuer des Glaubens angezündet hat.

»Schibii! Schibii! Schiboo!
Wem soll die Schiibe goh?
Di ersti Schiiben us em Füür,
mi liebi Heimet, die gilt dir!
Erhalt di Gott dur alli Zit!
Un goht si nit, so gilt si nit!«

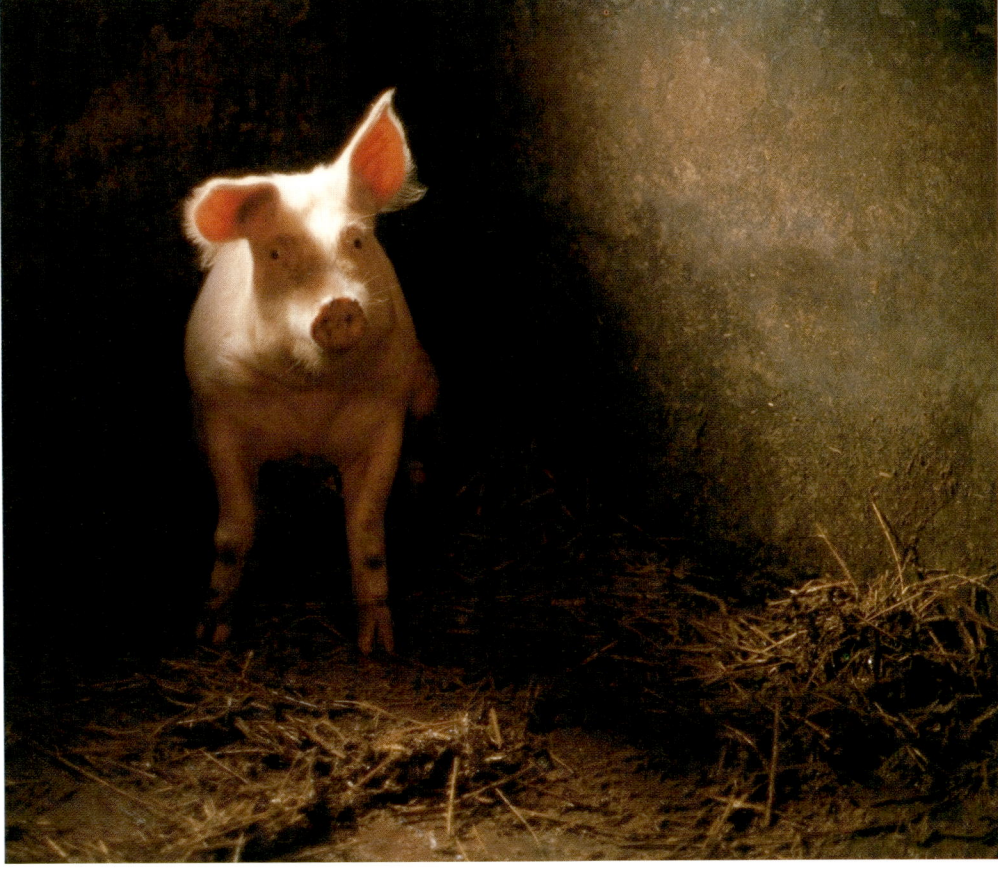

Kein Hof ohne Schwein – selbst wenn Landwirtschaft und Viehzucht aus wirtschaftlichen Gründen aufgegeben wurden; aufs jährliche Schlachtfest möchte keiner verzichten.

Arbeit und Glaube sind eng miteinander verbunden

Die Schwarzwälder sanieren lieber ihre Höfe, als sie neu zu bauen. Holz zählt auch heute noch zum wichtigsten Baumaterial.

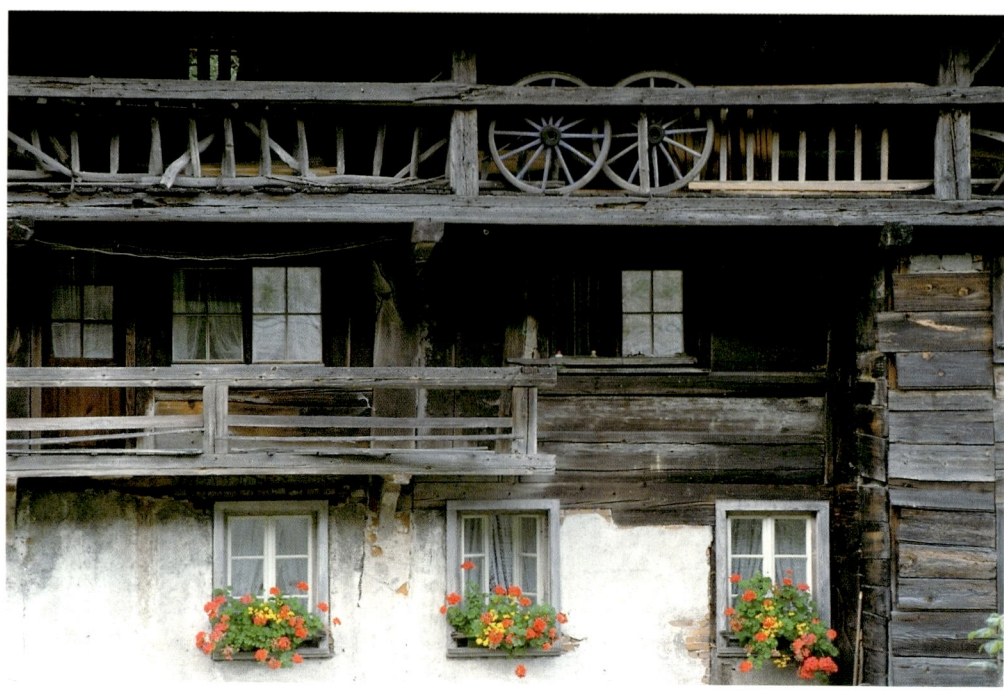

Das Jahr hindurch ist der Alemanne indes zurückhaltend, er »schafft sii Sach« und kümmert sich nicht übermäßig um Politik, und er macht auch nicht gerade kulturelle Höhenflüge. »Lo mi in Rueh un loß d Schublade zue, no chasch vo mir uus alles tue!«, sagt er und meint damit: »Laß mich in Frieden schaffen und rede mir nicht drein, dann laß ich dich auch werkeln wie du willst.«

Ja, wenn sie schaffen können, möglichst frei ein wenig tüfteln und erfinden, dann sind die Alemannen zufrieden – wenigstens die meisten. Das war auch in der »guten alten Zeit« nicht anders, als die Bauernbuben mit zwölf Jahren schon in die Fabrik geschickt wurden, zwei Stunden weit morgens um halb vier, barfuß, aber mit dem Kreuzchen vom Weihwasser der Mutter auf der Stirn.

Leicht war das Leben nicht im Neubadischen. Wohl gab es Herrenbauern auf dem Wald, reiche Holzhändler und Bürstenfabrikanten und satte Wirte am See und im Kaiserstuhl.

Aber das waren halt nur die Rosinen im großen Alemannengugelhupf, der Teig war arm genug. Kriege und Hungerzeiten, Hochwasser und böse Winter lösten sich ab und sorgten dafür, daß die Bäume nicht in den Himmel wuchsen. Kaum ein Landstrich hat im vergangenen Jahrhundert so viele

Auswanderer nach Amerika und nach Kanada geschickt. Dort sitzen sie nun und haben Heimweh. Das ist auch eine schwere Alemannenkrankheit.

Aber »wo die Not am größten ist, ist Gottes Hilf am nächsten!«

Das war und ist dem Alemannen eigen: Gottvertrauen und Lebensmut sind eng miteinander verwoben. Die zahlreichen Hofkapellen, Bildstöcke und Wegkreuze sind dafür ebenso beredte Zeugen wie die mächtigen Dorfkirchen im Bodenseeraum, die prächtigen Klöster im Schwarzwald oder die Herrgottswinkel in den alemannischen Stuben.

Wo ist kirchliches Brauchtum zäher und inniger bewahrt als im badischen Oberland? Vom ehrfurchtgebietenden heiligen Nikolaus – der noch ein echter Bischof mit Gefolge ist und kein rotbemäntelter Warenhausweihnachtskasperle –, vom Altjahraussingen über die prächtigen Osterpalmen bis zur »Heugeiß«- oder »Habergeiß«-Feier zum Erntedank, die im Markgräfler Land den schönen Namen »Sichlehenki« hat – das ganze Jahr über sind Arbeit und Glaube miteinander eng verbunden.

Es sind manche guten Bücher geschrieben worden über die Volksfrömmigkeit der Alemannen. Was sie aber gern verschweigen, das ist die »Kehr-

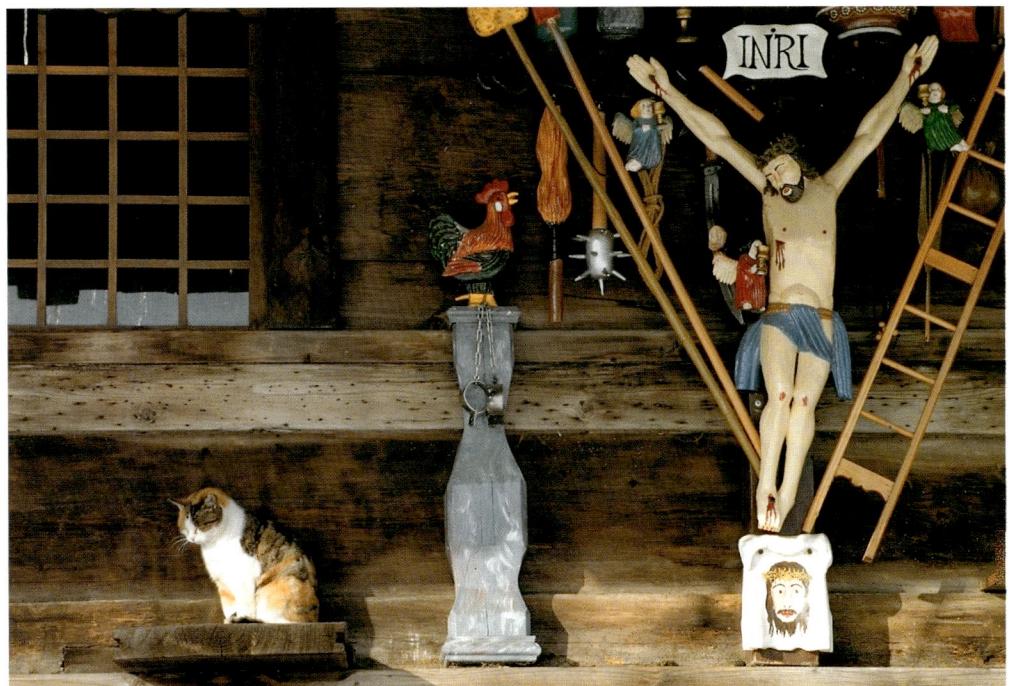

seite der Medaille«. Im »Ruuchwind« der Geschichte hat die Empfänglichkeit für das Übersinnliche oft genug seltsame Blüten getrieben im badischen Oberland – vor allem zu Zeiten und an Orten, wo die Kirche auf wackligen Beinen stand – und das ist so bis auf den heutigen Tag.

Es ist gar nicht so weit von den Wiedertäufern Thomas Münzers oder Balthasar Hubmaiers zur Bauernkriegszeit über die Ägidler auf dem Hotzenwald im ausgehenden 19. Jahrhundert bis zur Dame Uriella und ihrer fanatischen Fiat-lux-Sekte heutzutage. Ob Bauernkrieg im Elsaß, ob Salpeteraufstände am Hochrhein oder achtundvierziger Revolution am See und im Hegau, immer waren auch religiöse Fanatiker mit dabei oder betrügerische Scharlatane, die die Gutgläubigkeit des »armen Konrad«, des einfachen »Mannes von der Straße«, weidlich für ihre Zwecke zu nutzen wußten. Wanderpredigende Türklopfer und Wunderheiler aller Schattierungen finden ihre Jüngerschaft allemal. »Liib und Seel« sind halt nicht nur mit Heiterkeit und Wohlbefinden gesegnet – auch nicht in der himmlischen Landschaft des Rosendoktors Ludwig Finckh am Bodensee oder des »Barfüßele«-Dichters Bertold Auerbach im Nordschwarzwald. Erst der Fremdenverkehr brachte bescheidenen und manchmal auch

unbescheidenen Wohlstand ins Oberland. Es hat lange gebraucht, bis er auch den letzten Winkel entdeckt und »erschlossen« hat, fast so lange wie der Frühling braucht, wenn er vom warmen Oberrheintal in die Berge hinaufsteigt, wo der Schnee manchmal noch im Juni regiert – dafür fehlt er neuerdings an der Weihnacht und im Jänner, wo ihn die Skibesessenen so nötig bräuchten wie die Liftbetreiber.

Runde acht Millionen Urlauber bevölkern alljährlich den badischen Zipfel des Alemannenlandes am »beschaulichen Gestade« des Bodensees oder im »stillen Schwarzwald« und drum herum im Sommer und im Winter. Die meisten kommen in rollenden Blechdosen an wie die Rollmöpse, sagen »Ah« und »Oh« und »Biutifull!« und lassen sich verwöhnen.

Und dann ziehen sie wieder ab mit Hund und Kegel und ihrem »Souvenierli«. Dafür lassen sie ihre Denkmale im Wald zurück oder am Seeufer: Colaflasche und Bierbüchse, Zigarettenkippe und Tempotaschentuch – und vom Rennen erschöpfte Zimmerwirtinnen, die dringend Erholung brauchen – auf Rhodos oder Mallorca!

Oh Schwarzwald! Oh Heimat! Oh, Oh, Oh!

Baden hat viele Gesichter

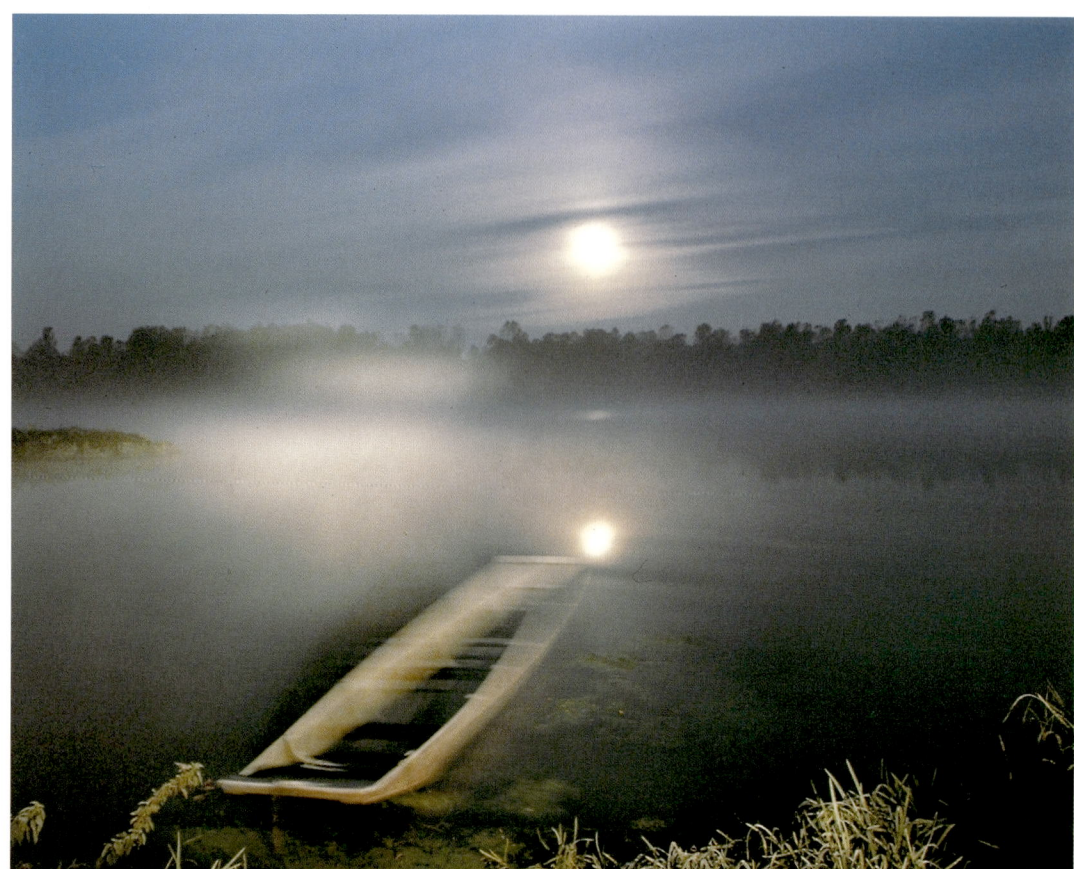

Sonnenuntergang über dem Taubergießen: Eine märchenhaft verzauberte Landschaft in den Altrhein-armen, geheimnisvoll und unergründlich.

Im Rheinvorland gleitet der Blick über fast mediterrane Idylle, wenn die untergehende Sonne im Spätsommer den Horizont in mildem Licht versinken läßt.

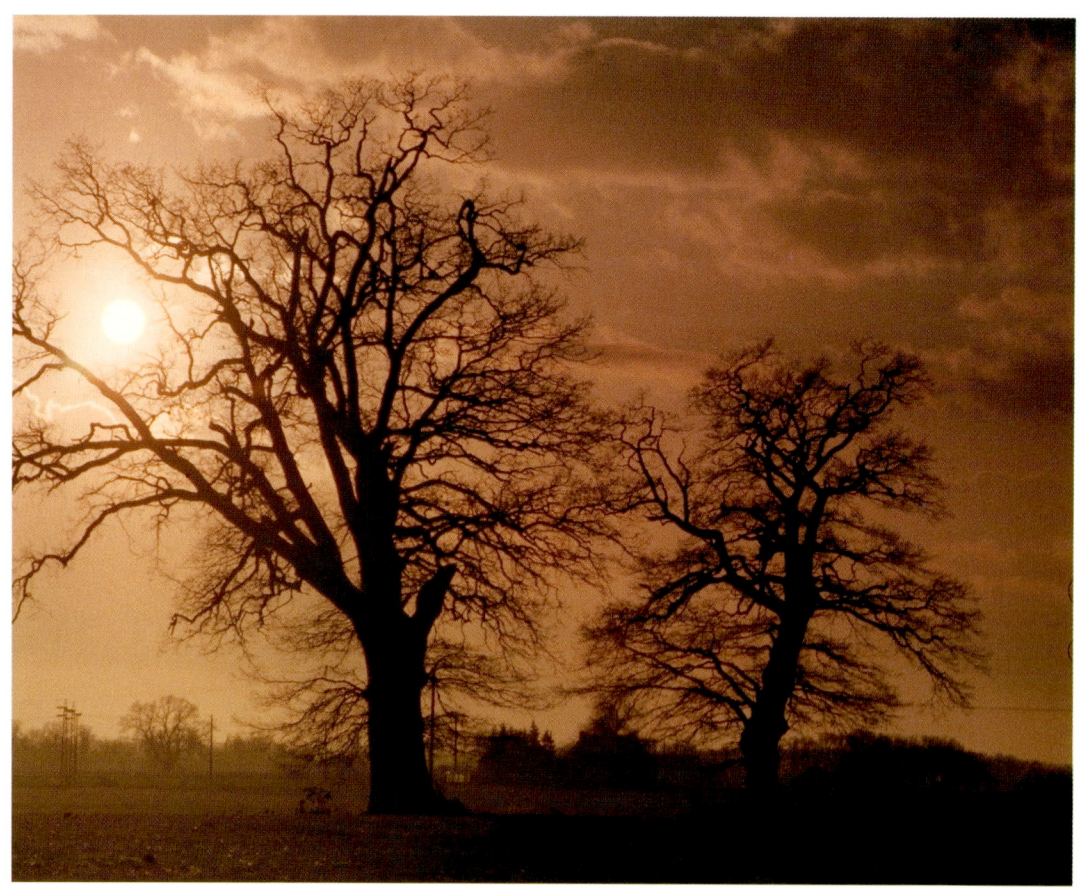

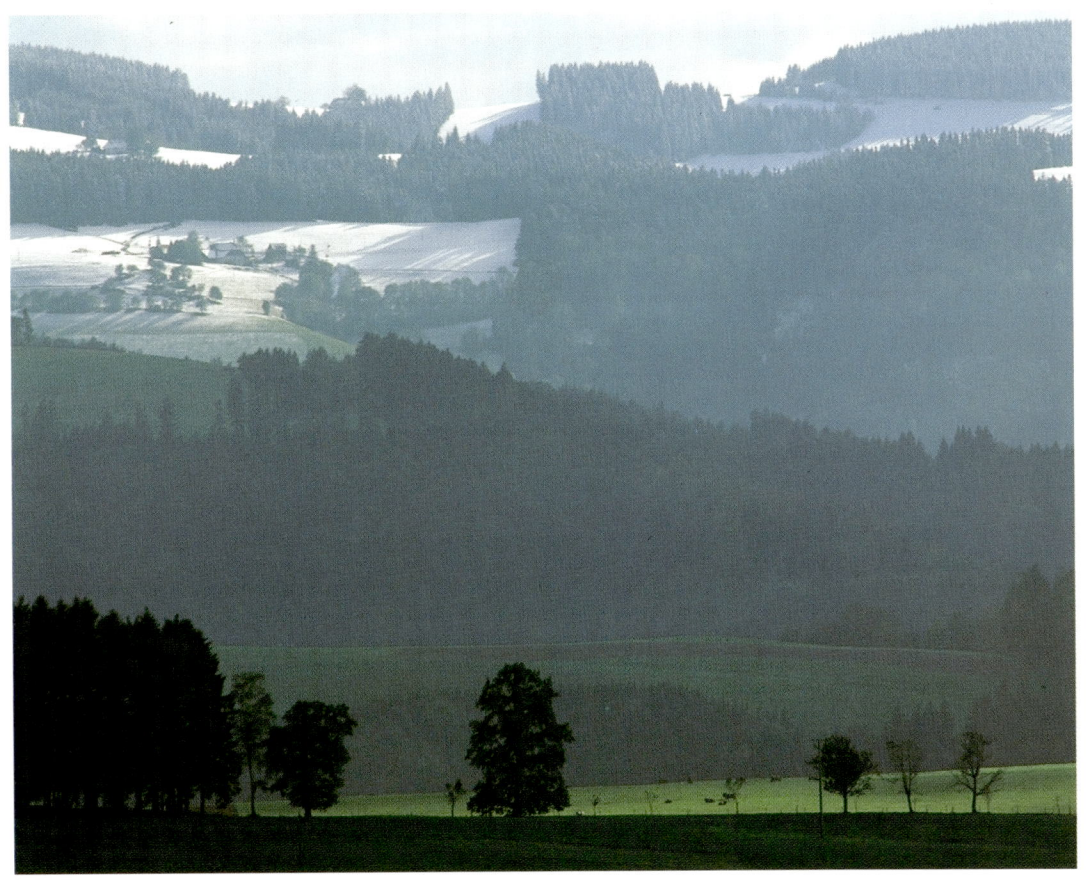

Wälder bedecken den Groß-
teil des Landes. Es zieht den
Badener zum Wandern eher
in den lichten Tann als in die
freie Flur. Der Wald bietet
nicht nur Holz und Wild, er
gibt auch Schutz und
Geborgenheit.

Baden ist reich an Wasser:
Klare Bergbäche, die
Schwarzwaldseen mit ihren
unergründlichen Tiefen, der
Bodensee oder Deutschlands
Schicksalsstrom, der
Badens Geschicke so stark
beeinflußte.

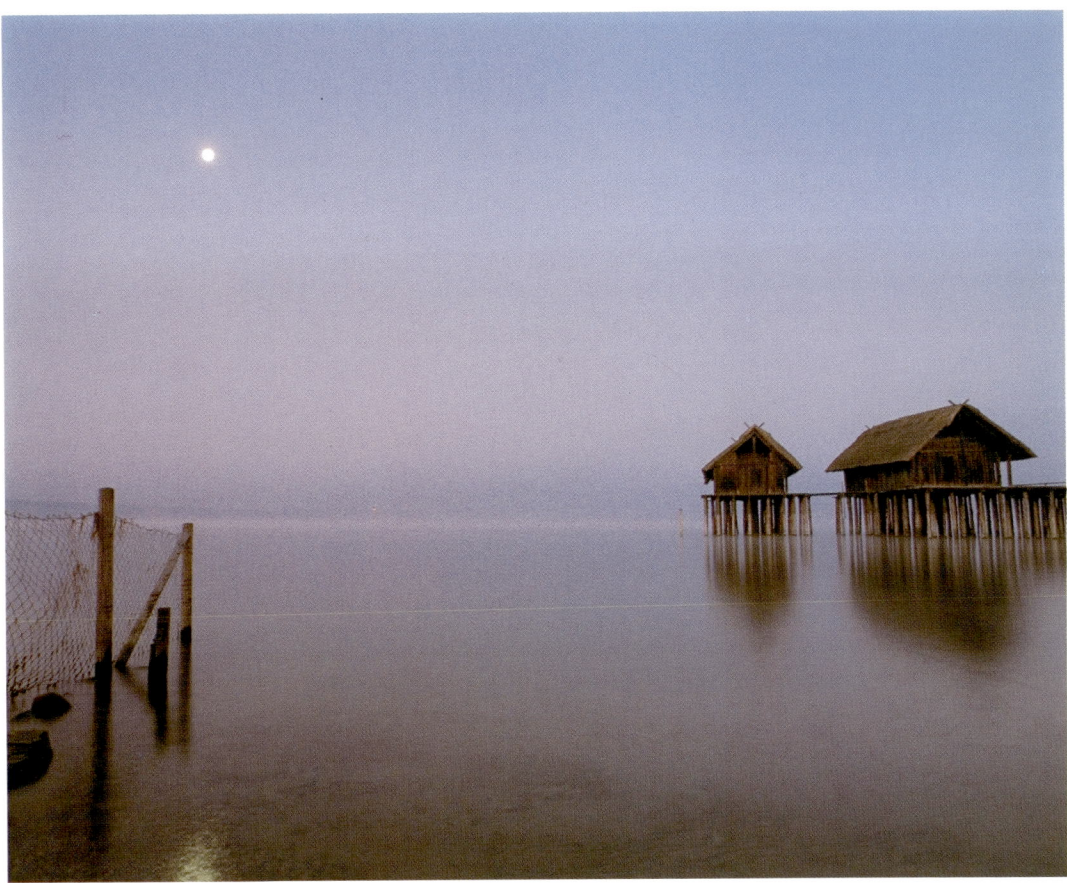

Sie haben es gelernt, die »Fischerin vom Bodensee« und das »Mädle aus dem schwarzen Wald«, ihre gottgesegnete Heimat zu vermarkten – notgedrungen, aber doch gewinnbringend – mit Tannenbaum und Bollenhut und Schwarzwaldhaus, mit glücklichen Kühen und rotbestrumpften Filmstarwanderbeinen auf dem Vierfarbenprospekt. Hochmoore und Karseen, Weiden und Wälder, Orchidee und Schlüsselblume, Silberdistel und Schilfkolben, Felchen und Auerhahn und Trimm-Dich-Pfad, Hanggleiterpiste und Golfplatz und und und. Es ist alles da – je nach tiefenpsychologischer Seelenlage plus Goldbeutel. »Herz, was begehrsch?«, sagt der Alemanne und fährt dem modernen Wanderer das Gepäck mit dem Allrad-Jeep von Hotel zu Hotel nach – wenn es sein muß bis in die Sauna oder ins Hallenbad.

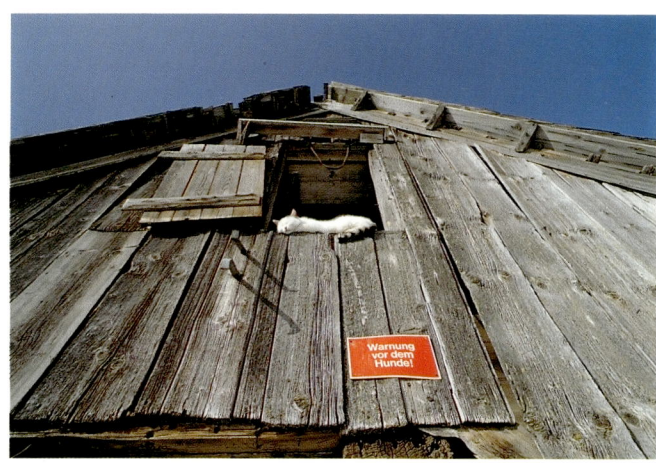

Gewiß, gewiß: Der Wald geht ein »bizzeli« kaputt dabei, die Erosion frißt am Lifthang und das Allzumenschliche aus dem Motorboot oder dem Grandhotel macht auch da und dort ein Wässerlein trübe. Was soll's? Forellen züchtet man ohnehin im Bassin und Heidelbeeren führt man aus Polen ein – die haben es ja auch nötig!

Aber »die andern« waren ja auch geradezu verrückt darauf, daß alles recht erschlossen wird: Schwarzwaldhochstraße, Schwarzwaldtälerstraße, Bodenseepanoramastraße und Schwarzwaldautobahn und Hochrheinautobahn – wer wird denn da dagegen sein?

Die Bürgermeister und die Gemeinderäte und der Landwirt mitsamt den Kammerherren von der Industrie, den Kurdirektoren und den Hoteliers, die wissen doch besser, was dem Alemannenland nottut als die paar eigensüchtigen Schwarzwaldvereinler, Naturapostel und Forstleute, die ewig mit ihren grünen Seelen herumlaufen!

Gewiß: Rolladensiedlungen und Pleitegiganten gab es auch, und so ein dünnbenadelter Baum ist kein schöner Anblick – aber soll man »wegedem« seelische »Chügelibürz« (Purzelbäume) schlagen?

Wer sich daran stört, der soll halt einen Regentag aussuchen, an dem die Nebelgeister ihre barmherzigen Schleier drumwickeln und an dem nur der Wind Musik macht – und der braucht dazu kein Kofferradio. Da ist der Wanderer bald solopiano im Gespräch mit den Geistern, dem alten Poppele von Hohenkrähen, dem Dengeligeist am Feldberg oder dem Schatzhauser im finstern Tann: mit den Kandelhexen kann er tanzen oder sich vom Meißenhard-Joggeli im Hotzenwald an der Nase herumführen lassen wie weiland der Dichter Joseph Victor von Scheffel.

Gottlob ist der Belchen, dieser uralte Götterthron der Kelten, dank einer mutigen und weitsichtigen Naturschutzbehörde für die Blechesel gesperrt worden. Dort auf dem schönsten Berg des Schwarzwalds in der Sonne zu sitzen und über den ringsum brodelnden Nebelmeeren die Märchenkulisse der Alpen im Süden und Osten, der Vogesen im Westen und der nahen Schwarzwaldriesen nordwärts zu sehen, das gehört zum Besten vom Guten, das man seinem Leib und seiner Seele antun kann.

Da spürt jeder, warum der Alemanne sein Kinderland liebt und warum er heimwehkrank wird, wenn er in der Neckarregion oder drunten am Oberrhein seine Brötchen verdienen muß. Da spürt er es ebenso wie in den alten Amtsstädtchen von Lahr bis Pfullendorf, von Engen bis Waldshut und Gengenbach. Ein wenig verträumt, vielleicht sogar ein wenig verschlafen wird es ihm vorkommen, wenn er am Sonntagmorgen dort seinen Bummel macht, denn da ahnt er kaum, daß es an den Werktagen zugehen kann wie in einem Ameisenhaufen, wenn der Specht einfällt.

Daneben hat das badische Oberland auch seine Industrieregionen – am Rheinknie bei Basel etwa oder um Offenburg und droben auf der Baar, wo die Villinger und die Schwenninger in einer Stadt leben und dabei doch in zwei Welten.

»S cha nit immer d Sunne schiine – s mueß au mol e Gwitter ge!«, singt die Trachtengruppe und der »Luftschnapper« und seine »Luftschnäppere« (so heißt man die Feriengäste im Alemannenland), die lachen und probieren das Jodeln und den Schuhplattler auf urbairisch – Süddeutschland ist Süddeutschland. Und dann kaufen sie sich ein Autopüppchen als Souvenierli – mit Bollenhut selbstverständlich.

Die Schwarzwälder Trachten. Das ist auch so ein Kapitel für sich. In den letzten drei Jahrzehnten sind die Trachtengruppen und Trachtenkapellen aus dem Boden geschossen wie die Waldpilze nach einem warmen Sommerregen. Noble Damen mit wunderschön ziselierten Radhauben und farbig befrackte Herren am Bodensee, Hochschwarzwälderinnen mit der »katholischen Stiefelhaube« auf der Baar und im »Harzerchäppli« der Raumschaft St. Blasien, Hotzenwälder in Pluderhosen und Halskrause und ihre Frauen mit den originellen Schnotzhüten, stolze Breisgauerinnen um Freiburg, Markgräfler Flügelhauben, Schnapphütchen im Elztal und Glottertal, prachtvolle Brautkronen, »Schäppel« genannt, in St. Peter oder St. Georgen, Rosenhüte und Hanauer Schmetterlingshauben. Es ist eine Pracht mitanzusehen, wenn der Bund Heimat und Volksleben oder der Trachtengau Schwarzwald ihre Feste feiern! Die vielen frohen jungen und alten Gesichter! Die kostbaren Stickereien und Handarbeiten! Der Stolz und die Freude, wenn eine neue Gruppe aufgenommen wird in die Gemeinschaft! Die Regeln sind streng – fast so streng wie anno Tobak, als die Äbte von St. Blasien ihren Hörigen sagten, was sie anziehen durften und was nicht.

Aber das ist gut so! Denn der »echte« Trachtenträger hat es nicht leicht, sich von den marktschreierischen Abziehbildchen der Werbung zu distanzieren, vom bollenhutbedeckten offenherzigen Wurstdirndl bei der Grünen Woche etwa oder von der sechs Sprachen redenden Animateurin mit Lokalkolorit in der Fremdenverführung. Ob Bier, Wein, Kirschwasser oder Schokolade – ohne Tracht lassen sie sich schlechter verkaufen an die Holländer, Amerikaner und Japaner und andere Nordlichter, das ist marktpsychologisch festgestellt.

Unrecht tut allerdings macher »neunmalgescheite« Kritikaster, wenn er die Auswüchse den rechten Trachtenträgern anlastet. Denn denen geht es nicht ums Geld – im Gegenteil, die legen gewaltig drauf.

Nein, den Trachtlern im Alemannenland geht es ehrlich um die Freude. Freude machen und daran Freude haben, das ist etwas, was alle Alemannen lieben. Da sind sie dabei »mit Liib und Seel«. Singen, musizieren, tanzen und Theater spielen. Dafür kann man sie begeistern. Die Freilichtspiele vom Hornberger Schießen, vom Königenhof im Jostal oder die dämonisch-urwüchsigen Szenen vor dem Hotzenhaus in Herrischried sind sehenswert und sehr beliebt. Nicht zu zählen sind daneben die Aufführungen von Vereinsbühnen, bei denen der köstliche Humor des Oberländers auch außerhalb der Fasnacht fröhliche Urständ feiert zwischen Hanauerland und Allgäu.

Ja, der alemannische Humor. Der hat's in sich. Schlitzöhrig, hintersinnig, frech wie Rotz kann er sein, der Alemanne.

»Du Pappe«, sait de Fridli, »chumm
un sag mir ehrlich, bin i dumm?
De Lehrer sait s, wil i gern lach
un au emol Komedi mach.
I weiß doch suscht mii Sach ganz guet.
Isch denn ein dumm, wenn er lache tuet?«

»Hä cha scho sii!« sait druf de Alt.
»Mir sin do oben uf em Wald
di Gschiitste nit, wie jede weiß.
Doch, Büebli, merk Dir nummen eis:
Dumm isch nit s Schlimmsti!
Nei, i mein,
es git nüt Dümmers als wenn ein
so gschiit isch, aß er do däbii
kei fröhlich Menschechind cha sii!«

Es gibt nichts Dümmeres, als wenn einer so gescheit ist, daß er dabei kein fröhliches Menschenkind mehr sein kann – oder

»Lieber lustig un dumm sii
als niidig un gschiit!«

Das gehört zum alemannischen Wesen dazu, da scheint er ein wenig durch, der Seelenhunger nach Freude und viel Geborgenheit.

Und drum halten die meisten fest an ihrer Sprache, an Brauchtum und der Lebensart, an den stolzen Alemannenhäusern und am Hinterwäldervieh. Sie halten bei aller Weltoffenheit fest an ihrem Traum von einer heilen Welt – mit Liib und Seel.

Wenige haben diesen Traum schöner geschildert als der Nordbadener J.V. von Scheffel, der sagt:

»Zum Feldberg, wo aus tiefem Schacht
die junge Wiese quillt,
senkt oft sich in der Maiennacht
ein schimmernd Wolkenbild.
Dann glänzt die Tanne frisch betaut
und alle Büsche blühn.
Dem Wandrer, der die Wolke schaut,
wird's wie verklärt zu Sinn.
Und aus des Nebels duft'gem Kreis
hebt sich's wie eine Hand.
Der alte Hebel segnet leis
sein alemannisch Land!«

Dieser Gedanke läßt sich fortführen:

»Und jedes Herz im weiten Rund
spürt dieses Segens Kraft,
die aus der Zeiten dunkelm Grund
dem Leben Hoffnung schafft.
Aus starker Wurzel steigt empor,
was tief verborgen lag,
und webt aus jenem Nebelflor
den neuen frohen Tag.
Hell bricht, wie aus des Gotthards Brust,
des Rheines Silberband,
ein Strom aus Mut und Lebenslust
ins Alemannenland.«

Der »alte Hebel«, der ist mehr als ein Mundartdichter, Kalenderschreiber und Volkslehrer und Kirchenmann. Er ist für viele Alemannen der »Traum vom guten Menschen«, das Beispiel eines badischen Alemannen und eines alemannischen Badeners zugleich. Im Oberland ist er aufgewachsen und verwurzelt, im Unterland hat er gewirkt und

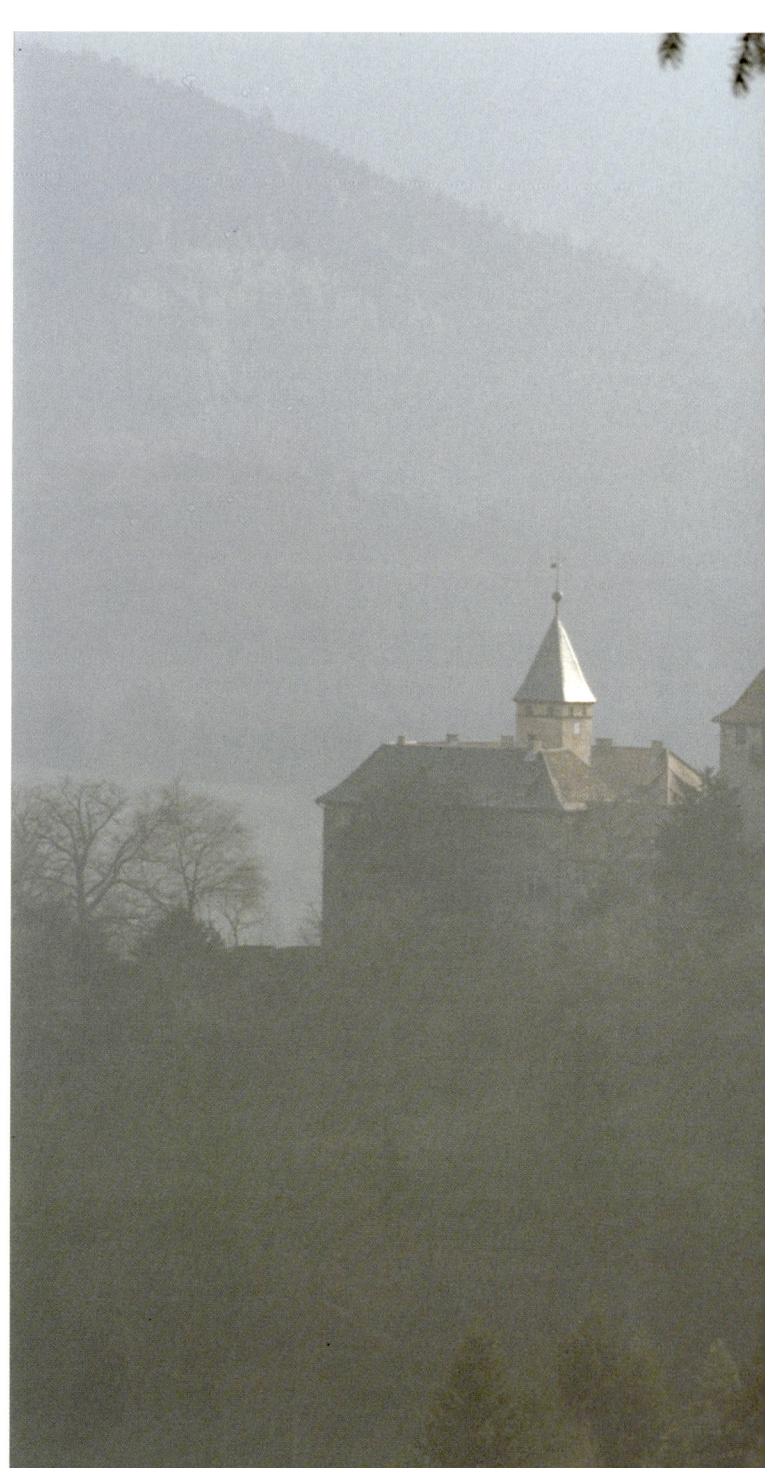

Frucht gebracht. Und wenn auch die Schullese-
bücher im Bindestrich-Ländle ihm schon lange nicht
mehr die nötige Beachtung schenken, in den alemannischen Häusern bleibt er ein guter Geist vom
Bodensee bis hinunter ins Bauland. Er ist die Klammer zwischen Schwetzingen und Hausen, Karlsruhe
und Konstanz, Basel und Straßburg. Er ist die »Liib-

und Seelhose« für den Alemannengeist, wie es
jenes lustige Kleidungsstück aus Großmutters Zeiten
für den Leib war, das auf klassische Art das Aus-
einanderdriften vom Unterland und Oberland der
Dessous verhindert hat.

Macht er nicht geradeso warm und heimelig an
Liib und Seel?

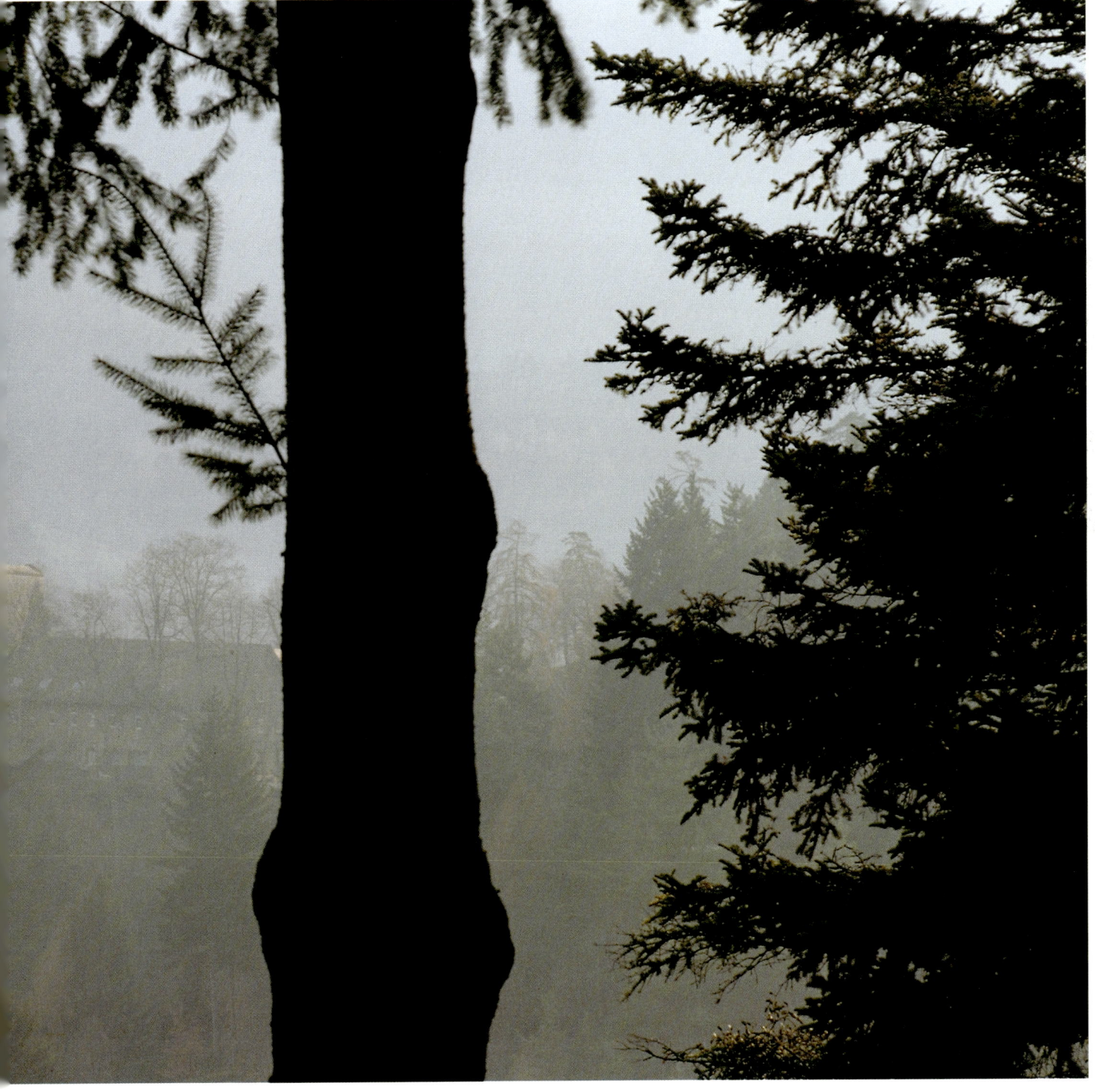

Im Morgendunst: Das Schloß Eberstein thront stolz auf einer Felsnase über dem Murgtal – ein beliebtes Motiv für Landschaftsmaler.

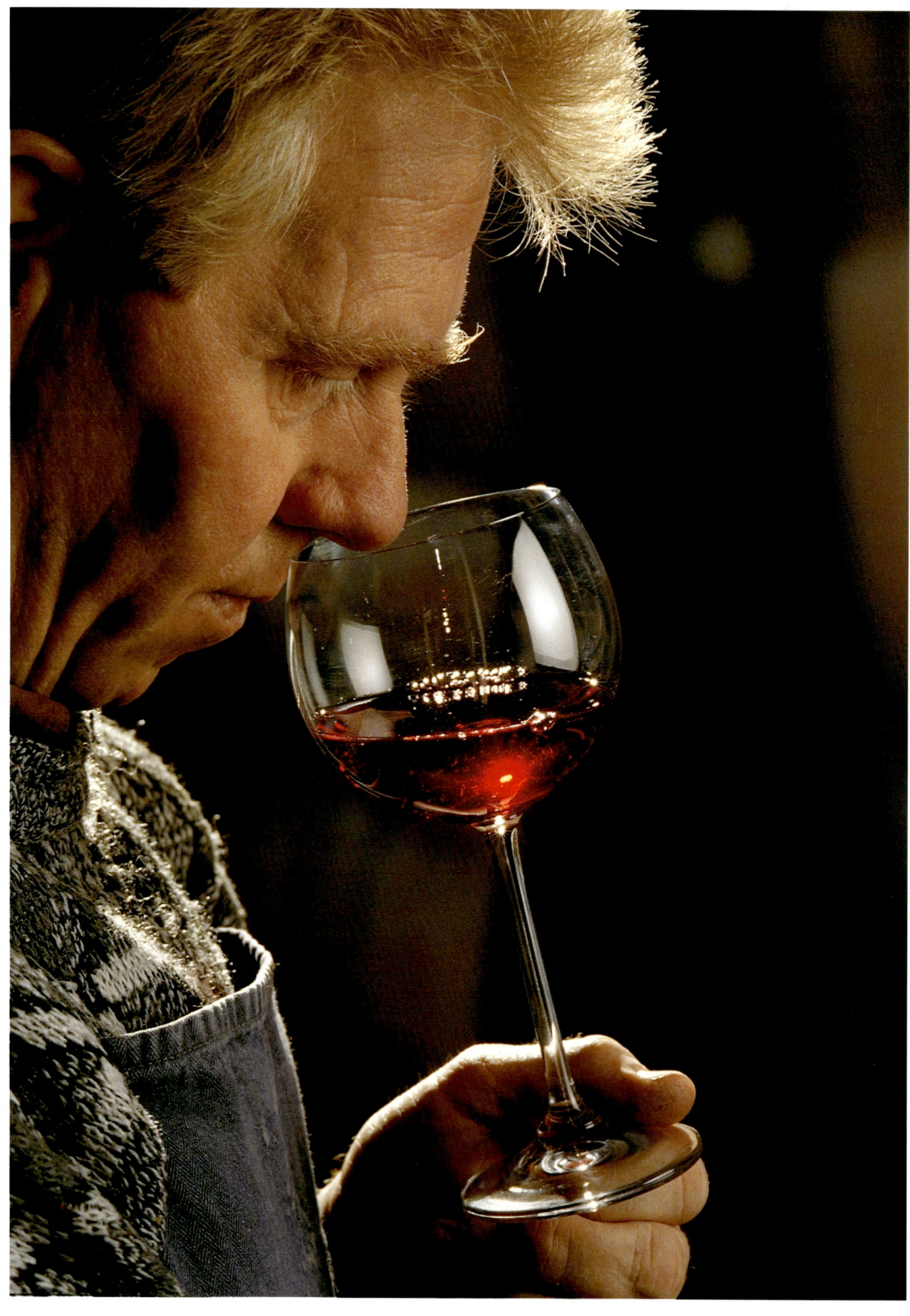

Reise durch badische Weinlande

Hans Roschach

Wein ist nicht alles in Baden – aber ohne Wein wäre Baden nichts. Wenn in den Winzerdörfern im Herbst die Trauben geerntet werden und sich die Fuhrwerke vor den Genossenschaften oft kilometerweit stauen, wird die Bedeutung des Rebensaftes für die Region offenbar. Baden gilt als *das* deutsche Weinland. Nicht die Menge, sondern die Qualität erklärt heute den guten Ruf der Weine aus dem Kaiserstuhl, aus der Ortenau und dem Markgräfler Land. Die Bodenseeweine aus der Gegend von Meersburg stehen diesen ebensowenig nach wie die Gewächse aus dem badischen Frankenland und dem Kraichgau.

Den Römern sei es gedankt, daß sie der beschwerlichen Transporte über die Alpen überdrüssig wurden und die Reben gleich an Ort und Stelle ihrer oberrheinischen Niederlassungen anpflanzten. Für das urkundengläubige Deutschland gilt das Jahr 638 als nachweislicher Beginn der Weinkultur im Sonnenland am Oberrhein. In diese Zeit fallen auch die Gründungen vieler Klöster in Baden, und daß sich die frommen Herren spätestens nach Rodung der Wälder und Aufbau ihrer Unterkünfte – und nach dem Gebet selbstverständlich – sofort mit Ackerbau und Viehzucht beschäftigten, ist bekannt. Es war naheliegend, daß der Weinbau in der klösterlichen Landwirtschaft nicht zu kurz kam, denn die Gewölbe unter den Klöstern eigneten sich hervorragend als Lagerstätte für das eine oder andere Faß. Der köstliche Saft diente allerdings sicherlich nicht nur klerikalen Zwecken. Selbst wenn alle Mönche ununterbrochen das Meßopfer gefeiert hätten, wäre im Mittelalter der Jahresbedarf allein der Bodenseeklöster von insgesamt zweieinhalb Millionen Litern so nicht zu erklären gewesen. Doch in Jahrhunderten, als Bier kaum eine Rolle spielte und Kaffee sowie Tee nicht bekannt waren, war der Wein das Volksgetränk schlechthin. Was hinter den dicken Mauern des Klerus wie der weltlichen Herrschaft nicht getrunken werden konnte, kam in den Straußen- und Besenwirtschaften ins Volk. Und zwar in Mengen, die heute fast unmöglich erscheinen. Die alten Ratsprotokolle zeugen von Superlativen bezüglich Fruchtbarkeit und Ertrag der Reben ebenso wie vom Durst der Zeitgenossen. So sollen in Überlingen in der Zeit Karls des Großen durchschnittlich über dreitausend Hektoliter Wein pro Jahr in Straußenwirtschaften verkauft worden sein. Manche Jahrgänge waren demnach so ergiebig, daß viele Trauben an den Stöcken verdorrten, weil einfach nicht alle geerntet werden konnten. Für sakrale Bauten wurde sogar der Mörtel mit Wein angerührt, und oftmals floß der Rebensaft direkt in den Bach, um einem neuen, besseren Jahrgang in den Kellern Platz zu schaffen.

Daß bei einem solchen Treiben die Ordnung nicht ganz vernachlässigt wurde, dafür sorgten die Klöster mit einem strengen Reglement in Sachen Weinbau und Kellertechnik. Viele der damaligen Rebflächen waren im Besitz der Kirche, da sie die Winzer und Schloßherren aus Hoffnung

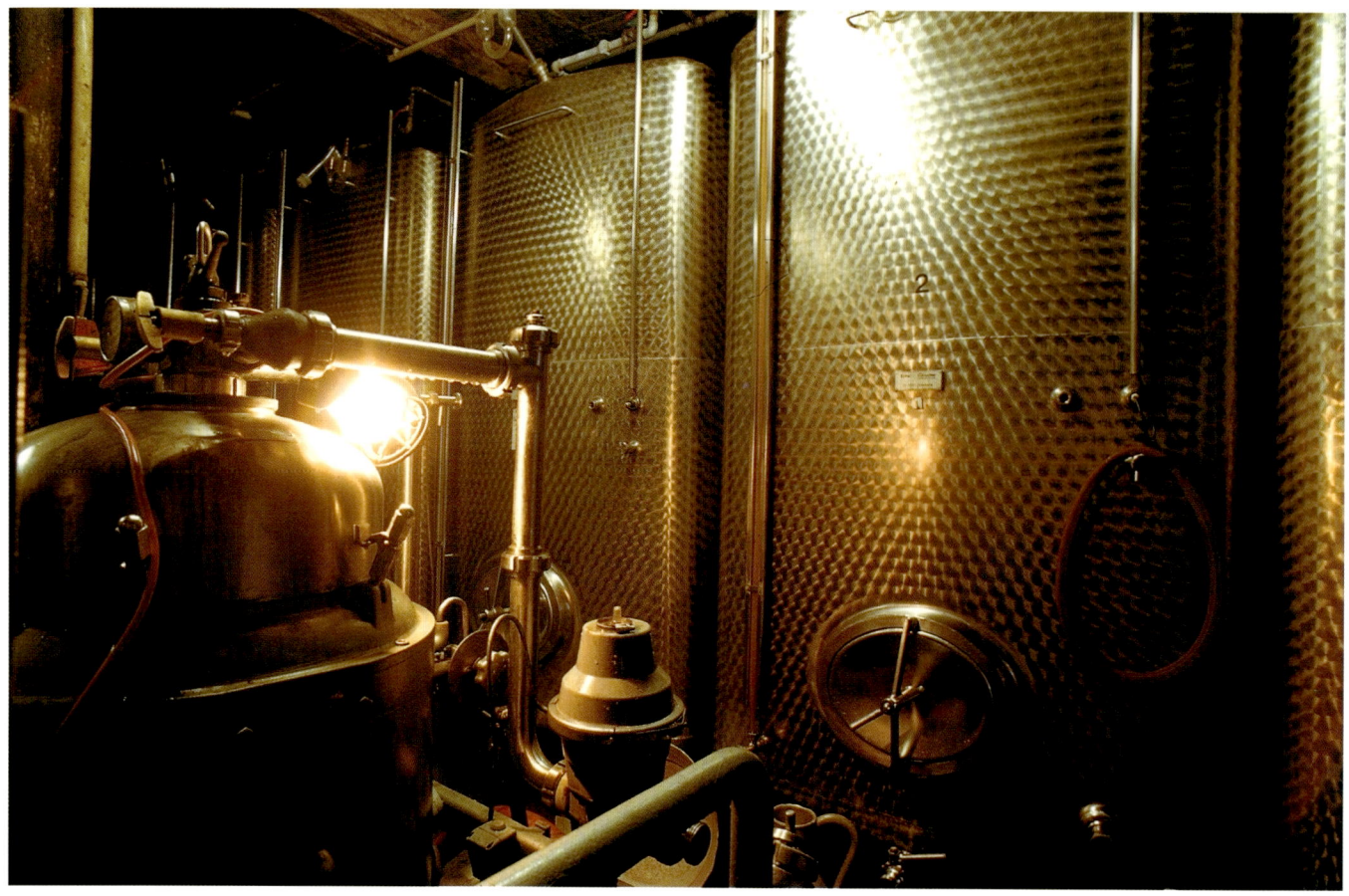

auf ein besseres Leben im Jenseits den Ordensleuten vermacht hatten, wohl wegen ihres schlechten Gewissens. Doch waren die Mönche in ihren Klöstern oft weit vom Rebstock entfernt, und so wurden die unfreien Winzer durch Gesetze zu Gehorsam verpflichtet. Die Strafen für Zuwiderhandlungen waren zum Teil grausam: Ein gewisser Hans Schertweg wurde im Jahre 1741 der Panscherei überführt und deshalb lebendig eingemauert.

Zugaben von Chemikalien als Pflanzenschutzmittel und gegen Pilzbefall, insbesondere von Blei, Antimon und Silberglätte, wurden im Lauf der Jahrhunderte verboten und streng geahndet – mit mehr oder weniger Erfolg, wie wir auch leider heute noch erfahren.

Jedenfalls wurde früher mehr Wein angebaut und getrunken – bei einer wesentlich geringeren Bevölkerungsdichte. Doch der Dreißigjährige Krieg schmälerte die Rebflächen, hundert Jahre später wüteten die Mordbrennerscharen des französischen

Sonnenkönigs unter General Melac im Land, und erst in der Mitte des 18. Jahrhunderts gelangte der Weinbau zu neuer Blüte. Doch die Rebfläche erreichte nie mehr die Ausmaße des weinseligen Mittelalters.

Die gesetzlichen Auflagen und die Abgabeverpflichtungen an die Klöster waren nicht geeignet, den Winzern Höchstleistungen abzugewinnen. Und die Qualität litt zusehends unter dem Zwang zur hohen Quantität. Das vorläufig endgültige Aus für den alten badischen Weinbau kam in der Mitte des vorigen Jahrhunderts. Durch den Beitritt Badens zum Zollverein strömte Billigware aus der Pfalz ins Land.

Rebmehltau, Blattfallkrankheit und Traubenwickler schädigten die Pflanzen, und den Rest erledigte dann die Reblaus. Nach dem Zweiten Weltkrieg waren gerade noch knapp 6000 Hektar Ackerfläche mit Reben bepflanzt – gegenüber der sechsfachen Menge zu Beginn des 19. Jahrhunderts.

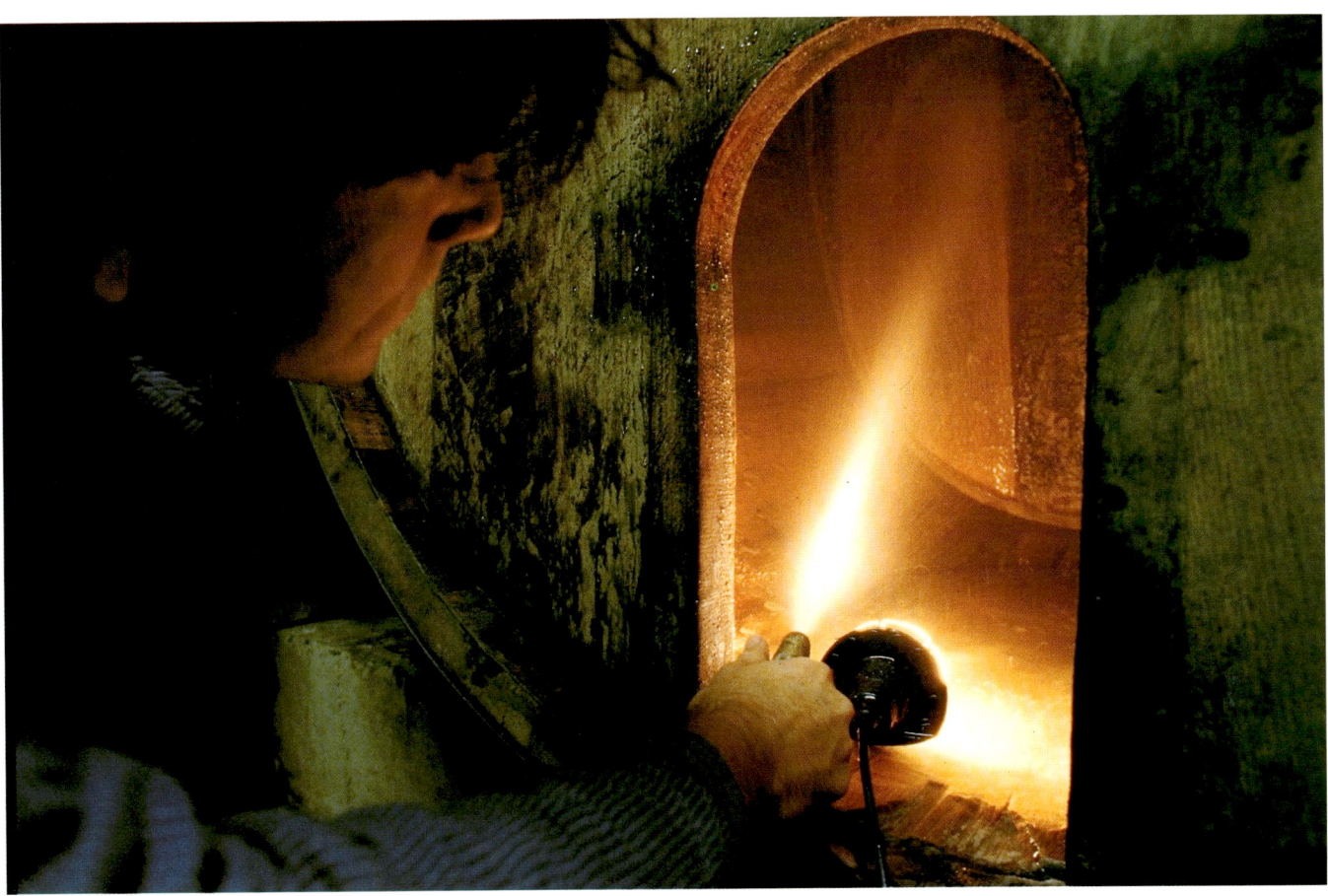

Beim Faßbau wird das Holz immer mehr vom Edelstahl verdrängt. Dennoch finden sich in vielen Kellern, besonders in Kleinbetrieben, herrlich geschnitzte Holzfässer, die allerdings viel Sorgfalt und Pflege erfordern. Den erwünschten »Holzton« vermittelt den Weinen vor allem das »Barrique«, das junge Eichenfaß.

O berbergen im Jahr 1945. Deutschland hatte gerade die schlimmsten Jahre seiner Geschichte hinter sich gebracht, und die Menschen im Kaiserstuhl freuten sich an einem denkwürdig heißen Sommer. Als wollte die Natur den arg strapazierten Winzern Linderung verschaffen, brachte der Herbst einen Jahrhundertjahrgang. Alle halfen bei der Lese mit, sogar die Schulklassen bekamen Ferien, um in den Weinbergen mitzuernten. Das folgende Nachkriegswunder ging auch an den Winzern nicht vorbei. Die arg reduzierten Rebflächen wuchsen zusehends – knapp 20 Jahre später hatte sich der Weinanbau bereits nahezu verdreifacht. Und heute verfügt Baden über die größte Weinkellerei Europas.

Ihren Ursprung hatte dieser Zentralbetrieb im Zusammenschluß einiger Kaiserstühler Genossenschaften, welche für ihre Überproduktionen, aber auch zum Ausgleich unterschiedlicher Erträge, eine Lösung suchten. Diese Kooperation trug Früchte, und bald wurde die Zentralkellerei Badischer Winzergenossenschaften gegründet, mit rund hundert teil- oder vollabliefernden Winzer-Betrieben. Bis in die sechziger Jahre befand sich der Weinmarkt im Auf-schwung, und die Lagerkapazität in Breisach wurde bis auf 160 Millionen Liter hochgefahren. Doch Wein ist ein besonderer Saft, und die Gesetze der Marktwirtschaft gelten für ihn nicht immer. So geriet durch falsche Geschmackspolitik und Massenpro-duktion das Zentralunternehmen in seichtes Fahr-wasser. Die »Süßlinge« der siebziger Jahre kleben heute noch auf der Zunge, und die Funktionäre wuß-ten nicht mehr, wohin mit dem Rebensaft aus immer mehr neu erschlossenen Anbauflächen. So bestätig-te sich schmerzlich die Erkenntnis, daß weniger oft mehr bedeuten kann.

Einige Kaiserstühler Winzer indes wollten den Genossenschaftsrummel nicht mitmachen und blieben eine verschworene Gemeinschaft. Auch anderswo bewahrten private Weingüter ihre Selb-ständigkeit. Freiwillige Mengenbeschränkung durch Zurückschneiden der Reben und dadurch bessere Qualität, sowie Verzicht auf Spritzmittel und Dünger sind für diese Vorreiter ehrlichen Weinbaus Gesetz.

Heute beginnt auch beim Weinbauverband und dessen Verantwortlichen ein Umdenken. Für den Nachfolger der Zentralkellerei, dem »Badischen Winzerkeller«, ist trockener Ausbau längst kein Thema mehr, und die Mitgliedsbetriebe sind ange-wiesen, durch Mengenbeschränkungen die Qua-litäten des Weins zu erhöhen. Besonders in Hinsicht auf die gesamteuropäische Entwicklung hat man erkannt, daß mit Massenweinen kein Geschäft mehr zu machen ist. Da sind die Südeuropäer alle-mal billiger.

In Baden setzt man jetzt noch mehr auf Qualität; hochwertige Weine sollen das Problem Überpro-duktion lösen helfen. Neidlos gestehen die übrigen Winzer in Deutschland den Badenern das Prädikat »Burgunderland« zu.

Und dahin geht nun auch die Entwicklung. Neben den klassischen Spätburgundern, als Rot-wein oder Weißherbst gekeltert, gewinnt die fri-sche, spritzige und vor allem trockene Variante des

guten, alten Ruländers, der Grauburgunder, ihre Freunde. Sogar der Badische Weinbauverband propagiert jetzt Versuche mit Chardonnay, ebenfalls aus der Burgunderfamilie, des weiteren mit Caber-net franc, Merlot und Lemberger. Dies alles aber unter dem Aspekt einer strengen Sortenreinheit, die – bis auf wenige Ausnahmen – ihre volle Berechti-gung hat. Wenn auch dem Spätburgunder etwas Lemberger zur farblichen und auch geschmackli-chen Abrundung durchaus guttut, sollen die Weiß-weine eben nur aus einer Traubensorte gekeltert werden. Auch bietet eine sinnvolle Lagenbestim-mung, nach der die Edelsorten nur in bevorzugten Flächen angebaut werden dürfen, Schutz vor Fehl-pflanzungen und somit vor minderer Qualität. Selbst-verständlich gilt dies uneingeschränkt auch für die Rieslinge, die Müller und alle anderen Sorten.

So wird sich die Weinlandschaft wohl auch am Oberrhein in den nächsten Jahren verändern. Die Zeiten, als jeder Obstgarten umgeharkt wurde, um Rebzeilen anzulegen, sind längst vorbei. Für die hemmungslose Expansion der früheren Jahre muß der Steuerzahler noch heute bezahlen. Allzu viele Kleinbauern haben sich damals von den Funk-tionären des Weinbaus zu Investitionen und Aus-weitung ihrer Anbauflächen überreden lassen und bleiben heute auf einem Gutteil der Ernte sitzen.

Von den Riesenterrassen, die zwecks Produktions-steigerung in den Löß gebaggert wurden und den halben Kaiserstuhl verunstalten, sind die Flurbe-

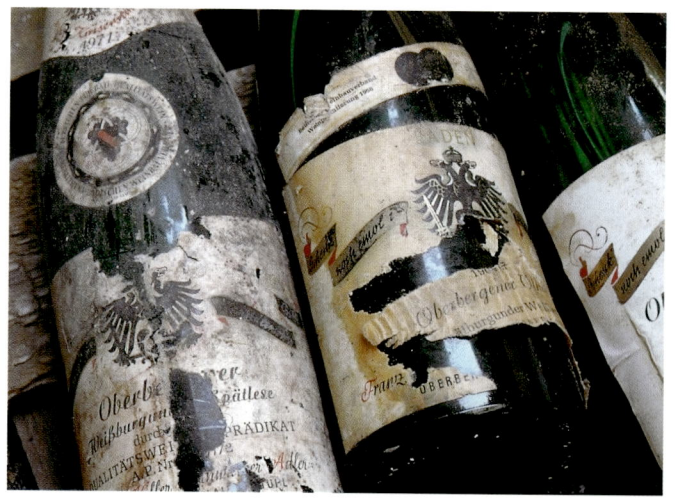

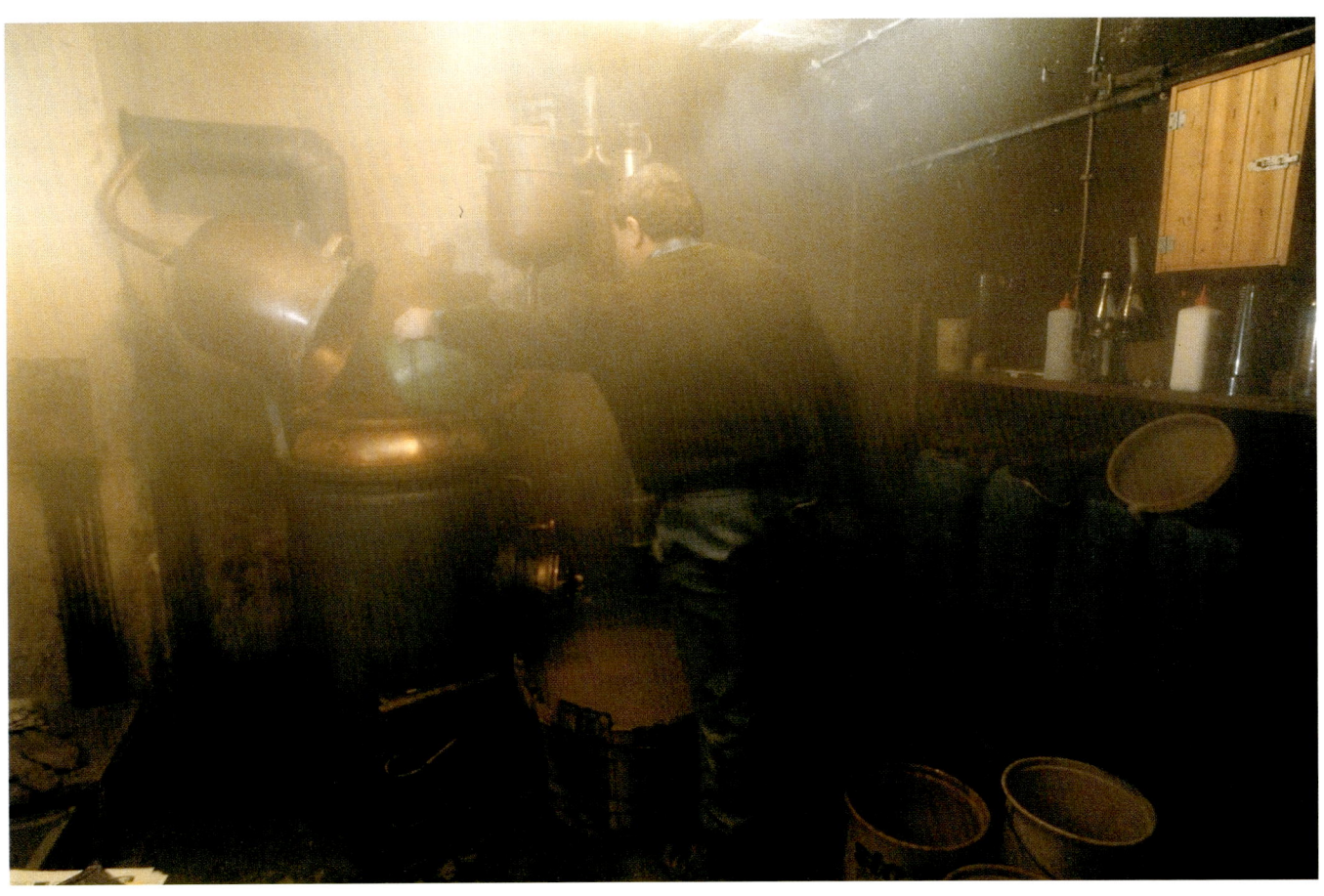

Neben den natürlichen Voraussetzungen ist die sorgfältige Vinifikation für die Haltbarkeit edlen Rebensaftes unerläßlich. Das beginnt bei der Analyse von Säure und Alkohol und endet beim Abfüllen noch lange nicht. Die Rückstände, die beim Keltern der vermahlenen Trauben anfallen, werden zu Tresterbranntwein verarbeitet.

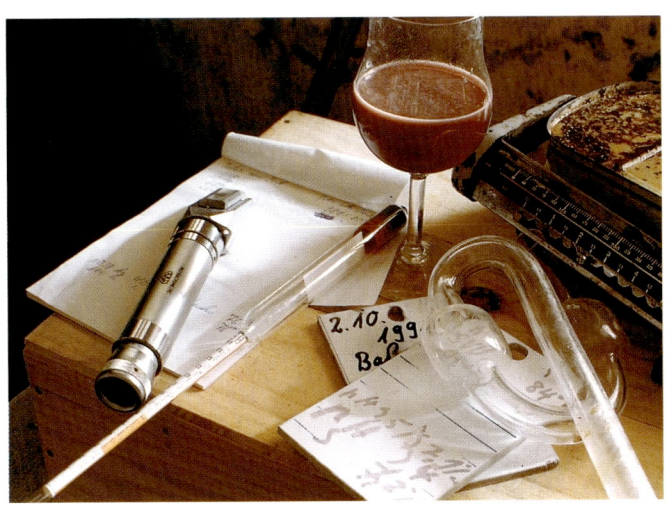

reiniger zum Glück abgekommen. Heute ist man froh über alte Reben und bietet deren Wein in besonderen Flaschen an. Die Terrassen werden in den Steillagen, die in naher Zukunft nicht mehr kostendeckend zu bewirtschaften sind, nur noch einzeilig angelegt. Die Winzer können dann mit ihren kleinen Traktoren die Rebberge ohne großen Arbeitsaufwand optimal pflegen. Gras wird nicht mehr weggespritzt, sondern gemäht und den Stöcken als natürliche Düngung zugeführt. Die Ernte gestaltet sich in den Terrassen wesentlich einfacher. Die schweren Bütten werden aus dem Bild der Weinlese verschwinden, und auch die Trauben an der ebenen Rebzeile sind leichter zu schneiden. Dies spart ebenso Geld wie der Verzicht auf chemische Schutzmittel, welche durch die bessere Sonneneinstrahlung in die Längsreihen ohnehin weitgehend überflüssig sind. Schon heute findet man in den Rebzeilen seltene Orchideen und Schmetterlingsarten, und Eidechsen krabbeln wieder über die heißen Steine.

Vom Bodensee bis zum Odenwald...

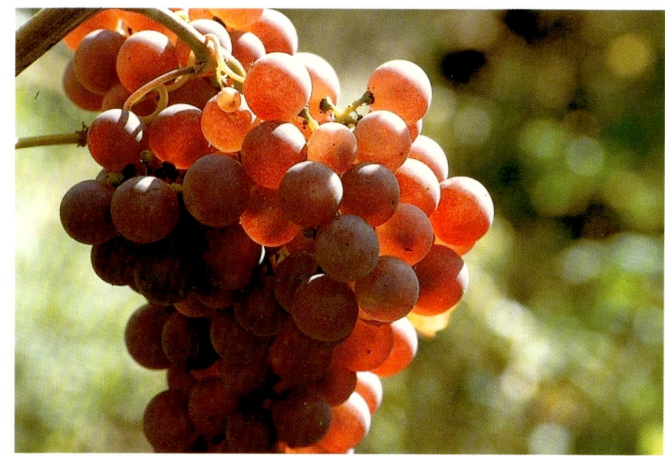

Sortenvielfalt ist der Reichtum des badischen Weinbaus. Das Klima im Sonnenland am Oberrhein läßt viele verschiedene Reben gedeihen: Tiefblauer Spätburgunder, grüner Riesling, gelber Gutedel und goldener Gewürztraminer sind nur ein Teil der Traubensorten in Baden.

Dreihundert Kilometer Weinlandschaft, vom Bodensee bis zum Odenwald, vom Rebland der Rheinebene bis zu den Schwarzwaldhängen, das ist Baden. Verträumte Winzerdörfer, die im Herbst plötzlich zu pulsierendem Leben erwachen; der eigentümliche Reiz des winterlichen Bodensees; ein Frühling voller Kirschblüten und emsiger Betriebsamkeit blaugewandeter Winzer in den Markgräfler Rebhängen, die Gluthitze im Kaiserstühler Löß, die herrlichen Sommernachmittage in den Ortenauer Ausläufern des Schwarzwaldes – Baden bietet eine Reise voller Abwechslung und immer neuen Eindrücken.

Sortenvielfalt ist der Reichtum badischen Weinbaus. Man bräuchte wohl ein Jahr und mehr, um alle Weine des Oberrheins bis zum Neckar zu probieren.

Die Bodenseeweine, meist Müller-Thurgau und Blauer Spätburgunder, die alle Genießer in die Weinstuben von Meersburg bis Konstanz locken, sind von einer feinen Rasse, säurebetont und elegant. Sie bleiben auf der Reise durch die rebenlose Gegend des Hotzenwaldes entlang am Rhein in Erinnerung, um dann vom Markgräfler Rebensaft bei Lörrach abgelöst zu werden.

Wer an einem Frühlingsmorgen in Ötlingen über dem Dreiländereck die warme Sonne und den Blick auf Basel und Frankreich genießt, entdeckt die dort angebaute Rebsorte Gutedel, deren Weine die »Wiischtuebe« von Herten bis vor die Tore Freiburgs beseelen. Der Geist des Heimatdichters Johann Peter Hebel schwebt über jedem Stammtisch fröhlicher Weinzecher, und daß ein Glas am Morgen Sorgen und Kummer vertreiben kann, ist im Markgräfler Land eine Binsenweisheit. Der Gutedel setzt Geduld und Einfühlsamkeit voraus, denn er schmeckt erst auf den zweiten Schluck. Und doch ist er auch in höherer Dosis bestens verträglich; in seiner leichten und frischen Art erlaubt er auch einen Weingenuß über einen längeren Abend, was ihn zum Zechwein schlechthin macht.

Rheinabwärts erhebt sich, nahtlos an die Gutedelgrenze anschließend, das Reich der Burgunder-Reben, der Kaiserstuhl. Was dort in der flirrenden Hitze des Sommertages gedeiht, trinkt sich herrlich im Schatten einer Kastanie, eines großen Nußbaumes oder in den kühlen Mauern der Winzerhöfe. Neben wuchtigen Rotweinen aus der Spätburgunder Traube, im jungen Eichenfaß ausgebaut, zählt auch der frische und dennoch gehaltvolle Graue Burgunder, der den oft zu »fetten« Ruländer abgelöst hat, zu den winzerischen Visitenkarten des Minigebirges im Oberrheingraben.

Der Spätburgunder ist auch die Renommiertraube aus dem Glottertal, eine der besten Lagen im Breisgau, ein eher junges Weinbaugebiet, durch das die Reise in die Ortenau führt. Dort begegnet dem Gast die Vielfalt badischer Gewächse in den Ausläufern des Schwarzwaldes, in den Seitentälern, wo der Traminer in Durbach »Clevner« heißt, wo Renchtäler Riesling als »Klingelberger« ins Glas kommt und in Gengenbach der Müller-Thurgau sich von seiner besten Seite zeigt.

...von der Rheinebene bis zu den Schwarzwaldhängen

Auf den Kleinterrassen bei Sasbachwalden, im Affental oder Kappelrodeck, wachsen berühmte Rotweine, die mit denen des Kaiserstuhls jederzeit mithalten können.

Weltgeltung erreichten einst die fruchtigen Ries'linge aus dem Baden-Badener Rebland, wo am späten Herbstnachmittag die Weinnasen aus der Kurstadt ihr »Viertele« trinken. Jenseits von Karlsruhe, im Kraichgau an der Bergstraße, hebt dieser Riesling ebenfalls das Niveau der von Müller-Trauben beherrschten Region. Und kurz vor der Ausreise ins hessische »Ausland«, bei Wertheim oder Bad Mergentheim, kostet man einen Silvaner, jenen verkannten Trinkwein, der hier im badischen Frankenland einst Hausrecht hatte und nach schweren Zeiten von seinem Vetter Riesling x Silvaner, eben Müller-Thurgau, abgelöst wurde.

So hat jeder Bereich im badischen Land seinen charakteristischen Wein, und selbst die gleiche Sorte schmeckt im Süden, auf Löß oder Vulkangestein gewachsen, anders als im Norden, wo die Reben auf Gneis, auf Porphyr oder Muschelkalk gepflanzt sind. Gottseidank, möchte man sagen, denn diese Vielfalt ist ein Erfolgsgarant für den Rebensaft vom Oberrhein – sicherlich auch noch im nächsten Jahrtausend.

Der glücklichste Augenblick im Jahr für den Winzer: Die Ernte wird eingefahren. Vergessen die harte Arbeit im Weinberg, vorbei die Angst vor Hagel und Trockenheit. Mit vollen Bottichen im Rücken fährt sich's beruhigt zur Weinkelter.

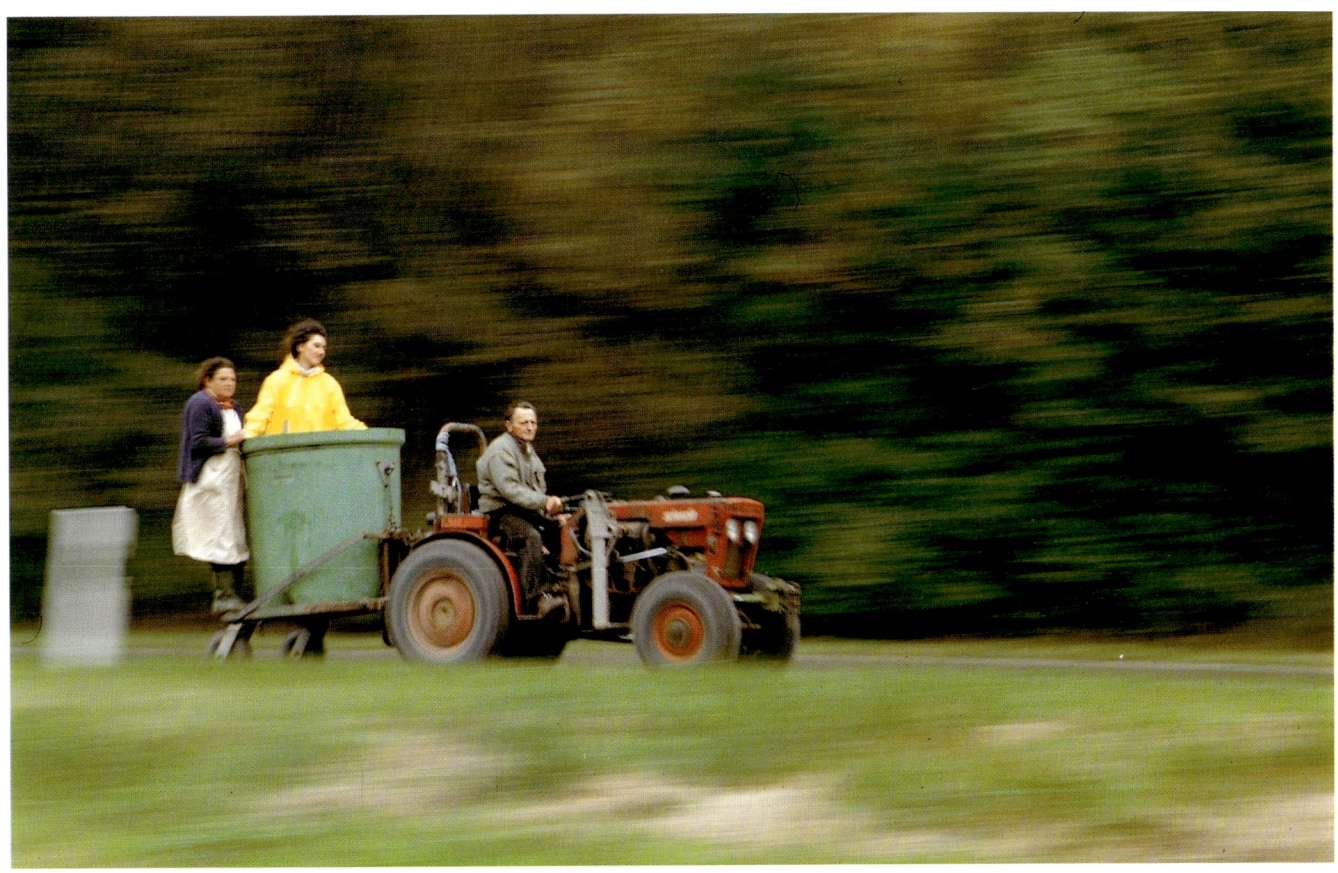

Wein ist nicht alles in Baden, . . .

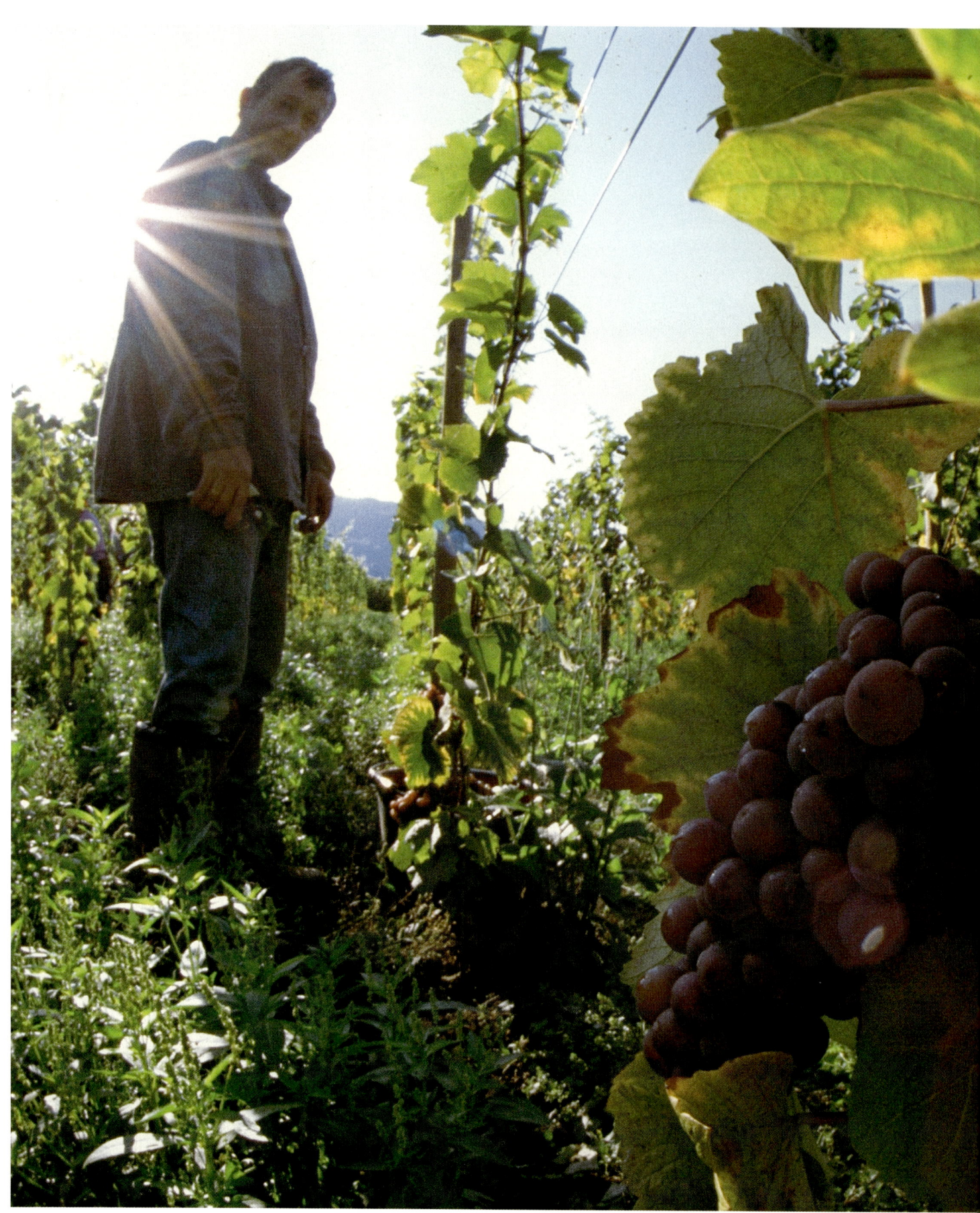

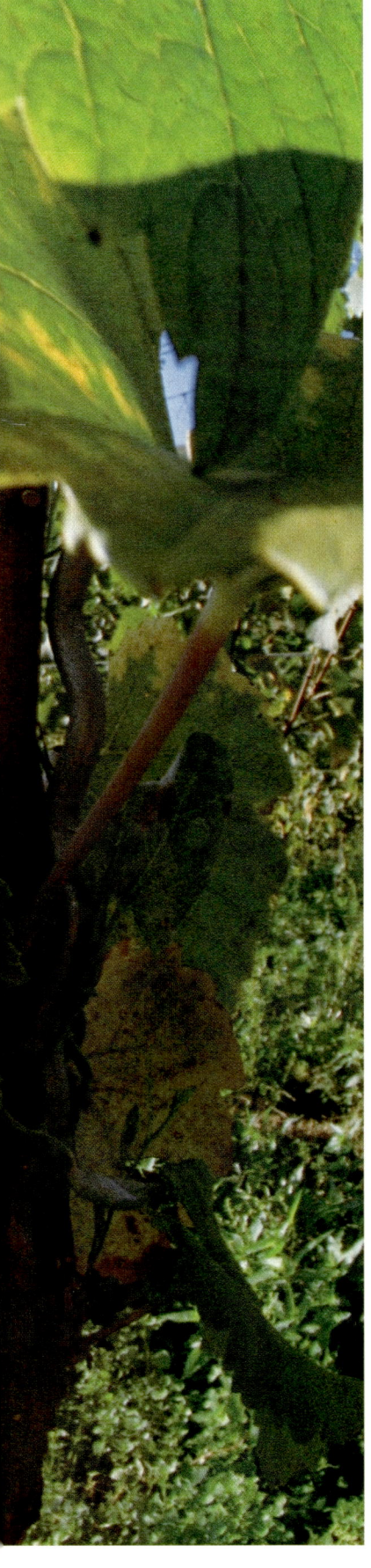

... aber ohne Wein ist Baden nichts. Wenn in den Dörfern des Rebenlandes im Herbst Trauben zur Trotte gekarrt werden und sich die Fuhrwerke kilometerweit vor den Genossenschaften stauen, wird die Bedeutung des Rebensaftes für die Region deutlich. Baden gilt als *das* Weinland. Nicht die Menge – saubere Qualität erklärt den guten Ruf der Weine aus dem Kaiserstuhl, aus der Ortenau, aus dem Markgräfler Land. Die Bodenseeweine aus der Gegend um Meersburg stehen da ebensowenig nach wie die Gewächse aus dem Badischen Frankenland und dem Kraichgau.

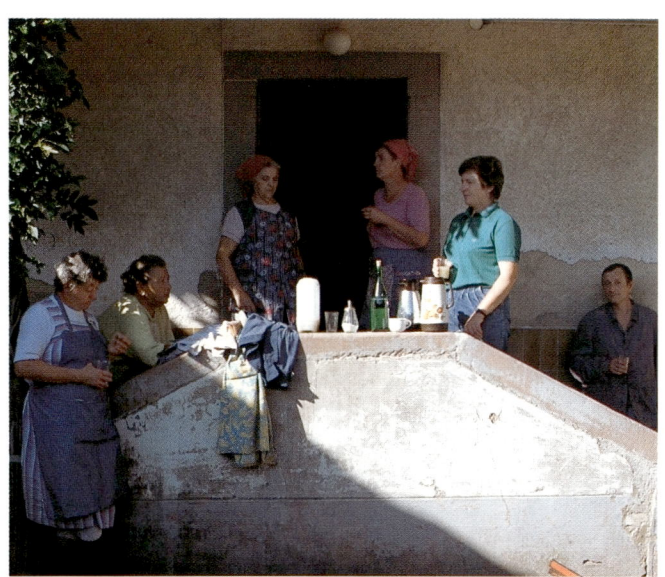

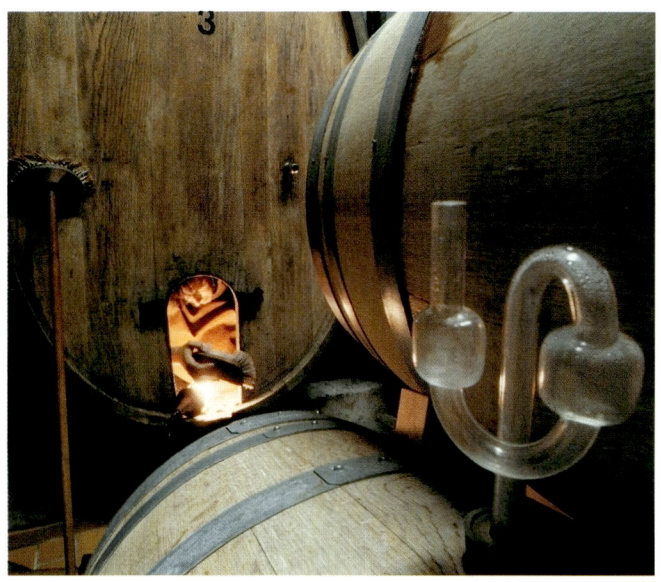

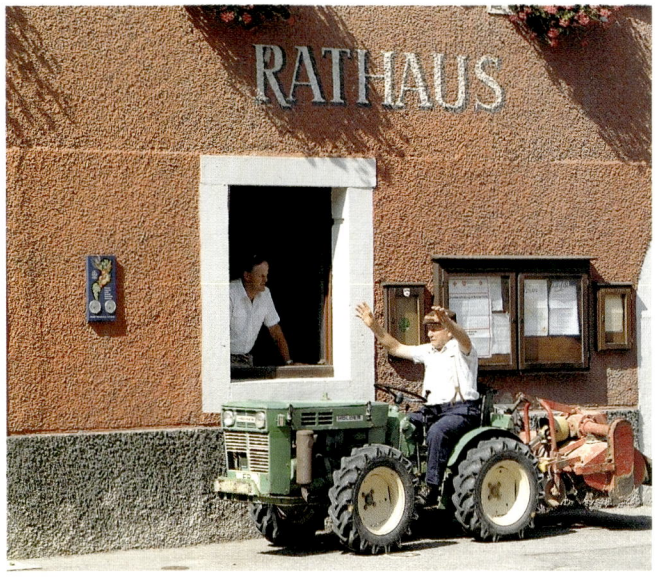

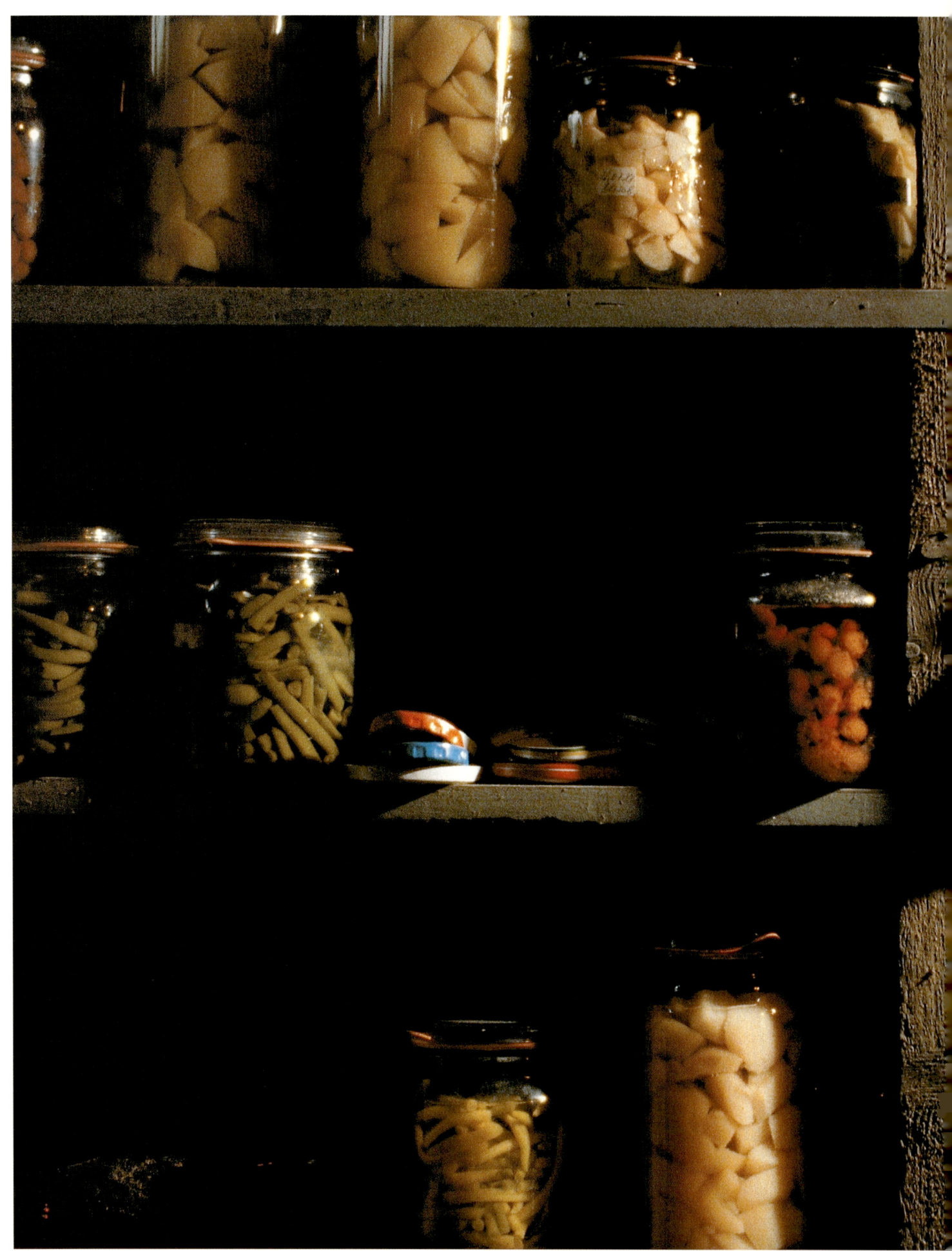

98

Selbsteingemachtes im Keller – einst war es der Stolz einer jeden Hausfrau und die kostengünstige eiserne Reserve für schlechte Zeiten.

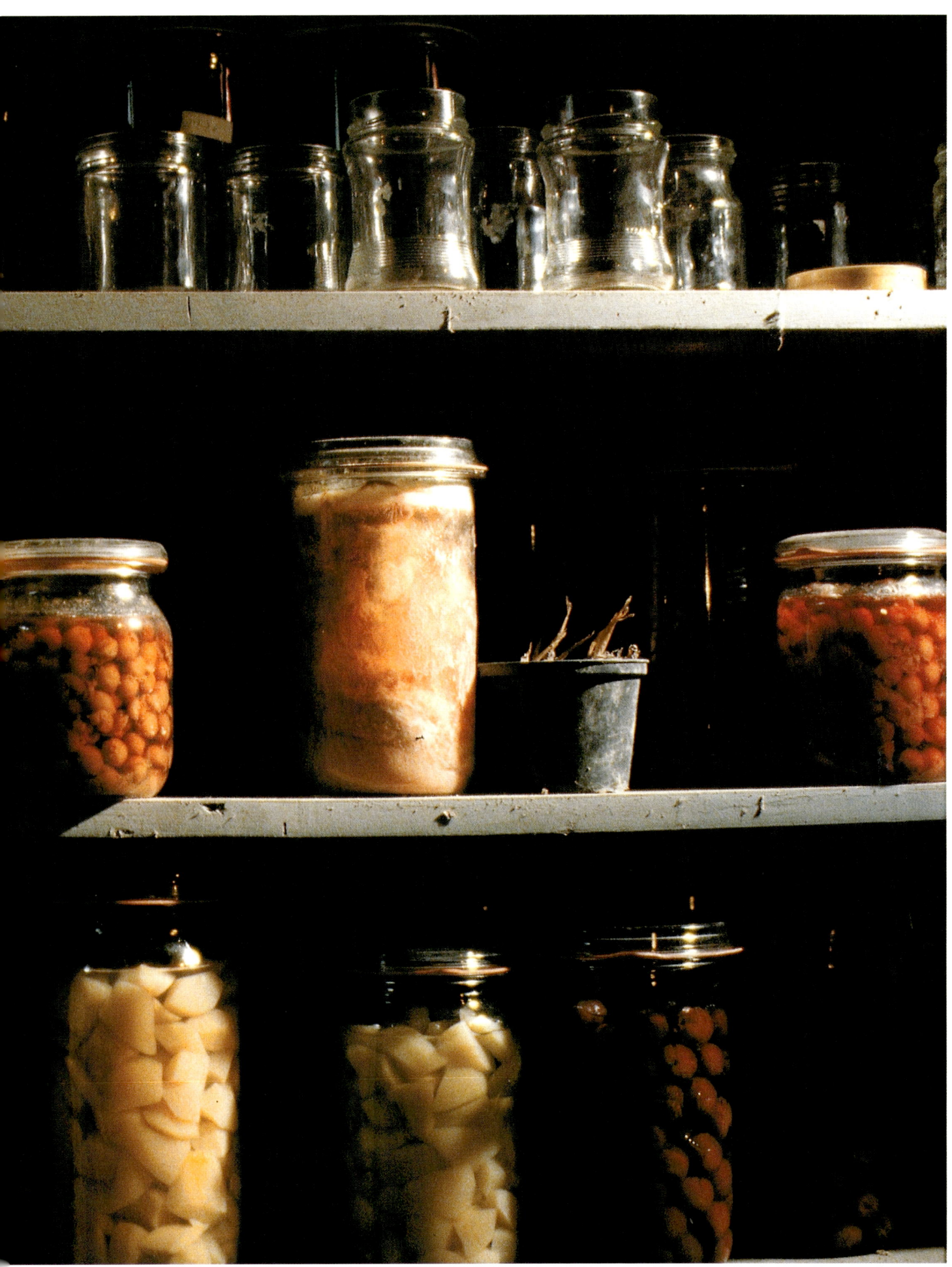

99

Heute ist es der Inbegriff für unverfälschte, ehrliche Genüsse.

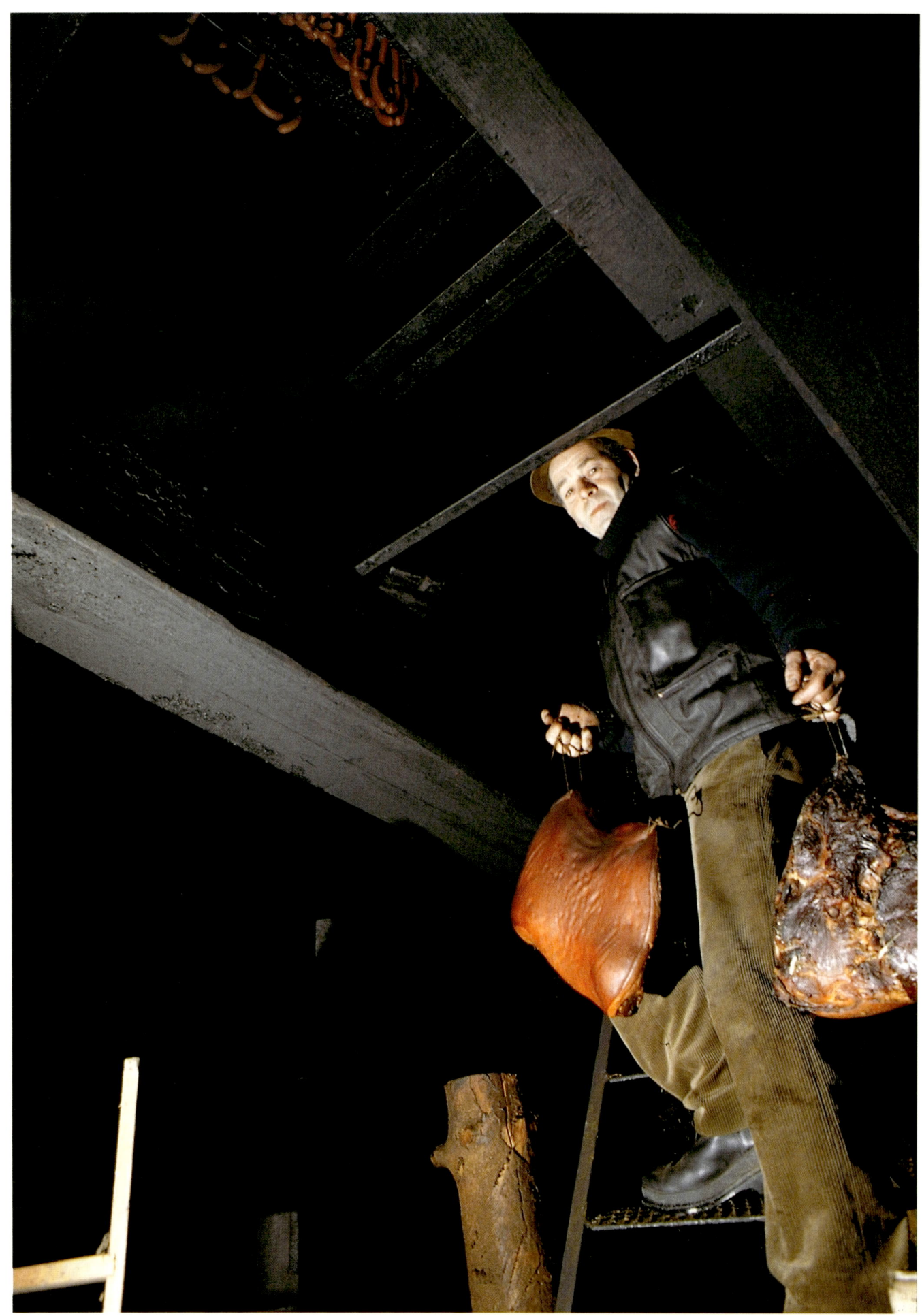

Der Schwarzwälder Schinken aus der Keule vom Schwein wird im abgekühlten Rauch von Tannen- und Buchenholz geräuchert.

Die Küche
in Baden

Hans-Albert Stechl

Badische Küche – gibt es die denn überhaupt? Eine beliebte Frage – und immer wieder leidenschaftlich diskutiert unter Gastrosophen, Wirten und Köchen, wirklichen Schlemmern und selbstgenannten Kennern. Bei einer Flasche Riesling aus der Ortenau, einem Spätburgunder vom Kaiserstuhl oder einem Gutedel aus dem Markgräfler Land läßt es sich denn auch trefflich und mit Verve die Köpfe darüber heißreden. Dabei führt dieser Disput bei allem Engagement meist ein bißchen in die Irre. Niemand, der die Kochtöpfe zwischen Rhein, Schwarzwald und Odenwald kennt, wird ernsthaft bestreiten, daß die Badener – nur um ein Beispiel zu nennen – das Wochenende kulinarisch ganz besonders gerne mit gekochtem Ochsenfleisch und Meerrettichsauce einläuten. Daß sich Österreicher und Bayern mit demselben Wohlgefallen über Tafelspitz und Wurzelfleisch hermachen, ist allerdings ebenso richtig.

Badische Küche – das ist eher eine Frage der Sorgfalt und des Einfühlungsvermögens, mit denen die Produkte der heimischen Umgebung verarbeitet werden. Das ist auch der Schuß Eleganz bei der Zubereitung, der andernorts oft fehlt. Und das ist nicht zuletzt der glückliche Umstand, daß die besten Köche hierzulande sich noch nie zu schade waren, sich auch der einfachsten Regionalgerichte anzunehmen.

Der Freiburger Franz Schneller hat schon in der ersten Hälfte dieses Jahrhunderts in seinem »Brevier einer Landschaft« seine Landsleute ermahnt, mit allem, was die Natur bietet, bewußt und behutsam umzugehen. Und geradezu weitsichtig hat er an all jene appelliert, die womöglich Gefahr laufen, beim Schielen auf die schnelle Touristen-Mark den Pfad der Tugend zu verlassen: »Als ob es nicht seit eh und je unsere heilige Pflicht gewesen wäre, alles, was die Schöpfung im Garten, in den Reben, im Wald, im Wasser und in der Luft uns zum Genuß bietet, in seiner besten Form auf den Teller und ins Glas zu bringen!«

Tatsache ist aber auch, daß sich die behaglichen alten Gasthöfe, all die »Rößle«, »Sonnen«, »Hirschen«, »Adler« und »Löwen«, den Einflüssen der Nachbarn nie verschlossen haben. Sie haben den Elsässern und Schweizern in Kochtöpfe und Pfannen geschaut und doch die eigenen alten Rezepte nicht vergessen. Auch Österreich hat seine Spur hinterlassen. Freiburg gehörte immerhin 400 Jahre den Habsburgern. Baden ist, über die Grenzen hinweg, ein offenes Land. Aus alledem hat sich in dieser genußvollen und klimatisch bevorzugten Landschaft eine meisterhafte gastronomische Kultur entwickelt.

Der Grundkurs in Alemannisch sollte allerdings absolviert sein. Sonst gibt so manche Speisekarte ihre Geheimnisse nicht preis. Denn je mehr wir uns der Grenze zur Schweiz hin nähern, um so eigentümlichere Namen tauchen darauf auf. Da ist dann von Brägele, Bibbeliskäs, Sulz und Anken die Rede.

101

Von Bibbeliskäs bis Schäufele

Aber der Reihe nach und »numme nit hudle«, also immer mit der Ruhe, die der Badner auch in hektischen Zeiten pflegt, und selbst dann, wenn die Düfte aus der Küche schon alle seine Sinne betören. *Bibbeliskäs* hat seinen Namen von den Küken, den Bibbeli, die mit diesem frischen Quark in ihren ersten Lebenstagen gefüttert werden. Damit die zarte weiße Masse auch für anspruchsvollere Gaumen Geschmack bekommt, werden feingehackte Zwiebeln und Schnittlauch untergemischt. Mit Pellkartoffeln von der neuen Ernte oder einer Scheibe Bauernbrot dazu, wird's zu einer typisch badischen Speise: einfach aber delikat. Ob mit Brot oder Kartoffeln: ein Stück *Anken* gehört unbedingt dazu. Anken ist südbadisch und heißt Butter.

Auch die Brägl oder *Brägele*, die Bratkartoffeln, sind geradezu beispielhaft für ein badisches Gericht. Eigentlich etwas ganz Simples. Aber wie oft wird gegen die Grundprinzipien der traditionellen Zubereitungsart verstoßen. Mit schaurigen Ergebnissen. Bis hin zu fritierten Kartoffelscheiben, über die Tiefkühlpetersilie gestreut wurde. Also: gekochte Kartoffeln von der eher etwas festeren Sorte werden in Scheiben (»Rädle«) geschnitten und – jetzt kommt's drauf an – in Schweineschmalz bei mittlerer Hitze möglichst in einer großen Eisenpfanne goldbraun und leicht knusprig gebraten. Zusammen mit sauren oder gerösteten *Leberle* ist es eines der deftigen, aber heißbegehrten Gerichte. Wird statt Schweineleber die vom Kalb genommen, wird's ein gar festtäglicher Genuß.

Eine ebenso perfekte Ehe wie die Leber geht die *Sulz* mit den Brägele ein. Sulz sind Kutteln und dürfen nicht mit Sülze verwechselt werden. Der Kalbsmagen muß gekocht und in feine Streifen geschnitten werden. Die Sauce erhält durch einen Schuß Wein und ein paar Spritzer Essig die fein-säuerliche Note.

Nicht nur Leber und Kutteln – *Innereien* ganz allgemein erfreuen sich in Baden höchster Wertschätzung. Gesottenes Kalbsherz, saure Nieren, gekochtes Züngle oder Kalbshirn mit Ei – manch einer rümpft darob die Nase, verfüttert diese Delikatessen

an den Hund und meint, mit einem gebratenen Stück Filet würden die höchsten Gaumenfreuden erreicht. Weit gefehlt! Wer noch nie ein in Butter gebratenes Kalbsbriesle gegessen hat – hier im Badischen sollte man es versuchen. Wenn die Jahreszeit danach ist und ein paar Morcheln drumherum liegen – um so besser.

Die Liebe zur Suppe teilen die Badener mit den Nachbarn von der anderen Seite des Rheins. *Nudelsupp* und *Flädlesupp* sind neben der an Feiertagen aufgetischten Markklößchensuppe unbestritten die Spitzenreiter. Das Geheimnis der Flädlesupp sind hauchdünne Pfannkuchen, die in feine Streifen geschnitten und mit heißer Fleischbrühe übergossen werden. Feingehackte Petersilie (Peterle) muß noch obendrauf.

Die Brühe, die in keiner guten Küche jemals ausgehen darf, kommt vom gekochten *Ochsenfleisch*. Vor allem das Bruststück – es ist durchwachsen und deshalb saftig – eignet sich am besten zu diesem traditionellen badischen Samstagsessen. Dazu wer-

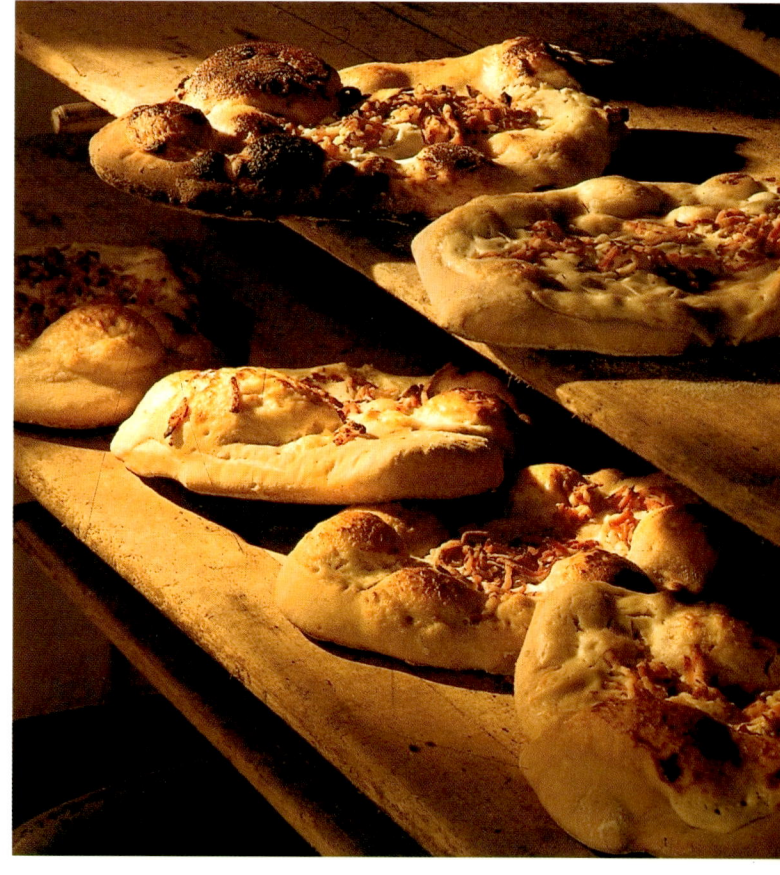

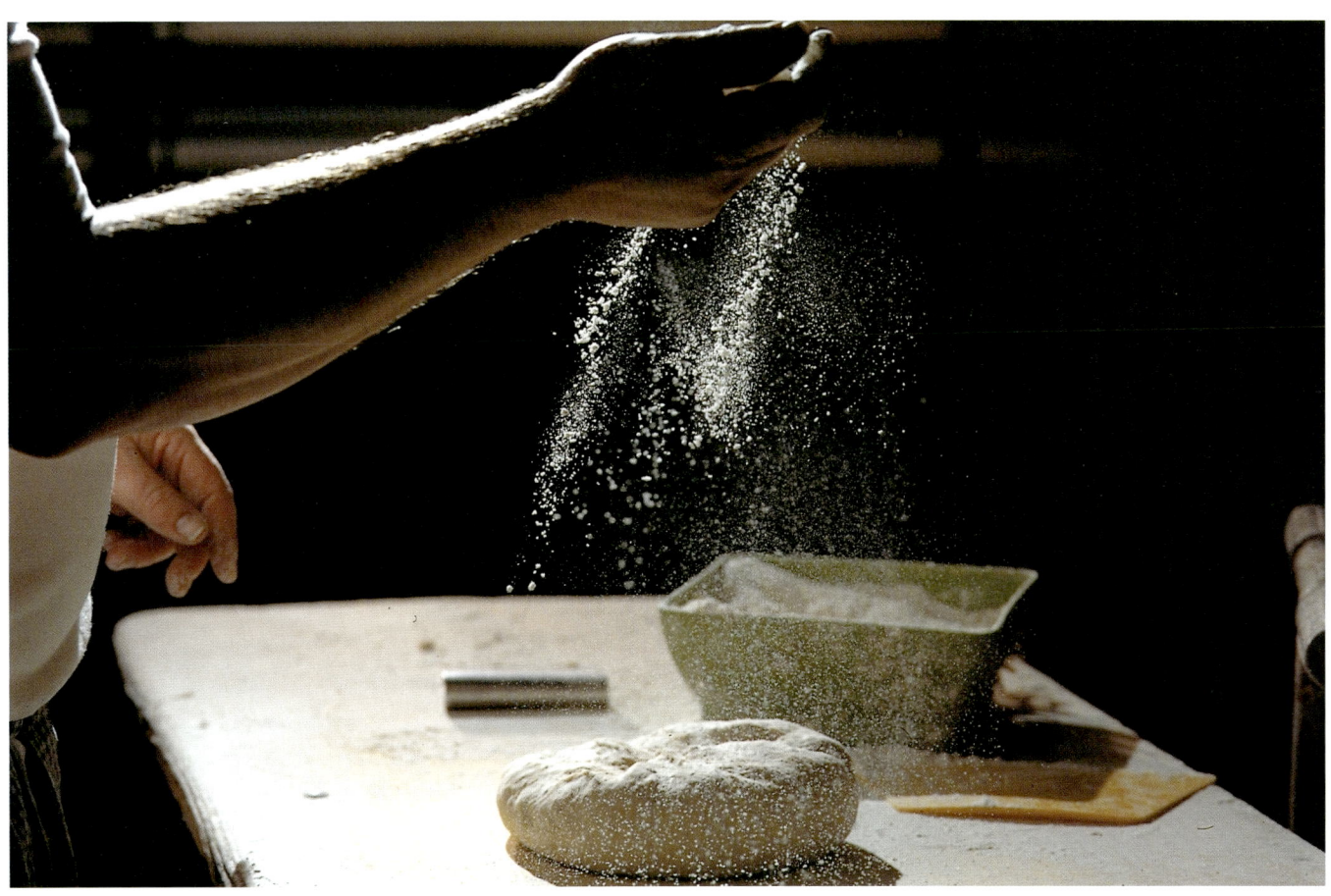

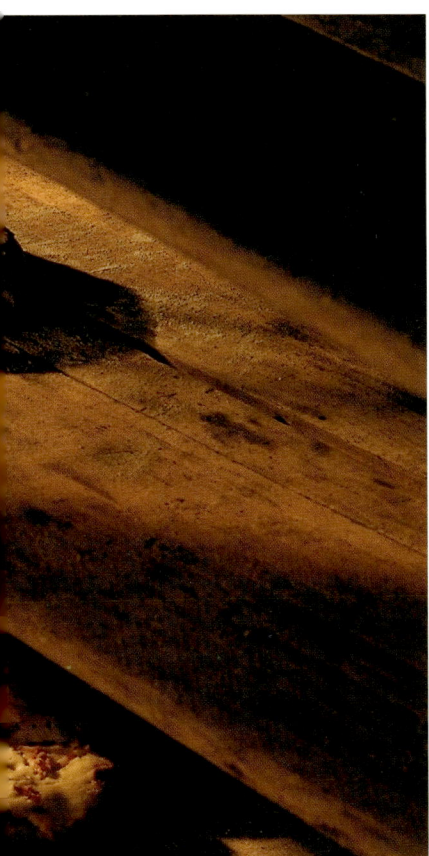

Am Anfang ist der Teig: Mehl, Wasser, Salz oder Zucker, ein Treibmittel und fertig. Da mag dann ein knuspriges Krustenbrot daraus werden, ein ofenfrischer Zwiebelkuchen, ein mürbes Holderküchle oder ein saftiges Hutzelbrot mit gedörrten Birnen, Zwetschgen und Rosinen drin – ein Sinnenfest allemal für Auge, Nase und Zunge.

den Bouillonkartoffeln gereicht, Preiselbeeren und – ganz wichtig – Rahnen-Salat (Rote Bete auf Hochdeutsch). Daß er frisch ist und nicht aus dem Glas kommt, versteht sich von selbst. Als Krönung wird das Fleisch mit Meerrettichsauce übergossen, die ruhig ein bißchen in der Nase kitzeln darf.

Ein niemals ausgefochtener edler Wettstreit der Köche hierzulande gilt den *Spätzle*. »Die Schwobe machet's au net besser wie mir«, behaupten die Badener. Und in der Tat: Auf beiden Seiten der früheren Landesgrenze kommen meist himmlisch zarte Exemplare auf den Tisch. Die echten werden mit der Hand vom Brett direkt ins sprudelnde Salzwasser geschabt. Frische Eier geben ihnen die goldgelbe Farbe. Und wenn Sonntag ist, dann kommen noch in Butter gebräunte Semmelbrösel obendrauf. Nichts paßt besser dazu als ein deftiger Braten mit Soße. Ein Gericht aus der Zeit vor der Erfindung der Kalorientabelle, mit einem Schluck Spätburgunder jedoch eine selten leckere Kombination.

103

Eine original badische Spätzlevariante sind die etwas dickeren und runderen *Knöpfle*. Mit Sauerkraut vermischt und etwas Käse obendrauf, sind sie das Pendant zu den schwäbischen Kraut- und Kässpätzle.

Das Schweinerne ist, um nochmals Franz Schneller zu zitieren, eine Kategorie für sich: »Allem voran steht das saftige Schäufele. Jeder Bissen zwingt zu einem neuen Schluck Kaiserstühler, jeder Schluck zu einem weiteren Bissen«. Das *Schäufele* kommt von der Schulter. Mild gepökelt muß es sein und kurz geräuchert. Kartoffelsalat ist die richtige Beilage. Der sollte lauwarm sein und ein bißchen »schlunzig«, aber um Himmelswillen nicht matschig. Die feine Gratwanderung dazwischen verrät den Meister in der Küche. Und garantiert ohne Mayonnaise!

Schweinernes und *Sauerkraut*: Eine Kombination, die wie füreinander geschaffen ist. Was gibt es an einem kalten Wintertag unter rustikal-kulinarischen Aspekten Schöneres, als sich durch ein Gebirge aus zartem und knackigem Kraut hindurchzufuttern, auf Würste zu treffen, die ein Meister seines Fachs gewürzt hat, Kassler zu finden, das saftig und nicht versalzen ist und dann noch ein Stück Kesselfleisch, bei dem auch der Fettrand schmeckt. Kartoffelbrei gehört selbstverständlich dazu und, als badische Besonderheit, Meerrettichsauce. Die gekochte Schnauze (»Schnürrle«), die »Sauwädele« und auch das Schwänzle sind, ebenso wie die Kinnbäckle, Details, vor denen es manchen Banausen graust, die den Kenner jedoch in höchste Verzückung versetzen. In einer Suppe aus weißen Bohnen serviert, wird's zu einer deftigen Spezialität.

Bevor es allerdings soweit ist, muß die Sau dran glauben. Der Schlachttag auf dem Dorf, wo beim Bauern im Hof das quiekende Tier sein Leben aushaucht, ist noch immer ein archaisches Erlebnis.Wenn das Messer die Schlagader durchtrennt hat und das stoßweise hervorquellende Blut sich im Topf sammelt, kredenzt die Bäuerin die erste Runde Schnaps. Derweil wird der holzbefeuerte Kessel an-

geheizt, und schon bald sieden Fleisch und Würste ihrer endgültigen Bestimmung auf der *Schlachtplatte* entgegen.

Der »Sauerkrautfresserei« als angeblichem Ausdruck deutscher Barbarei braucht sich indes niemand zu schämen. Auf der anderen Rheinseite, im Elsaß, wird bestimmt doppelt soviel davon verputzt. Und im übrigen hat Heinrich Heine für immer Absolution erteilt: »Sei mir gegrüßt, mein Sauerkraut, hochselig sind deine Gerüche.«

Was im Winter die deftige Schlachtplatte an Pfunden auf die Hüften gepackt hat, wird im späten Frühjahr mit dem fast kalorienfreien *Spargel* aufs Angenehmste wieder abgebaut. Die Spargelsaison – auch wenn sie nur kurze sechs Wochen von Anfang Mai bis Mitte Juni dauert – ist für den Feinschmecker im Südwesten die schönste aller Jahreszeiten. Ob das königliche Gemüse nun bei Schwetzingen oder am Tuniberg südlich vom Kaiserstuhl gestochen wird – die lockeren und leichten Sandböden der Rheinebene lassen es allemal prächtig gedeihen.

Spargel wird traditionell mit rohem und gekochtem Schinken sowie mit *Kratzete* serviert. Letztere sind in der Pfanne zerstoßene (zerkratzte) Omelette. Wer Kratzete übrigens auf der zweiten und nicht auf der ersten Silbe betont, ist sofort als Nordlicht enttarnt. Mancherorts zieht man Salzkartoffeln als Beilage den Kratzete vor. Ob dazu dann zerlassene, nicht zu braune Butter oder Sauce hollandaise besser paßt, ist reine Geschmackssache.

Schwarzwaldbäche, kleine Weiher und der Bodensee haben die badische Küche seit eh und je mit frischen Fischen versorgt. Und früher natürlich auch der Rhein. Rheinlachs wurde einst in solchen Mengen angelandet, daß sich das Gasthauspersonal im Dreiländereck am Rheinknie vertraglich absichern mußte, um ihn nicht öfter als dreimal pro Woche als billiges Belegschaftsessen vorgesetzt zu bekommen. Das ist gerade mal drei Generationen her. Heute kann man froh sein, wenn in einem versteckten Schwarzwaldrestaurant noch

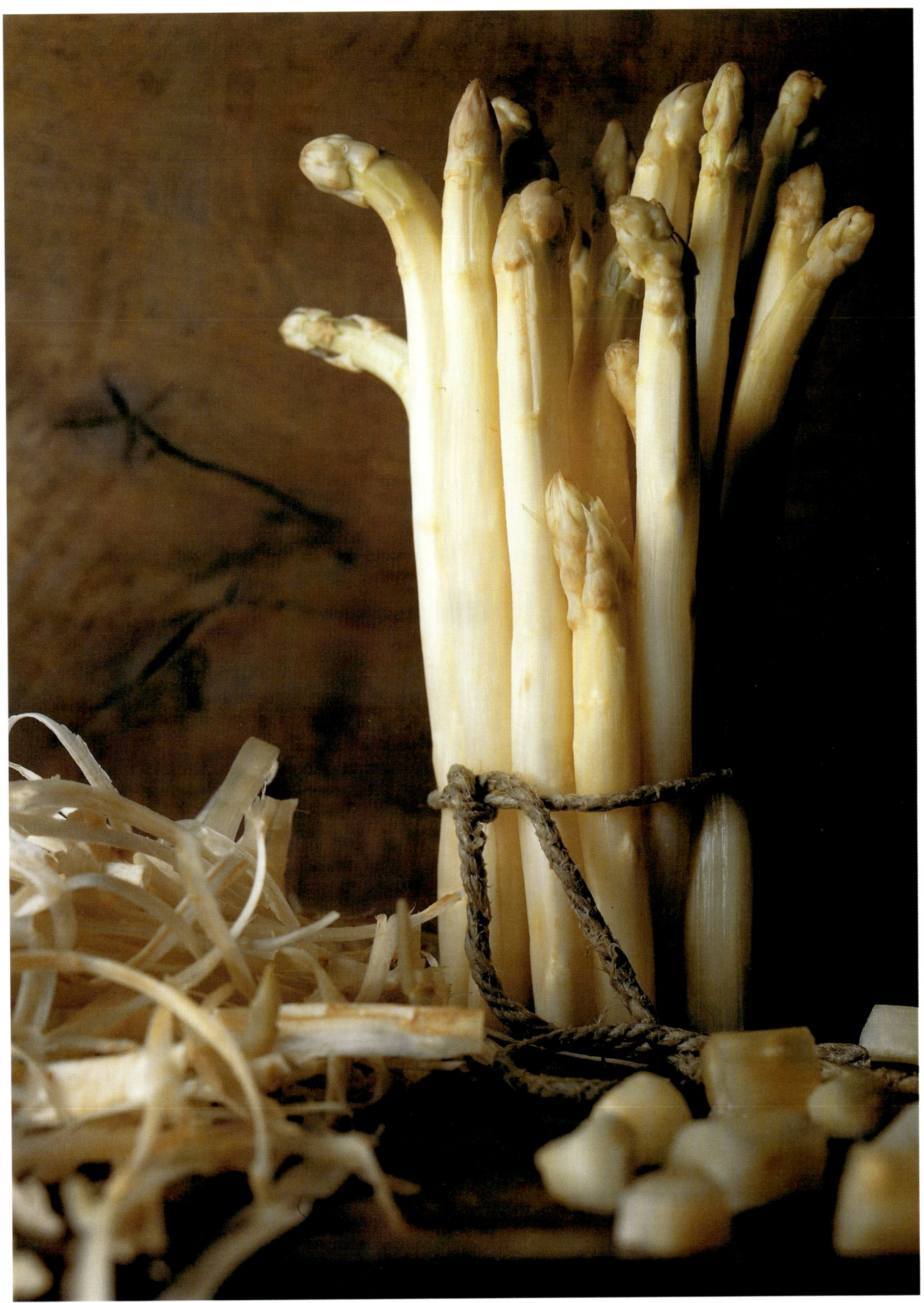

105

Die Spargelsaison ist für den Feinschmecker die schönste aller Jahreszeiten.

»Guet esse und trinke haltet Liib und Seel zämme«.

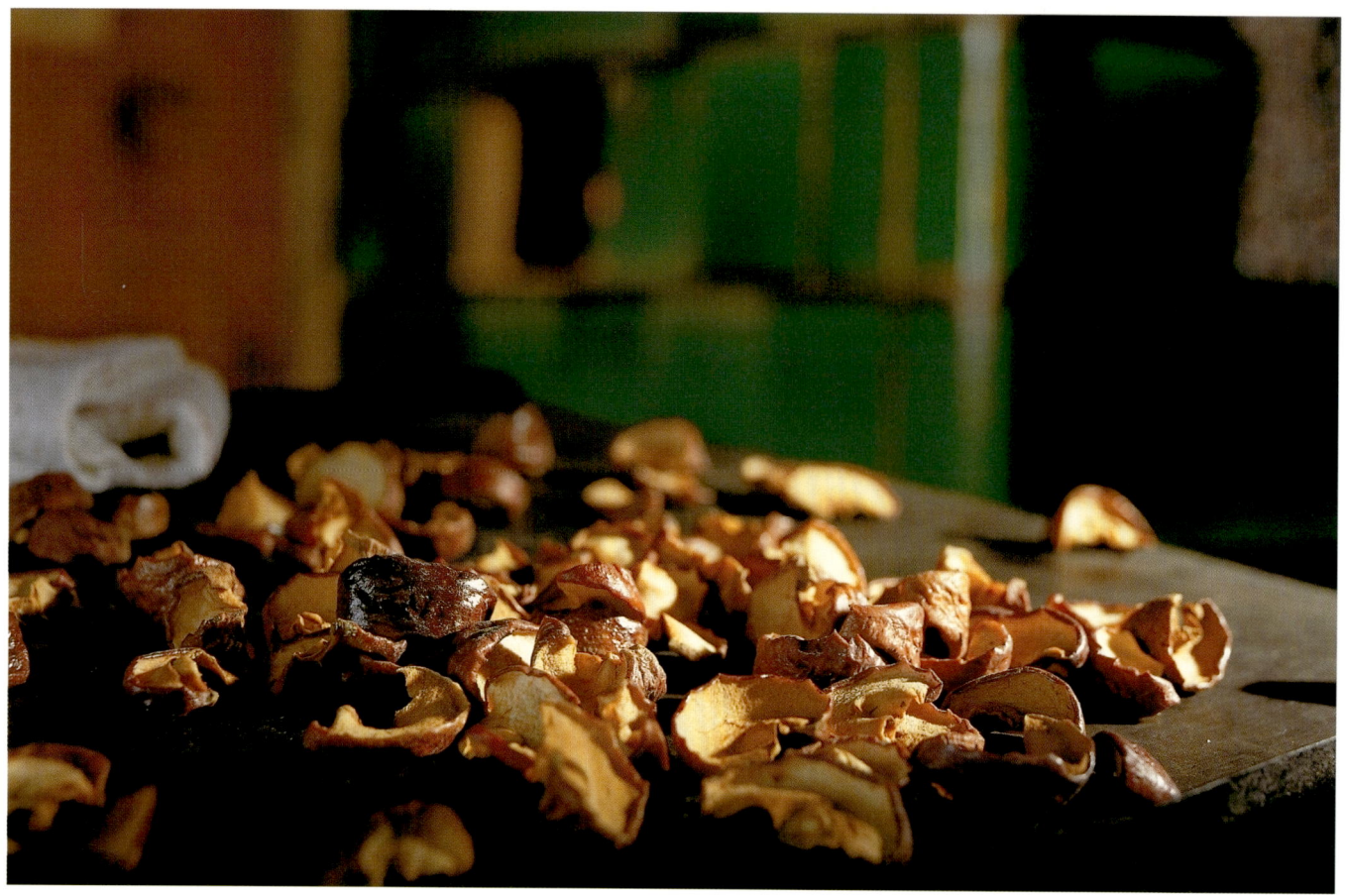

echte, wilde *Bachforellen* serviert werden – blau, also gekocht, oder als »Müllerin Art« in Butter gebraten. Sie sind einmalig im Geschmack, haben ein festes Fleisch und sind mit den fetteren Zuchtfischen aus dem Teich überhaupt nicht zu vergleichen. Die kleinen roten Punkte auf der Seite sind ihr Erkennungszeichen. Wenn übrigens in der Zeit von November bis April »echte« Bachforellen angeboten werden, handelt es sich entweder um Tiefkühlware, oder ein Scharlatan ist am Werk. In diesen Monaten ist Schonzeit. Geangelt werden darf nur von Mai bis Oktober.

Einen wahren Siegeszug hat das geräucherte Filet der Forelle angetreten. Kaum eine Speisekarte, auf der es nicht angeboten wird. Liegt es frisch und hausgeräuchert und vor allem leicht angewärmt auf dem Teller, ist nichts dagegen einzuwenden. Kommt es allerdings aus der Plastikfolie und direkt aus dem Kühlschrank, hätte man das Tierchen besser leben lassen.

Getrocknete Pilze – eingefangene Aromen von Wald, Wiese und Erde, jederzeit bereit, die konservierte Fülle von Duft und Geschmack wieder abzugeben an Saucen und Suppen, an Rehrücken und Eintöpfe.

Zu den edlen Fischsorten gehört der *Zander*. Seine Filets vermählen sich mit einer Rieslingsauce aufs angenehmste. Der Bodensee liefert *Felchen* und die berühmten Filets vom *Egli*, dem kleinen, feinen Süßwasserbarsch. Diese mit Mandeln in Butter gebraten und ein Viertele vom trockenen Meersburger Müller-Thurgau dazu – wer kommt da nicht ins Schwärmen? Nicht zu vergessen der *Hecht*. Wegen seiner unendlich vielen Gräten wird der Räuber gerne zu Hechtklößchen verarbeitet – eine höchst verführerische Metamorphose.

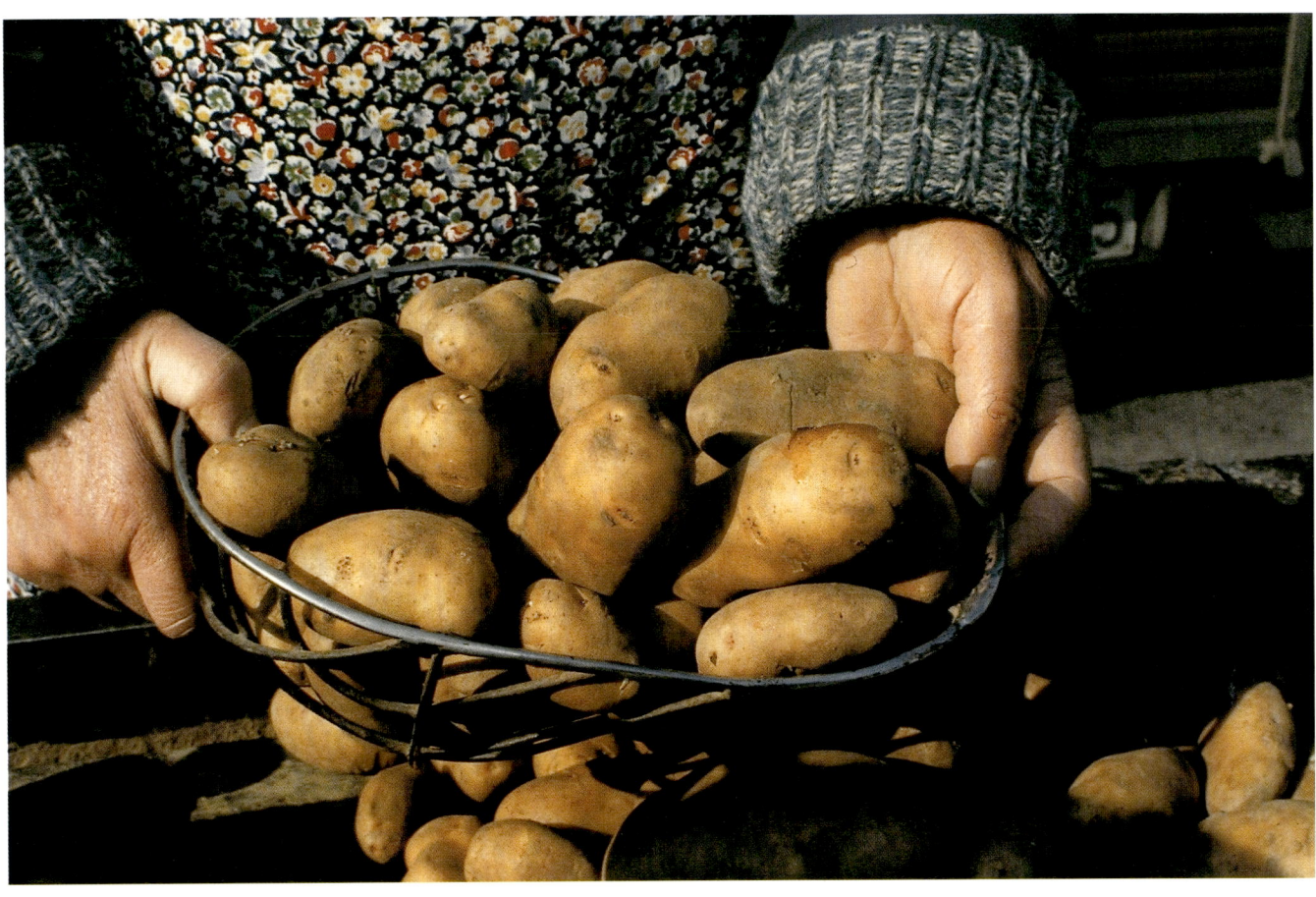

Ob zart knusprige Brägele oder Kartoffelsalat daraus wird? Vielleicht eine Pellkartoffel zum Bibbeliskäs oder gar die Begleitung zum königlichen Spargel?

Wildspezialitäten wie Rehrücken »Baden-Baden« mit Birne, Preiselbeeren und Spätzle sind ein Festmenü par excellence. Rehgulasch wird durch frische Pfifferlinge geadelt. Und die Medaillons aus der Keule sind – neben dem Rücken – das Zarteste, was uns dieses Wild zu bieten hat. Der Fasan kommt traditionell auf Weinkraut angerichtet daher, dem, weil Herbst ist und die Rebstöcke vollhängen, Weinbeeren beigegeben werden. Eine leckere Beilagen-Variante in dieser späten Jahreszeit sind glacierte Maronen. Ganz wichtig ist es, daß

ein junger Vogel auf den Tisch kommt. Man erkennt ihn daran, daß der Sporn noch nicht spitz ausgebildet, sondern erst im Ansatz vorhanden ist. Ältere Exemplare sind trocken und gnadenlos zäh. Ein ebenso leckerer Vogel ist das mit Brät und Kräutern gefüllte Rebhuhn.

Beim Hausgeflügel steht das *Mistkratzerle* in der Beliebtheitsskala ganz oben: ein Hähnchen, das sein nur wenige Monate langes Leben freilaufend auf dem Bauernhof bei Körner- und Grünfutter zugebracht und sich den Rest der Nahrung selbst vom Misthaufen gekratzt hat. Um Pfingsten herum sind sie meist schlachtreif. Die einfachste Zubereitungsart, mit etwas Thymian, Petersilie und Zwiebeln im Bauch in einer Kasserolle im Backofen herausgebraten, ist für viele Schlemmer auch die feinste.

Beliebt ist die elsässische Variante, zu der auch der geringfügig ältere Hahn taugt: In einer Rieslingsauce, der ein paar Pilze den Pfiff geben.

Der Alemanne weiß, wovon er spricht, wenn er als alltägliches »Bindemittel« dabei an sein Vesperbrettle denkt. Auf dem Land ist Vespern noch heute eine fast heilige Handlung. Die Arbeit wird unterbrochen, es kehrt Ruhe ein, Kräfte werden gesammelt. Wer schon in aller Herrgottsfrühe zum Schaffen muß, braucht im Laufe des Vormittags nochmals eine Stärkung. »Z'Nüni« heißt das gegen neun Uhr verspeiste zweite Frühstück. Leberwurst, Blutwurst und Schwartenmagen gehören dazu und – natürlich – Schinken und Speck. Speck ist das etwas fettere Stück. Ist er weich und labbrig, taugt er nichts. Er muß fest, fast hart sein. Mit einem scharf geschliffenen Messer wird der Speck in ganz feine, schmale Riemchen geschnitten und auf dunkles Brot gelegt. Der Schwarzwälder Schinken aus der Keule vom Schwein und ebenso berühmt wie der Bollenhut, wird – wie der Speck – im abgekühlten Rauch von Tannen- und Buchenholz langsam und schonend geräuchert. Wacholderbeeren in der Glut verleihen das unvergleichliche Aroma. Zuvor lag er einige Tage im Salz. Die in Rekordzeit heißgeräucherten Schinkenstücke, denen mit Spritzen Salzlake injiziert wurde und die als gummizähe Bollen in Folie verschweißt an jedem Black-Forest-Souvenir-Shop als »Original Schwarzwälder Schinken« verramscht werden, läßt man besser liegen. Wer's verträgt, trinkt zum Z'Nüni das erste Chriesewässerle (Kirschwasser) des Tages. Speziell im Markgräfler Land, zwischen Freiburg und dem Rheinknie bei Basel, wird das Schnäpschen häufig durch ein Glas Gutedel, den typischen Schoppenwein im südlichen Badnerland, ersetzt.

Das nachmittägliche Gegenstück zum Z'Nüni ist das *Z'Vieri*, also das Nachmittagsvesper, das um vier Uhr verzehrt wird und keinesfalls den Appetit aufs Abendessen verderben darf. Hier wird das Vesperbrettle vor allem im Spätjahr schon mal von anderen jahreszeitlichen Leckereien verdrängt. Schälnüsse gehören dazu. Das sind ganz frische Walnüsse, bei denen die leicht bittere Haut noch feucht ist und abgeschält werden kann. Übrig bleibt der blanke, elfenbeinfarbene und süßliche Kern. Dazu ein Bauernbrot mit Butter, und die Welt ist in Ordnung. Im Herbst, wenn der neue Rebsaft gerade zu gären beginnt, wird auch schon am Nachmittag gerne mal zu einem Viertele vom neuen Wein gegriffen. Der »Neue Süße« oder »Suuser« ist anfangs noch süß, wird mit fortschreitender Gärung »räß«, also säuerlicher. Besonders gut dazu paßt warmer Zwiebelkuchen mit Rahm und Speckwürfeln. In dieser Kombination wirkt er sich jedoch oft fatal auf den Magen ungeübter Zecher aus. Und auch der Alkoholgehalt des jungen Weines wird immer wieder unterschätzt.

Bei aller Liebe zu deftigen Genüssen hat die badische Küche Süßspeisen, Torten und Kuchen zu keiner Zeit vernachlässigt. Das berühmteste Konditorprodukt ist sicherlich die *Schwarzwälder Kirschtorte*, eine kalorienmächtige Anhäufung aus Mürbe- und Bisquitteig, Sauerkirschen, Schokolade, Sahne und – ganz wichtig – einem kräftigen Schuß Kirschwasser. Ob die Urform dieser Torte tatsächlich, wie oft kolportiert wird, von einem persischen Harems-Chefkoch stammt, der damit den Damen die vom Kalifen gewünschten rundlichen Formen anmästete, ist nicht verbürgt. Daß sie dazu ohne weiteres taugt, weiß jeder, der schon einmal der Versuchung nicht widerstehen konnte und ein zweites Stück zum nachmittäglichen Kaffee orderte.

Obst gedeiht in der Rheinebene reichlich. *Bühler* Zwetschgen sind weit über die Region hinaus berühmt. Und alleine im Eggener Tal bei Kandern legen jedes Frühjahr 50000 Apfel-, Kirsch- und Birnbäume einen atemberaubenden weiß-rosa Blütenteppich übers Land. Und so gehören alle Varianten von Obstkuchen zum Standard-Repertoire einer badischen Küche.

Glücklich darf sich schätzen, wer sie erwischt: die *Holderküchle*. Die duftenden, weißen Blütendolden des schwarzen Holunders werden mit dem Stiel vom Strauch geschnitten, und zwar so vorsichtig, daß keine Blüte abfällt. Kopfüber wird die Dolde in Pfannkuchenteig getaucht und sofort in heißem Fett ausgebacken. Etwas Puderzucker darüber. Fertig. Und am besten noch warm direkt aus der Pfanne verspeist.

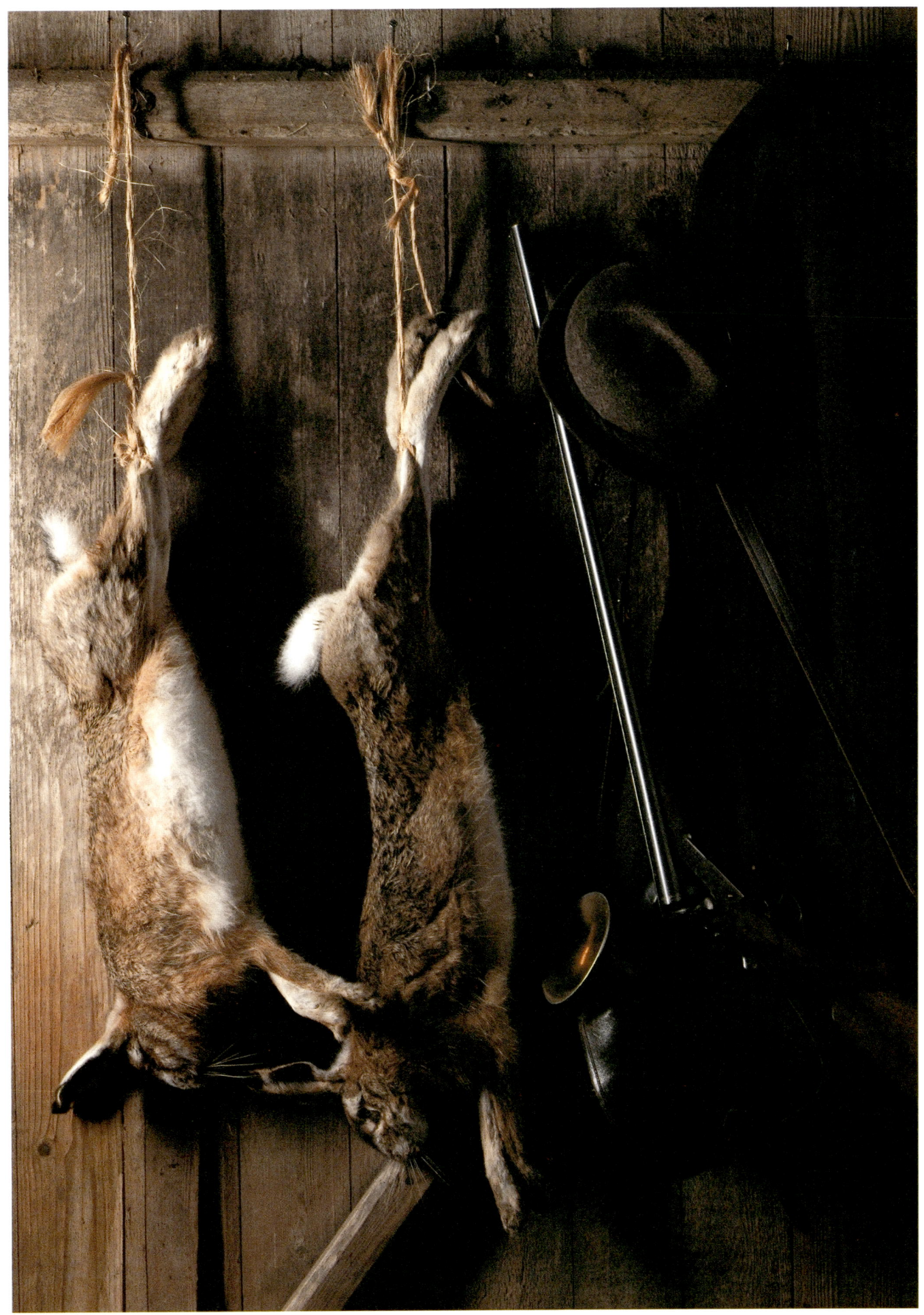

Herbst ist Wildzeit. Rebhuhn, Fasan, Wildschwein, Hase und Reh werden in der Rheinebene und im tiefen Tann geschossen.

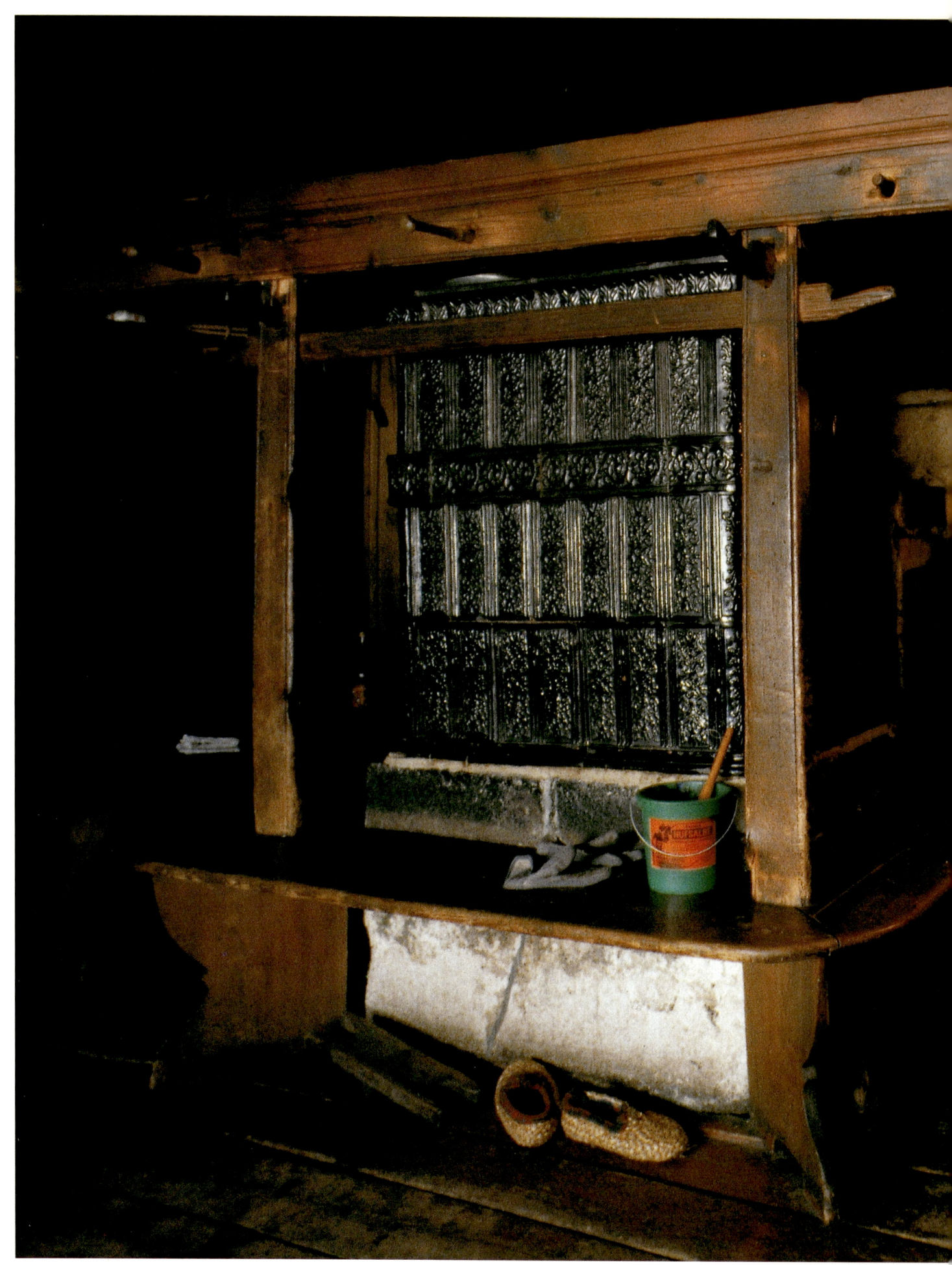

Heimeliger geht's nicht mehr: Die »Kunscht«, die Bank am wärmenden Kachelofen, ist Mittelpunkt des Wohnzimmers, ein Refugium

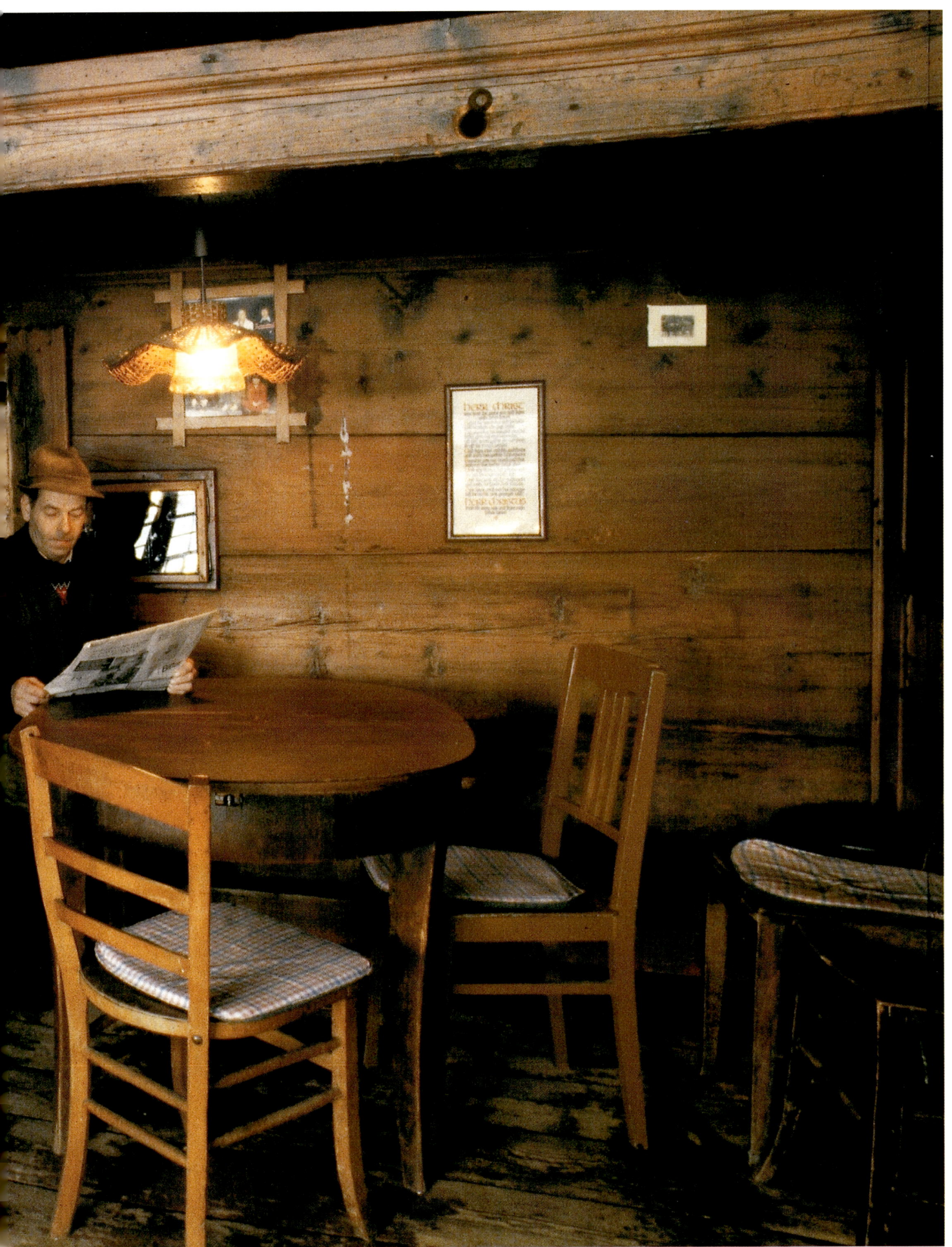

für die ganze Familie an kalten Tagen, der Platz für einen Schwatz im trauten Kreis.

Von der einfachen Bauernbeiz bis zum Gourmet-Tempel

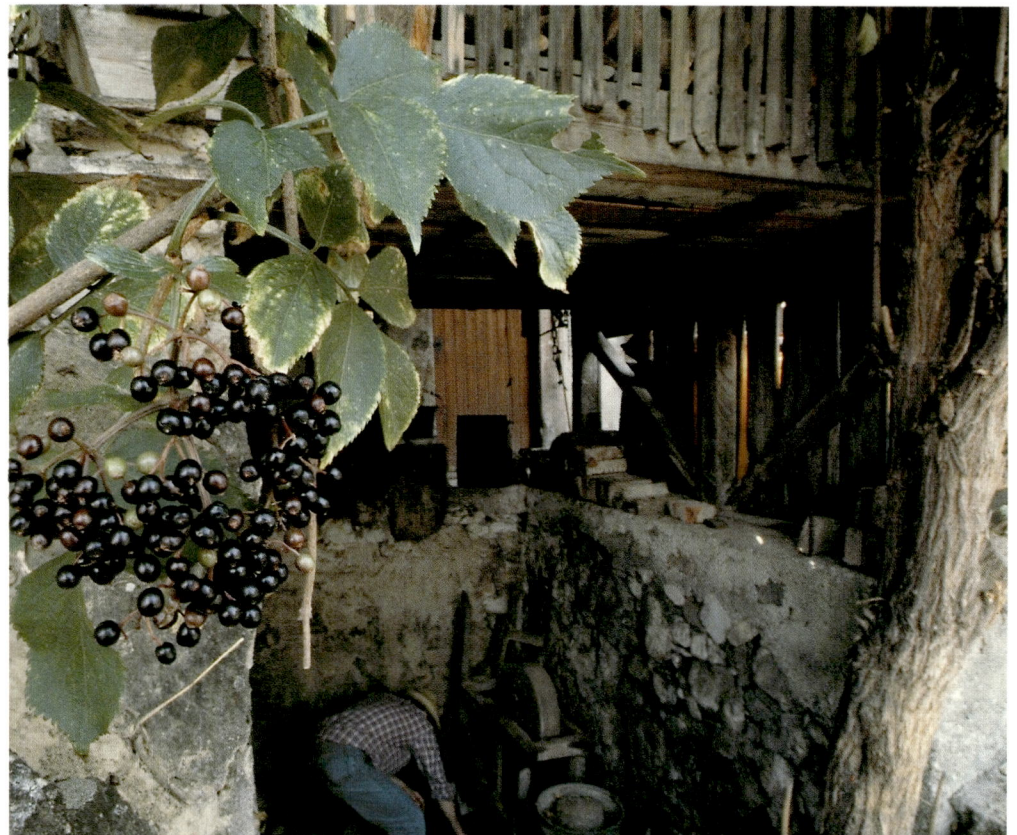

Die reifen, schwarzen Holunderbeeren ergeben ein köstliches Kompott oder auch Fruchtmark, das nicht nur geschmacklich, sondern auch farblich wunderbar mit Dampfnudeln oder Birnen (siehe Rezept Seite 144) harmoniert.

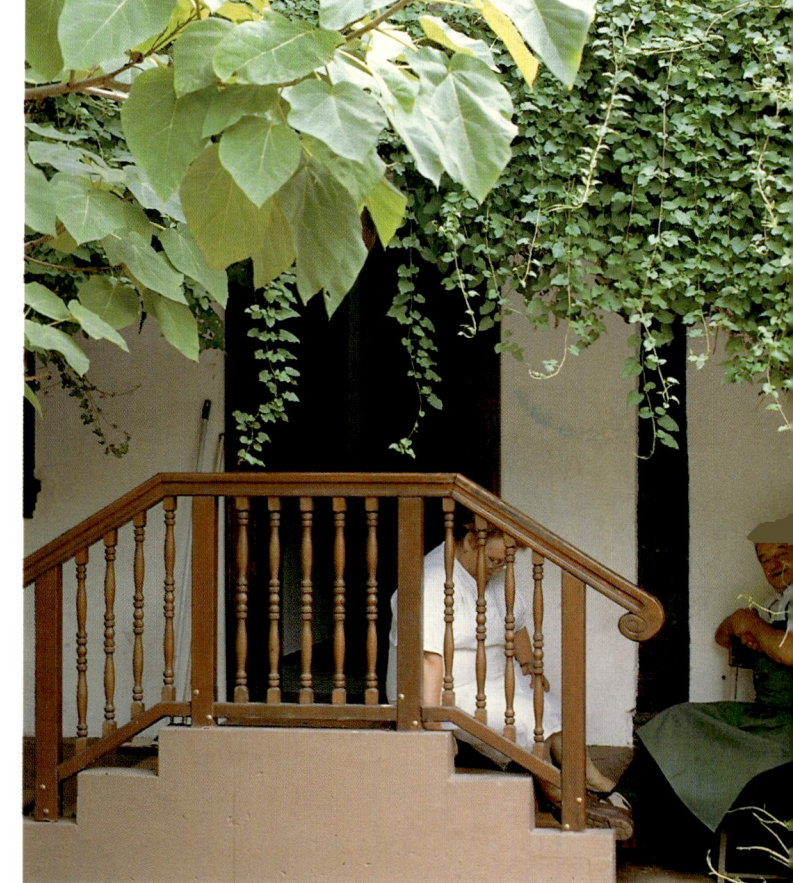

All diese Köstlichkeiten wären nichts, würden sie nicht im jeweils passenden Rahmen serviert, zelebriert und verspeist. Die Palette, die das Badnerland hier zu bieten hat, ist breitgefächert wie in kaum einer anderen Gegend Deutschlands. Von der einfachen Bauernbeiz bis zum Gourmet-Tempel, vom Hock im Freien bis zur gutbürgerlichen Gaststube – dem jeweiligen Anlaß angemessen findet sich immer die richtige Umgebung.

Der Badener sitzt nicht, er hockt. Und deshalb heißen viele der Feste, die in der warmen Jahreszeit landauf, landab im Freien gefeiert werden, Hocks. Um richtig zu hocken, braucht's vier Dinge: Stuhl, Tisch und darauf ein Vesper und ein Viertele. Besonders gerne wird deshalb in Vesperstuben und in Straußenwirtschaften gehockt. Letztere haben eine lange Tradition. Sie gehen auf Karl den Großen zurück und erlauben es jedem Winzer, vier Monate im Jahr den eigenen Wein auszuschenken und rustikale Vesper mit Selbstgeschlachtetem anzubieten. Bänke und Tische werden in die Scheune oder auf den Hof gestellt. Und damit der durstige und hungrige Wanderer nicht aus Versehen dran vorbeiläuft, hängt ein Besen oder ein Strauß aus Weinbergreisig als provisorisches Wirtshausschild an der Hofeinfahrt. Straußenwirtschaften sind Orte und Horte der feucht-fröhlichen Kommunikation. Man hockt eng beieinander, quer durch alle Bevölkerungsschichten, und der Kontakt zum Nachbarn kommt meist schneller als die Bedienung. Und wer glaubt, ein Tisch sei voll, stellt immer wieder verwundert fest, daß doch noch zwei weitere Gäste ihren Platz finden. Man rückt zusammen, die Stimmung steigt, der Faßwein zeigt Wirkung.

Einkehren ist ein Schlüsselwort im badischen gastronomischen Vokabular. Zum Einkehren eignen sich *Wirtsstube* und *Bauernbeiz* ganz besonders gut. Dort, wo die Türbalken noch niedrig sind und die Zahl der angebotenen Gerichte das Dutzend kaum übersteigt, wo die Großmutter beim Bedienen hilft und das Enkelkind auf der »Kunscht«, der Bank beim wärmenden Kachelofen, schläft, da

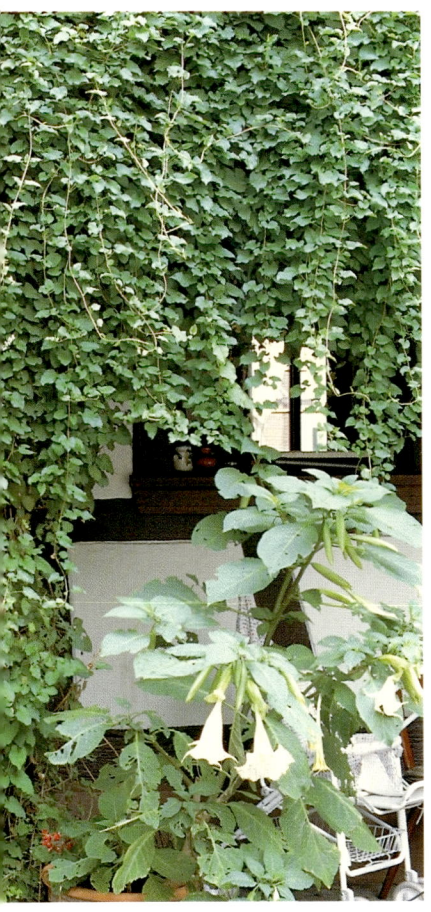

Die Ranken eines Weinstockes schmücken das Haus eines Winzers. Die Blätter spenden Schatten für die wohlverdiente Pause. Ob das Z'Nüni oder das Z'Vieri lockt?

ist man richtig. Hier sind die Anlaufstellen für alle deftigen Genüsse, für das Viertele vom Faß und das selbstgebackene Brot.

Wer von der badischen Küche spricht, denkt aber nicht zuletzt an jene Adressen, die den gastronomischen Ruf dieser gesegneten Landschaft in den letzten Jahren weit über die Landesgrenzen hinaus getragen haben. Es ist vielleicht 20 oder 25 Jahre her, da blieb dem, der etwas Außergewöhnliches auf dem Teller haben wollte, nichts anderes übrig, als über den Rhein ins benachbarte Elsaß zu fahren. Im Badischen mußte man damals Adressen, die heute unter das Stichwort »Gourmet-Tempel« fallen, mit der Lupe suchen. Franz Kellers »Schwarzer Adler« in Oberbergen, das Parkhotel »Wehrle« in Triberg, der »Erbprinz« in Ettlingen und der »Ritter« in Durbach – das waren einige der wenigen Keimzellen einer Küche, die die alten Rezepte nicht vergaß, aber gleichzeitig dort, wo es nötig war, Ballast abwarf, dafür aber Leichtigkeit und damit Bekömmlichkeit förderte. Zu jener Zeit war eine plumpe Sattmacherplatte im Glottertal für die meisten noch der Höhepunkt der Genüsse.

Das hat sich grundlegend geändert. Von Jahr zu Jahr wird im Badischen besser gekocht. Eine neue Generation von Wirten und Köchen ist herangewachsen. Diese haben ihre Lehrjahre im Ausland hinter sich und führen nun die Häuser ihrer Väter mit Können und Engagement zu immer neuen Höhen. Sie arbeiten mit ökologisch orientierten Winzern aus der Umgebung zusammen und holen sich ihre Grundprodukte, wenn es irgendwie geht, vom Bauern um die Ecke. Die Zeiten neigen sich zum Glück dem Ende zu, da ein exotischer Fisch, der per Flugzeug schon einmal um die halbe Welt verfrachtet wurde, mehr gilt als der fangfrische Zander vom Fischer nebenan.

Weder Wildwuchs noch Verkrustung: So bewahrt die Badische Küche ihre Traditionen, hält die Augen offen für sinnvolle Neuerungen und lebt von der Symbiose mit dem kritisch-anregenden Gast. Solange es kenntnisreiche Genießer gibt und ehrliche Köche, braucht sie sich keine Sorge um ihre Zukunft zu machen.

Rezepte aus der Badischen Küche

kommentiert von Hans Roschach

Ein Land, wo Milch und Honig fließen, ist Baden im wahrsten Sinne des Wortes. Denn die Natur liefert hier alles, was gutes Essen und Trinken ausmacht: den Fisch aus dem Bergbach oder aus dem See, gesundes Wild aus tiefem Wald oder von den Fluren der Rheinebene, Lämmer und Kälber aus natürlicher Aufzucht . . .

Doch sind's nicht die Zutaten allein, die den guten Ruf der badischen Küche ausmachen. Es ist vor allem auch jenen Köchen zu verdanken, die sich auf der einen Seite der traditionsreichen badischen Regionalküche verbunden fühlen, auf der anderen Seite dort eingreifen, wo es gilt, Ballast abzuwerfen:

Zu dieser Generation von Köchen zählen auch Christian Begyn und Peter Wehlauer.

Seit über zwanzig Jahren hütet Christian Begyn bereits den Herd in Franz Kellers »Schwarzem Adler«. Der gebürtige Elsässer unternahm die ersten Kochversuche bereits am Herd seiner Mutter. Die Liebe zur elsässisch-alemannischen Küche begleitete ihn während seiner Wanderjahre durch Europas Küchenwelt, angefangen von seiner Zeit bei Patrick Fulgraff im »Au fer rouge« in Colmar bis hin zu seiner Lehrzeit bei Bocuse in Lyon. Die alte und immer wieder neue Kunst, mit einfachen, heimischen Zutaten Spitzenleistungen zu vollbringen, beherrscht Christian Begyn perfekt. Seine Leibspeise, ein Salat aus selbstgesammelten frischen Morcheln mit gekochtem Ei und einer leichten Vinaigrette ist in ihrer Einfachheit und ihrem Wohlgeschmack eine Offenbarung. Die ständige Verfeinerung der regionalen

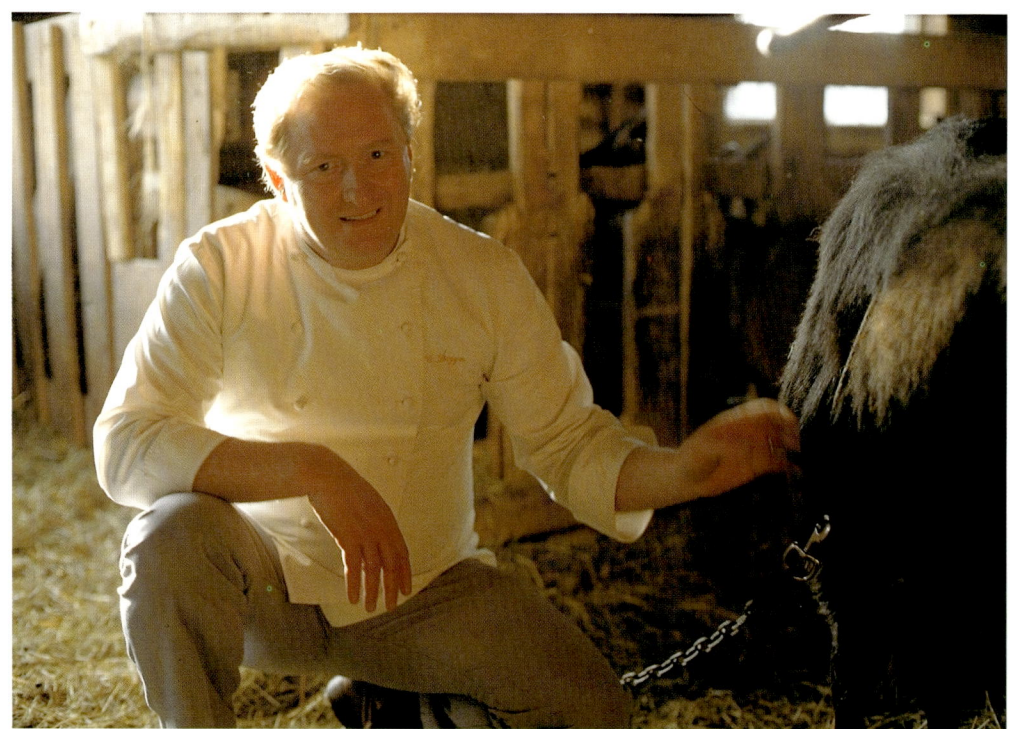

Christian Begyn, seit über zwei Jahrzehnten Küchenchef in Franz Kellers »Schwarzer Adler« in Vogtsburg-Oberbergen.

Gerichte verlangt von einem Koch täglich neues Bemühen. Für Begyn ist die frische Marktküche keine leere Worthülse: Das Gemüse bezieht er von Bauern im Kaiserstuhl und aus dem Elsaß, ebenso die sorgsam aufgezogenen Milchkälber, die fangfrischen Fische aus Flüssen und Seen. Beste Qualität der Produkte ist erste Voraussetzung für seine Küche.

Wenn Begyn neue Kreationen altbekannter badischer Spezialitäten entwickelt, ist sein Patron Franz Keller auch der schärfste Kritiker: »S'muß dich vom Stuhl risse«, fordert der Winzer von seinem Chefkoch, wenn Neues auf den Teller kommt. So gesehen dürften die Gäste in Oberbergen öfter mal auf dem Parkett sitzen.

Kulinarischer Intellekt oder intelligente Kochkunst – bei Peter Wehlauer möchte man sich da nicht so genau festlegen. Der Sproß eines alten baltischen Kaufmannsgeschlechtes hat die badische Küche stark beeinflußt – ungewöhnlich für eine Region, die ihre Meisterköche in der Regel selbst hervorbringt. Nach vielen Stationen durch Europas Spitzenrestaurants ist Peter Wehlauer, heute einer der meistdekorierten deutschen Küchenchefs, in seinem »Badischen Hof« an einem vorläufigen Höhepunkt angelangt. Als einer der ersten verstand er es, die Technik der Neuen Küche mit bodenständiger Regionalküche zu verbinden. Seine Variationen klassischer Speisen scheinen unerschöpflich. Die Kunst, ein »einfaches« Meerrettichfleisch neben einer warmen Forellen-Charlotte mit Weizenbierschaum bestehenzulassen, beweist Wehlauers sichere Hand für das Machbare am Herd.

Peter Wehlauer sieht Kochen als Kunst und gepflegtes Essen als Ausdruck von Lebenskultur – verständlicherweise hat er daher auch eine sehr enge Bindung zum Wein. Eine Leidenschaft, die er mit seiner Frau Marianne, einer Großnichte von Alfred Walterspiel, teilt, die in »Wehlauer's Badischem Hof« auch für die Weinkarte verantwortlich ist, die neben allen großen Weinen dieser Welt vor allem auch badischen Gewächsen gerecht wird.

Wie diese beiden Köche ihre Kochkunst, ihre Liebe zum Land und ihre Traditionsverbundenheit in Kombination mit den Geheimnissen und Verfeinerungen der europäischen Spitzenküche umgesetzt haben, das zeigen ihre nun folgenden Lieblingsrezepte.

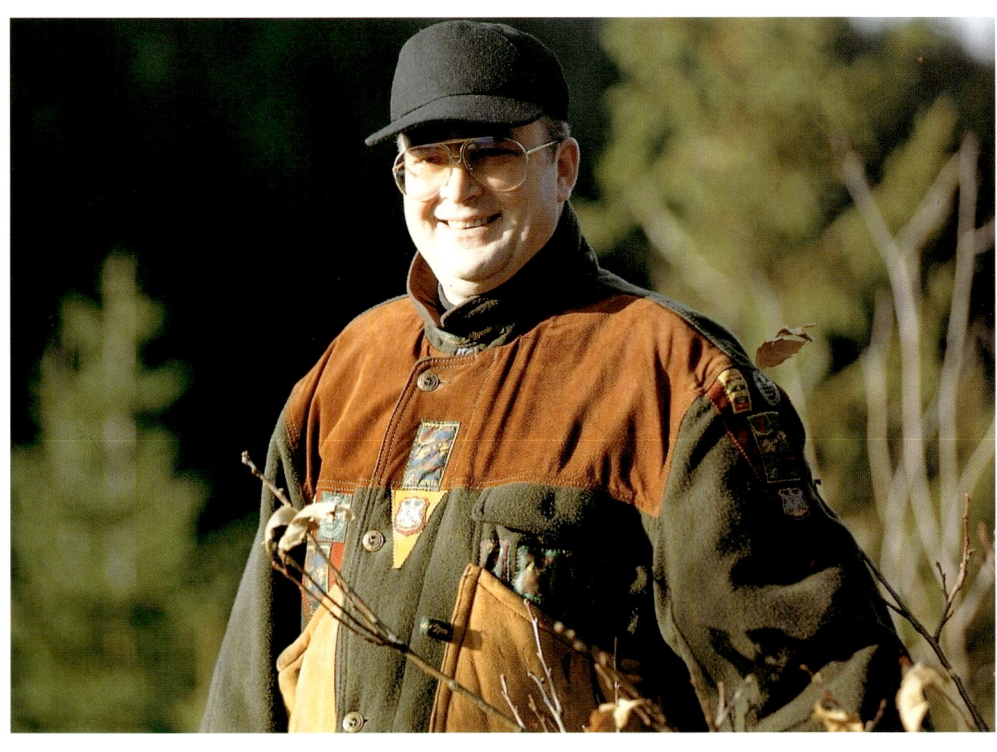

Peter Wehlauer, Patron und Küchenchef von »Wehlauer's Badischem Hof« in Bühl.

115

Gefüllte Zucchiniblüten

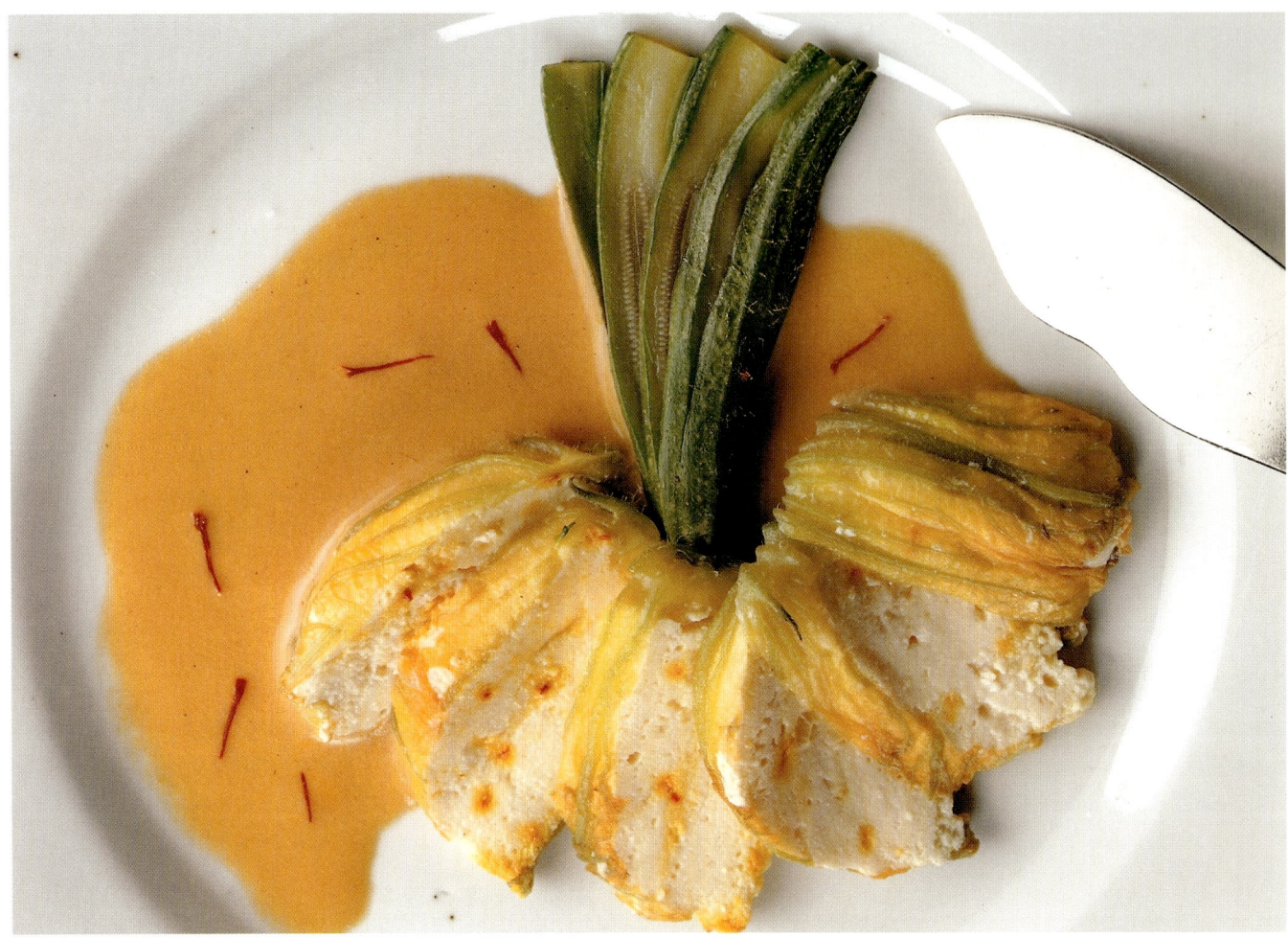

Für 4 Personen

4–8 Zucchiniblüten
(je nach Größe)
⅛ l trockener Weißwein
1 gehackte Schalotte
1 kleiner Thymianzweig
Salz, Pfeffer

Für die Füllung:
100 g gut gekühltes
Lachs- oder Zanderfilet
⅛ l kalte Crème fraîche
1 Ei, Salz, Pfeffer
gemahlene Muskatnuß
etwas grob gehackter
Kerbel oder Safran

Für die Sauce:
150 g Butter
3 Eigelb
Salz, Pfeffer
100 ml Weißwein
1 gehackte Schalotte
2–3 EL Tomatenpüree
1 EL gehackte Petersilie

1. Das Lachsfilet in der
Küchenmaschine fein
pürieren. Nachein-
ander das Ei, die
Crème fraîche und die
Gewürze zugeben und
kräftig rühren, bis eine
luftige, gebundene
Masse entsteht.

2. Die Stempel aus den
Zucchiniblüten entfernen.
Die Blüten mit der Lachs-
farce füllen.
3. Gehackte Schalotte,
Weißwein, Thymian,
Salz und Pfeffer in eine
feuerfeste Form geben,
die gefüllten Zucchini-
blüten daraufsetzen.
Mit Alufolie abdecken.
4. Im Backofen bei
180 Grad ca. 20 bis
30 Minuten garen.
5. Die Butter in einer
Kasserolle zerlassen.
6. Das Eigelb in einer
Metallschüssel aufschla-
gen, salzen und pfeffern.

7. Wein mit der
gehackten Schalotte
zum Kochen bringen,
auf ein Drittel ein-
kochen, durch ein
Haarsieb gießen.
8. Die Schüssel in ein
warmes Wasserbad
stellen, die Wein-
mischung langsam
dazugießen und auf-
schlagen. Die Butter
unter ständigem Rühren
dazugeben. Tomaten-
püree unterrühren.
9. Die Blüten auf einer
Platte anrichten und mit
der Sauce servieren.
Rezept: Christian Begyn

116

Bettseichersalat mit Speck und pochiertem Ei

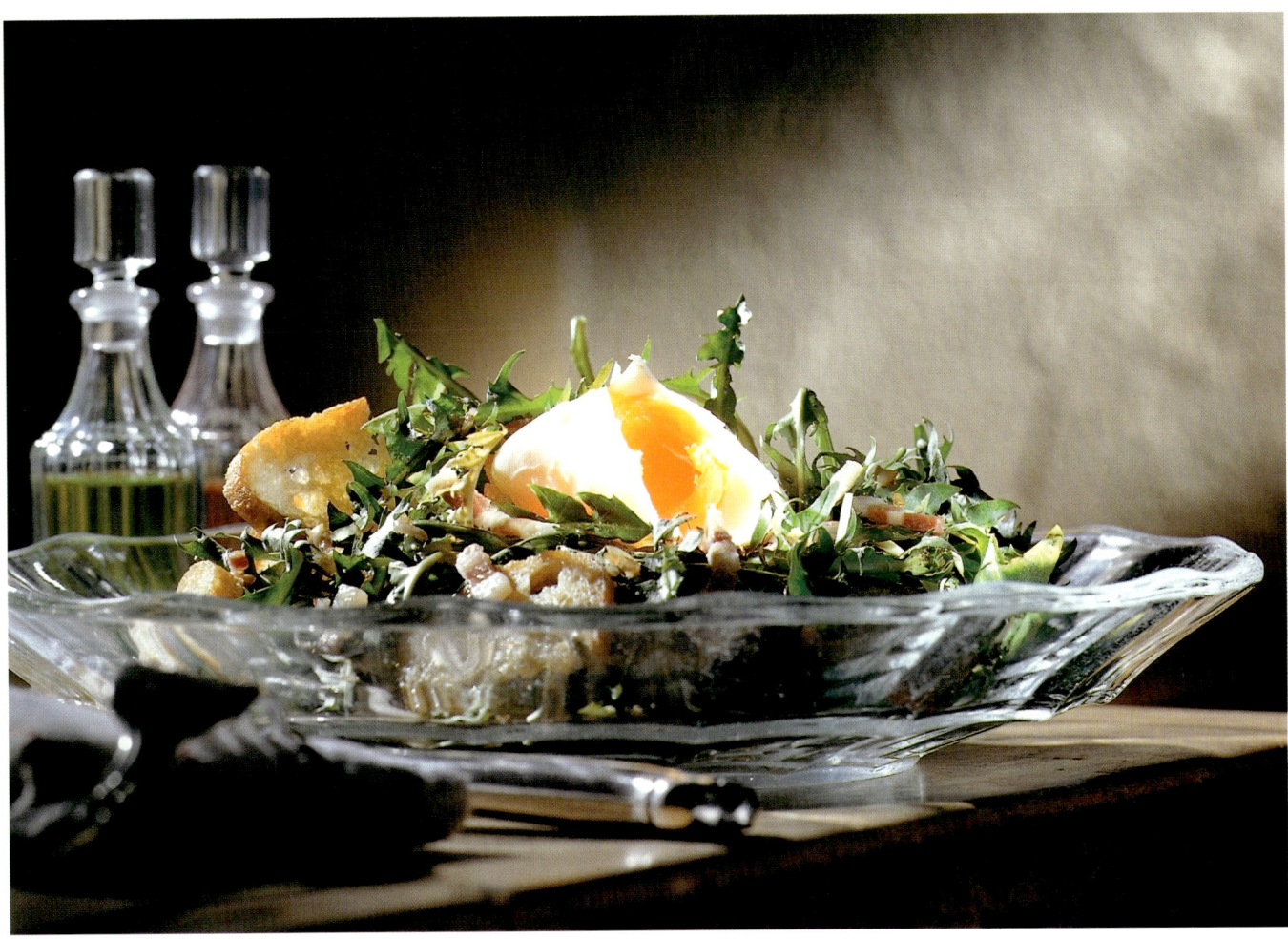

Für 4 Personen

500 g Löwenzahn
150 g magerer, geräucherter Speck
Salz, Pfeffer
1 Zwiebel
2–3 EL Essig
1 EL Öl

Für die pochierten Eier:

4 Eier
Salz
1 EL Essig

1. Den Löwenzahnsalat mehrmals waschen, putzen und gut abtropfen lassen. Die Zwiebel schälen und in kleine Würfel schneiden. Salat, Zwiebel, Salz und Pfeffer in eine Salatschüssel geben.

2. Den Speck in Würfel schneiden. Das Öl in einer Pfanne erhitzen und den Speck darin leicht rösten. Über den Löwenzahn gießen. Den Essig in die heiße Pfanne gießen, dann über den Löwenzahn geben. Gut mischen.

3. In der Zwischenzeit Salzwasser in einem hohen Topf zum Kochen bringen. 1 EL Essig hinzufügen. Die Eier nacheinander in einer Tasse aufschlagen und vorsichtig in das nicht mehr kochende Wasser gleiten lassen. 4 Minuten gar ziehen lassen, mit einer Schaumkelle herausnehmen und auf den Salat geben. Sofort servieren.

Wenn im Frühling die Rebzeilen umgebrochen werden, sprießen die Triebe des Löwenzahns. Vorboten eines goldenen Blütenmeers, ergeben sie einen köstlichen Salat. »Pissenlit« nennen ihn die Franzosen – wörtlich übersetzt eben Bettseichersalat.

Rezept: Christian Begyn

Gänseklein-Salat

Für 4 Personen

Verschiedene Salate der
Saison (Feldsalat, Kopf-
salat, Eichlaubsalat,
Lollo Rosso etc.)
Gänseklein (Magen,
Herz, Leber, Hals)
50 g Gänseschmalz

Für die Vinaigrette:
4 EL Traubenkernöl
1 ½ EL milder Essig
1 TL Senf
1 Zwiebel
Salz, Pfeffer

1. Die Salate waschen,
putzen und trocken-
schleudern.
2. Das Gänseschmalz
in einem Topf erhitzen
und das Gänseklein
darin bei schwacher
Hitze 1 bis 2 Stunden
langsam garen.
Magen, Leber und Herz
in Scheiben schneiden,
das Halsfleisch von den
Knochen lösen.

3. Die Zwiebel schälen
und in feine Würfel
schneiden. Aus den
angegebenen Zutaten
eine Vinaigrette
anrühren.
4. Den Salat auf
vier Teller verteilen, das
warme Gänsefleisch
darauf anrichten und
den Salat mit dem
Dressing beträufeln
und servieren.

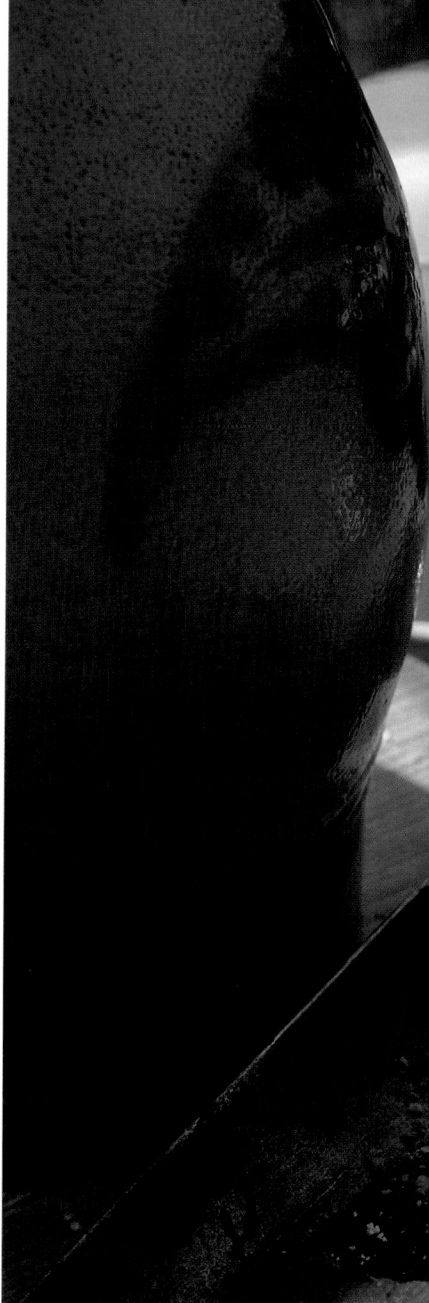

Ackersalat

Für 4 Personen

400 g Ackersalat
3 Scheiben geräucherter
Bauchspeck
1 kleine Zwiebel
4 EL Traubenkernöl
1 ½ EL milder Essig
1 kleine Knoblauchzehe
Salz, Pfeffer

Für die Croûtons:
2 Scheiben Weißbrot
50 g Butter

1. Den Ackersalat sorgfältig säubern, waschen
und trockenschleudern.
2. Den Speck in kleine
Würfel schneiden.
Zwiebel und Knoblauch
schälen. Die Zwiebel
ebenfalls in feine
Würfel schneiden.
3. Das Öl in einer
Pfanne erhitzen und die
Speckwürfel darin
anrösten. Die Zwiebel
zugeben und glasig
dünsten.
4. Den Ackersalat in
eine Glasschüssel
geben. Speckwürfel,
Zwiebel, Essig, Salz,
Pfeffer und die durch
die Presse gedrückte
Knoblauchzehe mitein-

ander verrühren und da-
zugeben. Den Salat gut
mischen und nochmals
abschmecken.
5. Die Weißbrot-
scheiben in kleine Wür-
fel schneiden. Die Butter
in einer Pfanne zerlassen
und die Weißbrotwürfel
darin goldbraun rösten.
6. Die Croûtons auf
dem Salat verteilen.

Verwenden Sie nur einen
milden Essig, der sich mit
Wein verträgt. Falls der Speck
zu salzig ist, nehmen Sie
entweder etwas weniger
Speck oder Sie lassen das
Salz weg.

Rezepte: Christian Begyn

Für 6 Personen

Für den Teig:
200 g Mehl
8 g Hefe
⅛ l lauwarmes Wasser
1 EL Traubenkernöl
5 g Salz

Badischer Zwiebelkuchen

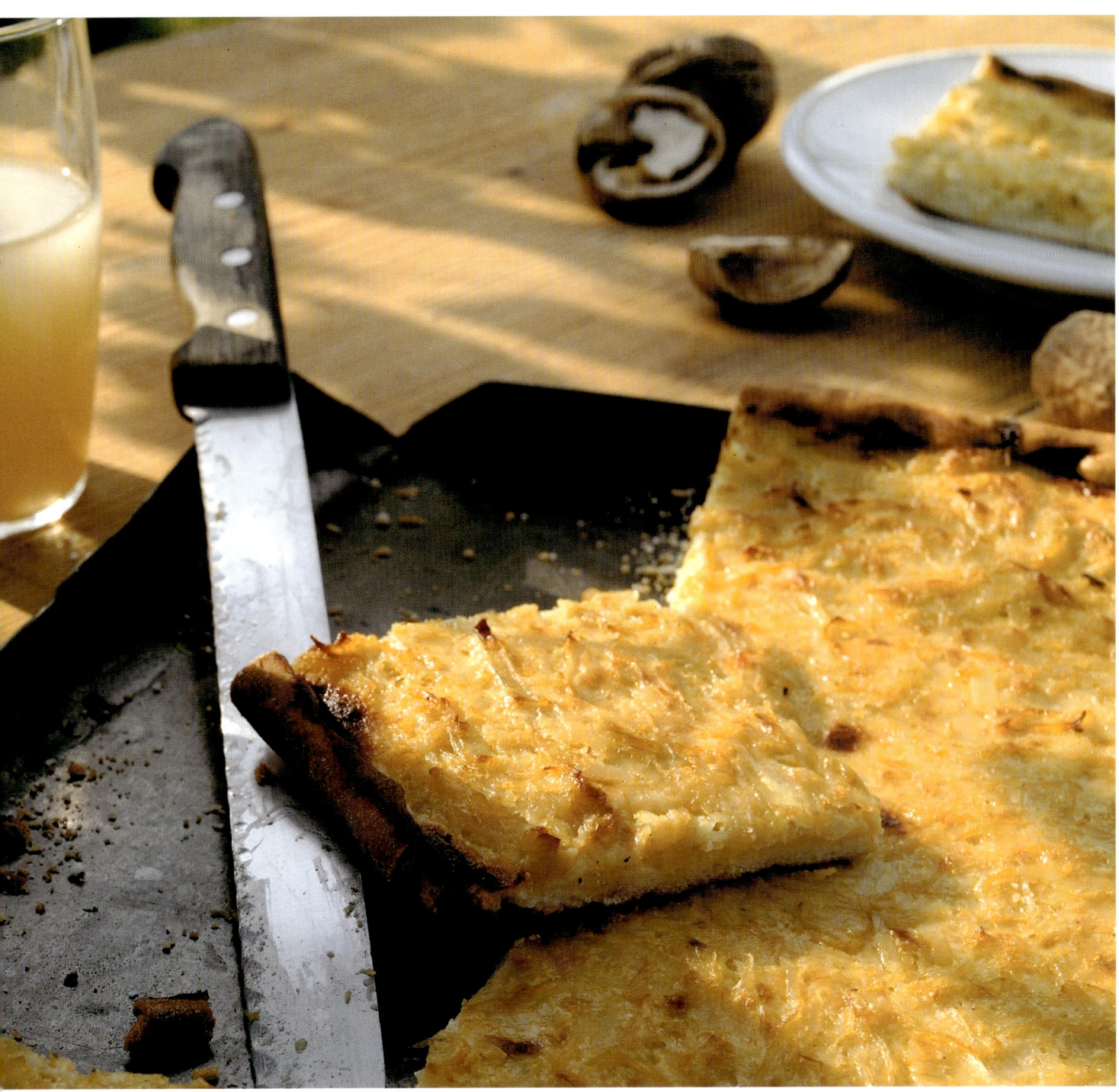

Für den Zwiebelbelag:

1 ¼ kg Zwiebeln

1 EL Gänseschmalz

¼ l Crème fraîche

2 kleine Eier

Salz, Pfeffer

gemahlene Muskatnuß

1. Die Hefe in dem lauwarmen Wasser auflösen. Mit den anderen Zutaten zu einem geschmeidigen Teig verkneten. Zugedeckt 3 Stunden ruhen lassen.

2. Die Zwiebeln in kleine Würfel schneiden und im erhitzten Gänseschmalz glasig dünsten. Abkühlen lassen, dann mit den anderen Zutaten vermischen.

3. Den Teig ausrollen und auf ein gefettetes Backblech geben. Die Zwiebelmasse darauf verteilen.

4. Bei 250 Grad ca. 20 bis 30 Minuten backen.

Gänsegrieben mit Brägele

Für 4 Personen

Gänsefett (von 1 Gans)

800 g Kartoffeln

50 g Butter

Salz, Pfeffer

1 EL gehackte Petersilie

1. Das Gänsefett in einer Pfanne auslassen. Durch ein Sieb passieren und die im Sieb verbleibenden Grieben separat aufbewahren. (Die Grieben können schon mehrere Tage vorher zubereitet werden.)

2. Die Kartoffeln schälen, in 2 bis 3 mm dicke Scheiben schneiden, waschen und trockentupfen.

3. Die Butter in einer Pfanne erhitzen und die Kartoffeln darin langsam von einer Seite rösten. Salz, Pfeffer und Grieben dazugeben und die Kartoffeln wenden. Nochmals kurz anbräunen lassen.

4. Vor dem Servieren etwas gehackte Petersilie darüberstreuen.

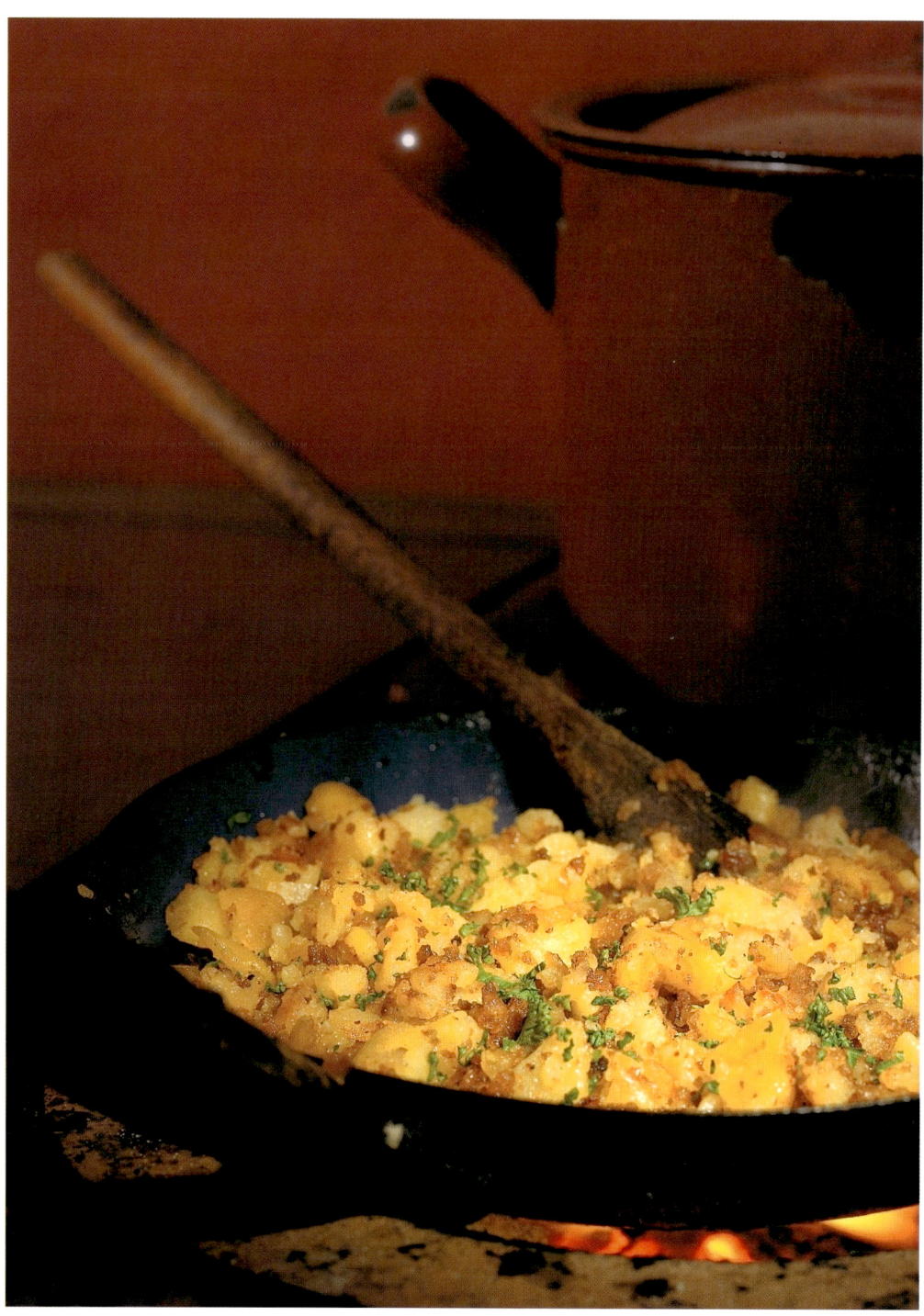

Kartoffeln zu verfeinern, ist das ewige Streben der badischen Hausfrau. Diesem Gericht verleiht das Gänseschmalz den feinen Geschmack.

Rezept: Christian Begyn

Flußkrebse in Gemüsesud

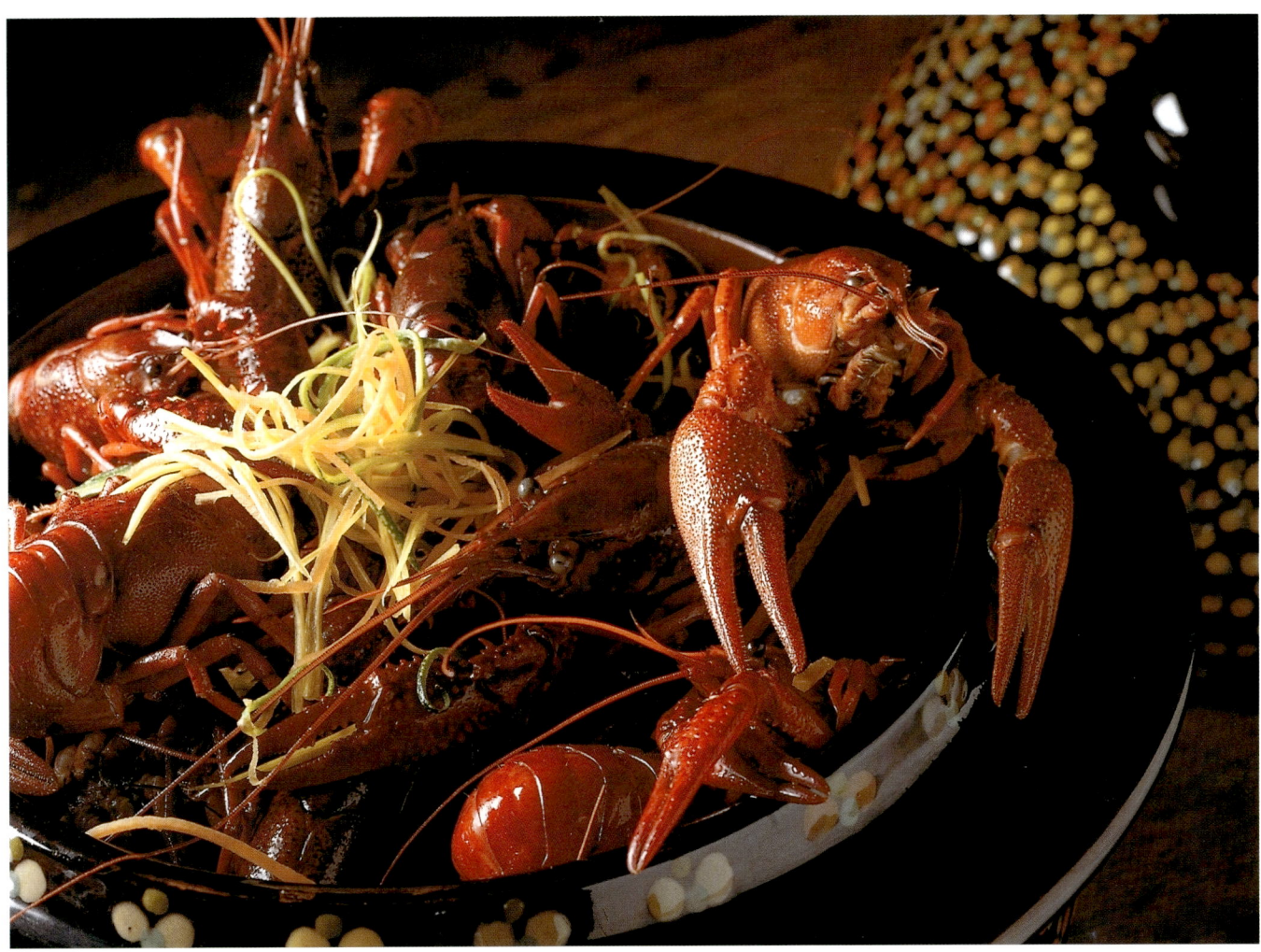

Für 4 Personen

300 g buntes Gemüse
zum Rösten

70 g Butter

500 g Krebskarkassen

1 TL Kümmel

3–4 Dillstengel

200 ml Weißwein

1 Zucchini

1 Lauchstange

1 Selleriestange

2 Karotten

2 kg lebende (nicht zu
große) Flußkrebse

1 EL gehackter Dill

1. Das Gemüse putzen und in kleine Würfel schneiden. 50 g Butter in einer großen Kasserolle zerlassen und das Gemüse darin hell anrösten. Abkühlen lassen.

2. Die Krebskarkassen im heißen Ofen trocken rösten. Dann auf zwei Weckgläser (à 1 Liter) verteilen. Das Röstgemüse, den Kümmel und den Dill daraufgeben. Jedes Glas mit 100 ml Weißwein und Wasser bis zum Rand auffüllen. Die Deckel aufsetzen und im Wasserbad 60 Minuten köcheln lassen. Abkühlen lassen und den Krebsfumet durch ein Sieb passieren.

3. Zucchini, Lauch, Sellerie und Karotten waschen, putzen und in 2 cm lange, streichholzdicke Stifte schneiden. In eine Kasserolle geben, mit etwas Krebsfumet begießen und zugedeckt kurz dünsten, so daß das Gemüse noch Biß hat.

4. Den restlichen Krebsfumet aufkochen. Die Krebse rasch dazugeben. Zugedeckt kurz aufkochen, dann am Herdrand noch 2 Minuten ziehen lassen.

5. Die Krebse in einer Schüssel anrichten, Gemüsestreifen und Dill darüber streuen. Die restliche Butter unter den Krebssud schwenken, dann den Sud über die Krebse gießen.

Rezept: Peter Wehlauer

121

Weinbergschnecken in Spätburgunder

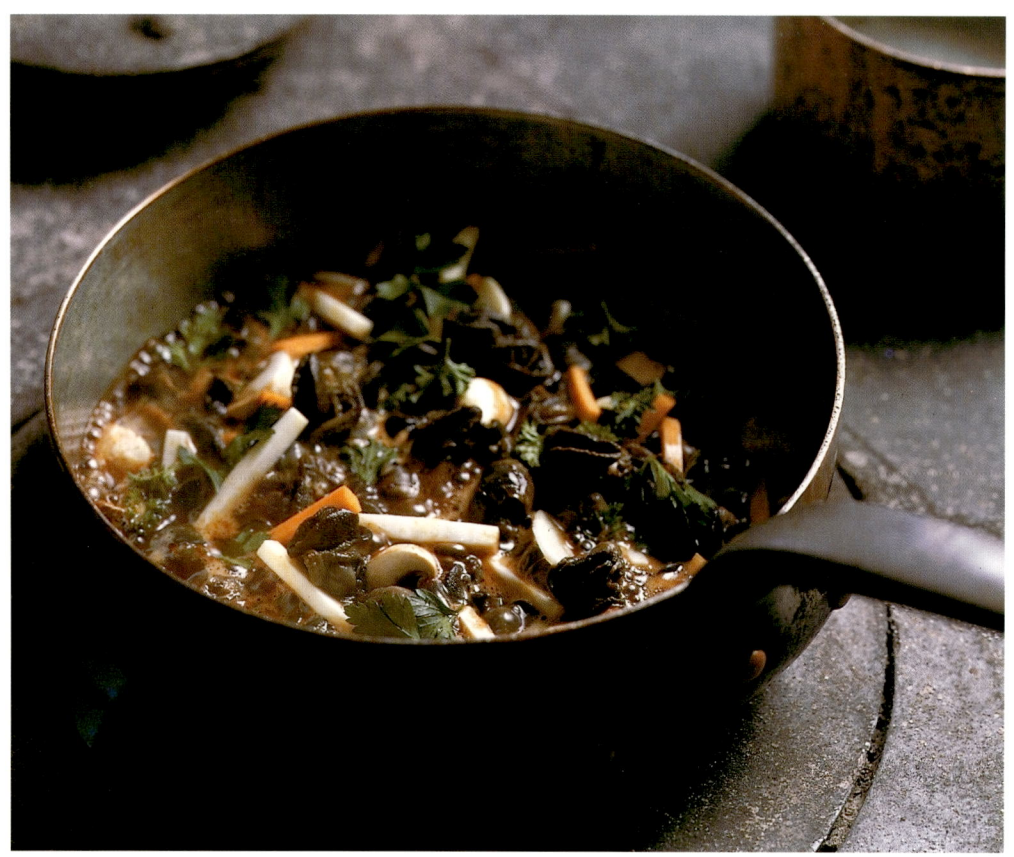

Für 4 Personen

48 Schnecken

⅛ l Geflügelbrühe

1/16 l Weißwein

1 Bouquet garni

(1 Bund Petersilie,

1 Thymianzweig,

1 kleine Karotte,

1 kleine Zwiebel)

8–10 Schalotten

50 g Butter

¼ l Spätburgunder

8–10 Champignons

2 Karotten

2 Knoblauchzehen

1 Bund Petersilie

1 Bund frischer Thymian

Salz, Pfeffer

1. Die Schnecken in einem Topf mit dem Weißwein, der Geflügelbrühe und dem Bouquet garni 10 Minuten kochen lassen.
2. Die Schalotten schälen und fein hacken. Die Butter in einer Kasserolle erhitzen und die Schalotten darin andünsten. Mit Spätburgunder ablöschen und auf die Hälfte einkochen lassen. Ein Drittel der Schneckenbrühe hinzufügen.

3. Die Champignons putzen und in Streifen schneiden. Die Petersilie waschen, trockentupfen und die Blättchen abzupfen. Die Knoblauchzehen schälen. Die Karotten schaben und in Streifen schneiden.

4. Die Karotten 10 Minuten in der Brühe kochen. Schnecken, Champignons, Thymian, Petersilie und die ganzen Knoblauchzehen dazugeben. Einige Minuten leise köcheln lassen.
5. Vor dem Servieren den Thymianstrauß entfernen. Die restliche Butter unterrühren, mit Salz und Pfeffer abschmecken.

Rezept: Christian Begyn

Spargel mit Lachs und Morcheln

Für 4 Personen

20 Stangen Spargel

400 g frische Morcheln

120 g Butter

100 ml Geflügelbrühe

300 ml Sahne

Salz, Pfeffer

etwas Zitronensaft

1 EL Schnittlauchröllchen

4 Lachsfilets à 100 g

2 EL Olivenöl

gemahlener Koriander

1. Den Spargel schälen und in einem großen Topf in kochendem Salzwasser ca. 15 bis 20 Minuten garen.

2. Die Morcheln putzen und gründlich waschen. 20 g Butter in einem Topf erhitzen und die Morcheln darin andünsten. Geflügelbrühe und Sahne dazugeben und die Flüssigkeit um die Hälfte einkochen. Mit Salz, Pfeffer und Zitronensaft abschmecken. 50 g Butter unterrühren. Zum Schluß den Schnittlauch untermischen.

3. Die geschuppte Haut von den Lachsfilets abziehen. Die Lachsfilets mit Salz und Zitronensaft würzen. Die restliche Butter in einer großen Pfanne aufschäumen lassen und den Lachs darin einige Minuten braten, bis er gar ist.

4. Die Haut in Streifen schneiden. Das Olivenöl in einer kleinen Pfanne erhitzen und die Haut darin kroß rösten, dann mit etwas gemahlenem Koriander bestreuen.

5. Zum Servieren die Morcheln auf vorgewärmte Teller verteilen, den Spargel und den Lachs daraufsetzen und mit den gerösteten Lachshautstreifen bestreuen.

Das feinste Gemüse des Oberrheins paßt trefflich zum König der Rheinfische. Der Lachs traut sich langsam wieder flußaufwärts, genauso vorsichtig, wie sich die weißen Spargelköpfe ans Tageslicht drängen.

Rezept: Peter Wehlauer

Badische Schneckensuppe

Für 4 Personen

1 Karotte

½ Lauchstange

1 kleiner Steinpilz

½ Knoblauchzehe

1 Schalotte

20 g Butter

24 Schnecken (aus der Dose, Saft auffangen)

100 ml Riesling

200 ml Kraftbrühe

300 ml Sahne

Salz, Pfeffer

gemahlene Muskatnuß

1 Eigelb

1 TL frisch gehackte Gartenkräuter

1. Das Gemüse putzen und in kleine Würfel schneiden. Den Knoblauch schälen, halbieren und eine Hälfte durch die Knoblauchpresse drücken. Den Steinpilz putzen und in kleine Würfel schneiden.

2. Die Butter in einer Kasserolle erhitzen und das Gemüse und den Steinpilz kurz darin andünsten.

3. Die Schnecken vierteln und zusammen mit dem Schneckensaft, dem Weißwein und der Brühe dazugeben und einige Minuten köcheln lassen.

4. 200 ml Sahne hinzufügen und die Suppe nochmals einige Minuten köcheln lassen.

5. Mit Salz, Pfeffer und etwas Muskat würzen. Den Topf vom Herd nehmen. Das Eigelb mit 1 EL Sahne verquirlen und unter die Suppe rühren. Nicht mehr kochen lassen.

6. Die restliche Sahne steif schlagen. Die Suppe mit der Sahne bedecken und mit den Kräutern bestreuen.

Rezept: Peter Wehlauer

Schupfnudeln

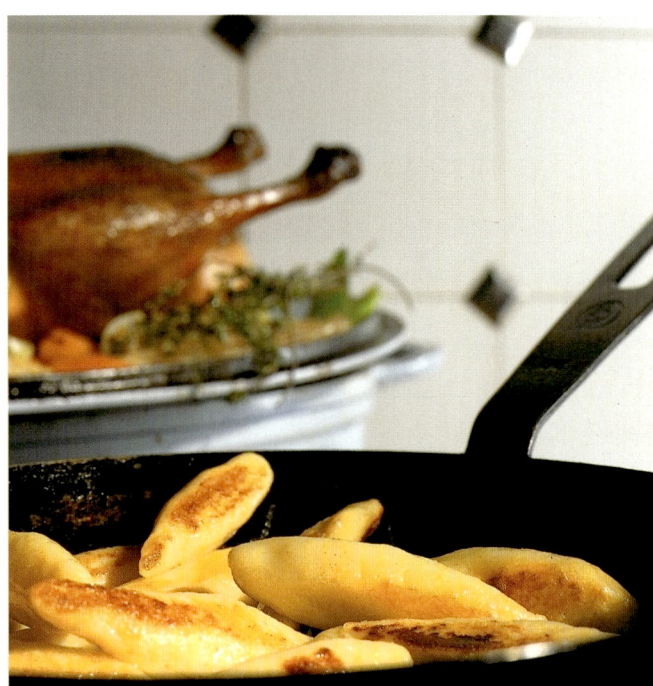

Für 4 Personen

1 kg mehligkochende
Kartoffeln

250 g Mehl

Salz

gemahlene Muskatnuß

2 Eier

1. Die Kartoffeln
waschen und in der
Schale kochen. Danach
schälen, reiben und mit
dem Mehl, den
Gewürzen und den
Eiern zu einem glatten
Teig verkneten.
2. In einem großen
Topf Salzwasser zum
Kochen bringen. Aus
dem Teig fingerdicke,
ca. 5 cm lange Rollen
formen und in das
kochende Salzwasser
geben. Herausnehmen,
sobald sie an die Was-
seroberfläche kommen.

Rezept: Peter Wehlauer

Kartoffelsuppe mit Kracherle

Für 4 Personen

400 g Kartoffeln

150 g Schalotten

2 Lauchstangen

80 g Butter

700 ml Geflügel- oder
Fleischbrühe

150 ml Sahne

Salz, Pfeffer

Für die Kracherle:
2 Scheiben Toastbrot

30 g Butter

1. Die Kartoffeln und
die Schalotten schälen
und in kleine Würfel
schneiden. Die äußeren
Blätter des Lauchs ent-
fernen, den Lauch
waschen und ebenfalls
in kleine Stücke
schneiden.
2. 50 g Butter in einer
Kasserolle zerlassen
und das Gemüse darin
kurz andünsten. Mit der
Brühe aufgießen und
zugedeckt ca. 25 bis
30 Minuten köcheln
lassen.
3. Die Suppe mit dem
Mixstab pürieren, durch
ein Sieb passieren. Die
Hälfte der Sahne dazu-
geben und einmal kurz
aufkochen.

4. Die restliche Butter in
kleinen Flöckchen mit
dem Schneebesen unter
die Suppe rühren. Die
restliche Sahne steif
schlagen und unter die
Suppe ziehen.
5. Für die Kracherle die
Weißbrotscheiben in
kleine Würfel schnei-
den. Die Butter in einer
Pfanne zerlassen und
die Brotwürfel darin
goldbraun rösten. Vor
dem Servieren über die
Suppe streuen.

Kartoffelsuppe – eine Leibspeise der Badener. Ob mit
Kracherle, mit Apfelkuchen
oder Zwetschgenwähe – in
jedem Fall ist Hochgenuß
garantiert.

Rezept: Peter Wehlauer

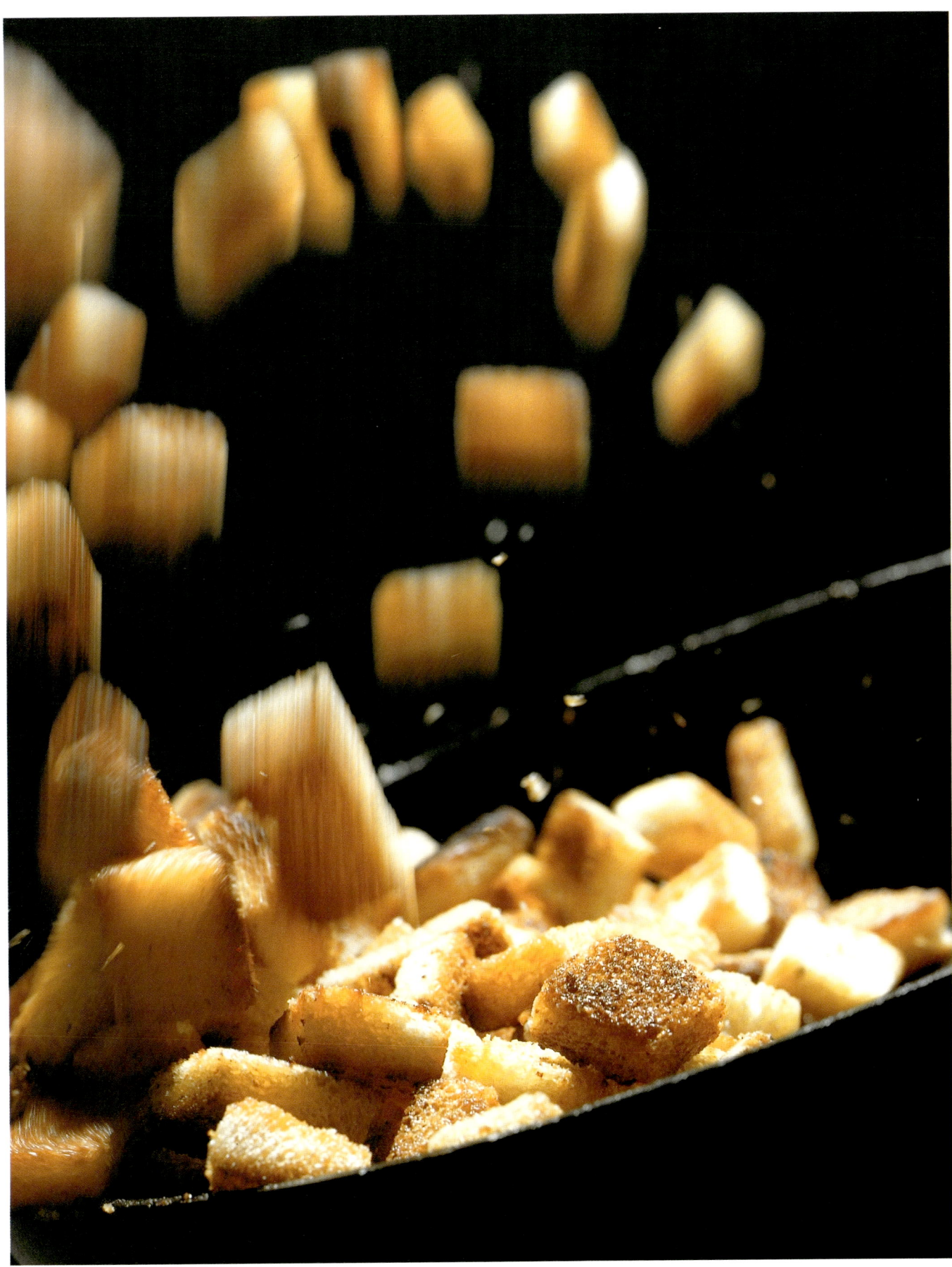

Kürbiscremesuppe

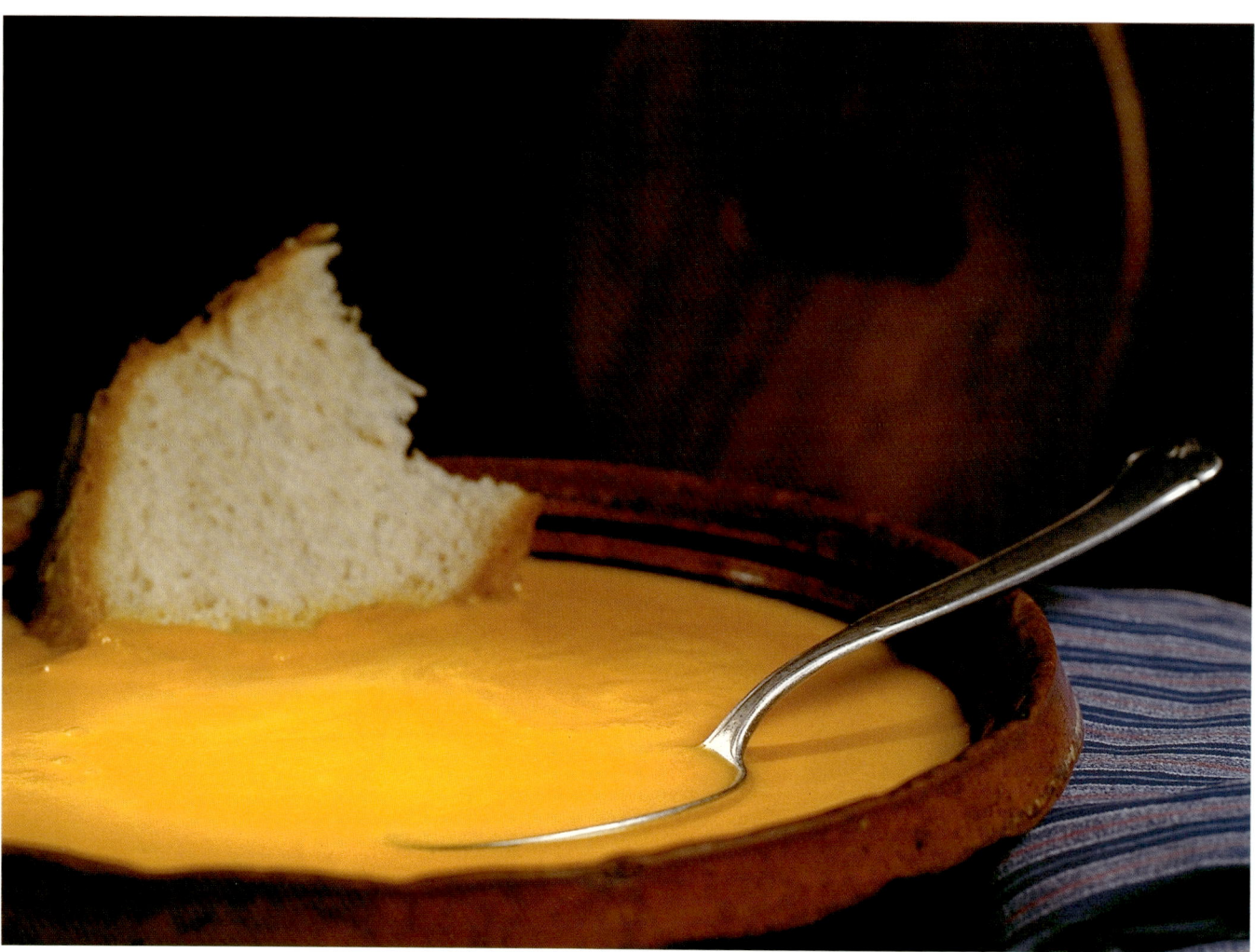

Für 4 Personen

700–800 g Kürbis-
fleisch

2 Schalotten

1 EL Butter

¾ l Geflügelbrühe

200 ml Sahne

100 ml trockener
Weißwein

Salz, Pfeffer

etwas Petersilie oder
Kerbel zum Garnieren

1. Das Kürbisfleisch in
große Würfel schnei-
den. Die Schalotten
schälen und in feine
Würfel schneiden.
2. Die Butter in einer
Kasserolle erhitzen und
die Schalotten darin
anschwitzen. Die Kür-
bisstücke dazugeben,
andünsten und mit der
Brühe und dem Wein
ablöschen. Ca. 20
Minuten köcheln lassen.

3. Wenn der Kürbis gut
gar ist, die Suppe mit
dem Mixstab pürieren.
Die Hälfte der Sahne
dazugeben und mit
Salz und Pfeffer
abschmecken.
4. Die restliche Sahne
steif schlagen und unter
die köchelnde Suppe
heben. Mit einigen
Petersilien- oder Kerbel-
blättchen garnieren.

Wer die Suppe noch
etwas verfeinern will, gibt
Lachsstreifen oder
Croûtons dazu.

Rezept: Christian Begyn

Grünkernsuppe mit Markklößchen

Für 6–8 Personen

120 g Grünkernschrot
½ l Wasser
1 Messerspitze Natron
30 g Weißbrotbrösel
100 g Butter
1 l Fleischbrühe
200 ml Sahne
Salz, Pfeffer

Für die Markklößchen:
100 g ausgelöstes
Ochsenmark
3 Semmeln
Salz, Pfeffer
gemahlene Muskatnuß
1 EL feingehackte
Petersilie
2 Eier
100 g Mehl
50 g Semmelbrösel

Für die Knoblauch-
kracherle:
1 Knoblauchzehe
1 Weißbrotscheibe
20 g Butter

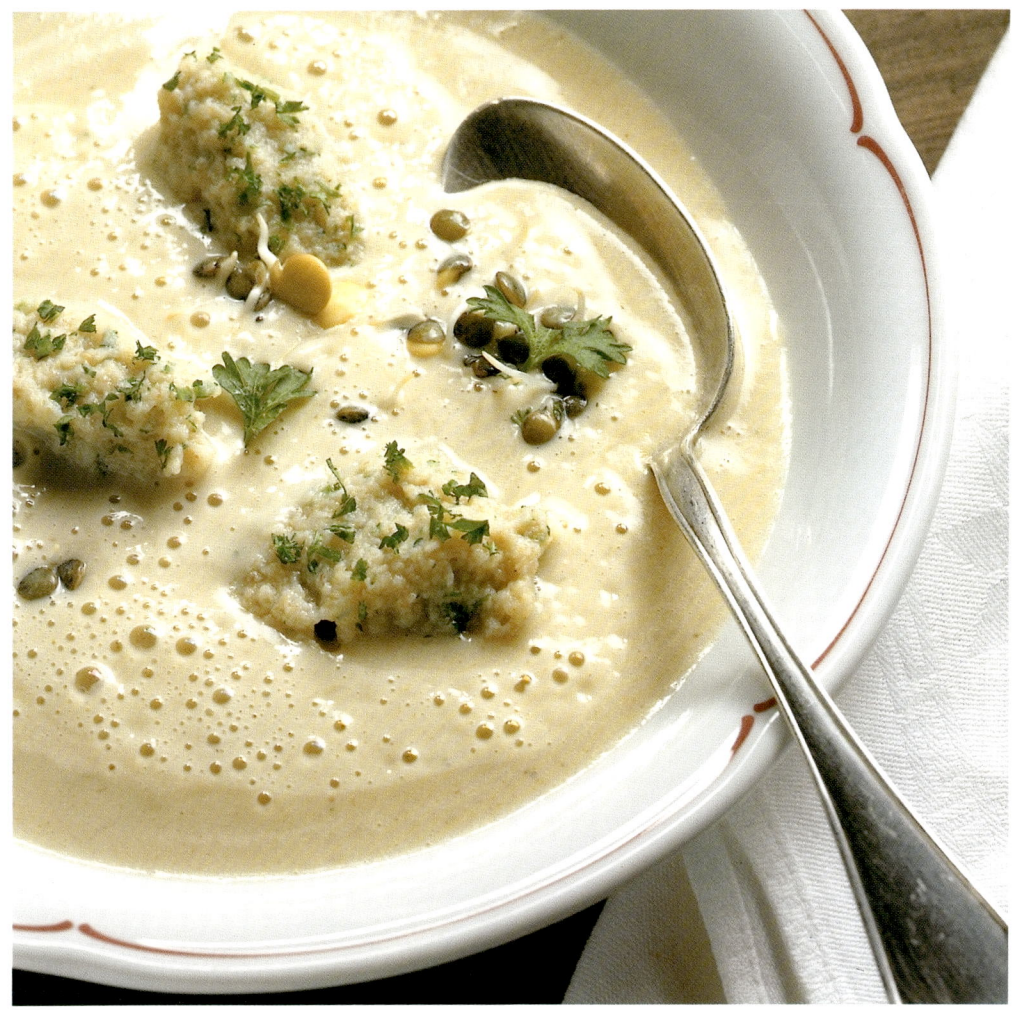

1. Den Grünkernschrot im Wasser, dem das Natron zugesetzt wurde, eine Stunde einweichen.
2. Das Ochsenmark schaumig rühren. Die Semmeln in Wasser einweichen, dann ausdrücken und zum Mark geben. Petersilie, Gewürze und die Eier nacheinander unter-

rühren. Mit Mehl und Semmelbröseln zu einem Teig vermischen.
3. Klößchen mit dem Löffel abstechen und in ausreichend Salzwasser oder Brühe ca. 15 Minuten gar ziehen lassen.
4. Die Weißbrotscheiben in kleine Würfel schneiden. Die Knoblauchzehe schälen und durch die Presse drücken. Die Butter in einer Pfanne zerlassen. Den Knoblauch und die Weißbrotwürfel darin anrösten.

5. Den Grünkernschrot abseihen. 50 g Butter in einer Kasserolle zerlassen und den Grünkernschrot zusammen mit den Kracherle darin andünsten. Mit der Fleischbrühe auffüllen und einige Minuten kochen lassen. Vom Herd nehmen, die Weißbrotbrösel unterrühren und die Suppe zugedeckt 30 Minuten ziehen lassen.
6. Die Suppe durch ein Sieb passieren und nochmals abschmecken.

7. Noch einmal aufkochen und die Sahne und die restliche Butter beifügen. Mit dem Pürierstab aufschlagen. Die fertig gegarten Markklößchen hineingleiten lassen und servieren.

Unreifer Dinkel aus dem Odenwald wird zur Hochzeitssuppe der Badener. Ob Ei, Markklößchen oder Sahne – in jedem Fall ist es eine glückliche Verbindung!

Rezept: Peter Wehlauer 127

Rheinäsche mit Buttermandeln

Für 4 Personen

150 g ungeschälte
Mandeln

4 frische, ausge-
nommene Rheinäschen

Salz, weißer Pfeffer

100 g Mehl

130 g Butter

1 unbehandelte Zitrone

1. Die Mandeln etwa
1 Minute in Wasser
sprudelnd kochen
lassen, in ein Sieb
schütten und in kaltem
Wasser abschrecken.
Die Mandeln aus der
Haut drücken und
blättrig aufschneiden.
2. Die Fische unter
fließendem Wasser
gründlich waschen.
Abtrocknen, innen und
außen salzen und pfef-
fern. Das Mehl auf
einen großen Teller
geben und die Fische
(erst kurz vor dem Bra-
ten) in Mehl wenden,
dabei das Mehl mit
der flachen Hand
festklopfen.

3. 80 g Butter in einer
(oder zwei) großen
Pfanne(n) erhitzen. Die
Fische hineinlegen und
bei milder Hitze von
jeder Seite 6 bis
8 Minuten braten. Erst
wenden, wenn die
Unterseite gebräunt ist,
sonst zerfallen die
Fische.
4. In der Zwischenzeit
die restliche Butter in
einer anderen Pfanne
erhitzen und die
Mandeln darin unter
Wenden goldbraun
rösten.
5. Die fertigen Fische
auf einer vorgewärmten
Platte anrichten, die
Buttermandeln darüber-
geben. Mit Zitronen-
scheiben garnieren und
mit Salzkartoffeln
servieren.

Aal in Grauburgunder

Für 4 Personen

1 kg Aal

4 Schalotten

300 ml Grauburgunder

200 ml Sahne

1 Bouquet garni
(bestehend aus
Thymianzweig,
Petersilienzweigen,
1 mit 1 Lorbeerblatt und
1 Gewürznelke
gespickte Zwiebel)

100 g Butter

8 Champignons

1 Lauchstange

Salz, Pfeffer

1. Den Aal enthäuten,
entfetten und filetieren.
In ca. 4–5 cm große
Stücke schneiden. Die
Schalotten schälen und
fein hacken.
2. 60 g Butter in einer
Kasserolle erhitzen und
den Aal darin anbraten.
Die Schalotten dazu-
geben und kurz
anschwitzen. Mit dem
Grauburgunder ab-
löschen. Die Hälfte der
Sahne, das Bouquet
garni, Salz und Pfeffer
dazugeben. Ca.
5 Minuten leise kochen
lassen.
3. Die Aalfilets aus dem
Fond nehmen und warm
stellen, den Fond durch
ein Sieb passieren und
etwas einkochen lassen.

4. Die Champignons
und den Lauch putzen.
Den Lauch in feine Strei-
fen schneiden und mit
den Champignons zum
Fond geben. Nochmals
2 bis 3 Minuten kochen
lassen, die restliche
Sahne zugeben und mit
der übrigen Butter
verfeinern.
5. Den Aal auf einer
Servierplatte anrichten,
die Sauce darüber-
geben. Als Beilage
Nudeln, Fleurons (Blät-
terteiggebäck) oder
Salzkartoffeln reichen.

Rezepte: Christian Begyn

Gefüllter Hecht

Für 4 Personen

20 g gehackter Kerbel
250 g gut gekühltes
Lachsfleisch, 1 Ei
200 ml Crème fraîche
Salz, weißer Pfeffer
gemahlene Muskatnuß
200 g Blattspinat
1 Hecht (ca. 2,5 kg,
vom Fischhändler vom
Rücken her ausnehmen
lassen)
300 g roher Speck
(1 große Scheibe)
1 Suppengrün
2 Petersilienwurzeln
¾ l Riesling
80 g Butter, 30 g Mehl
⅛ l Sahne, 1 Eigelb

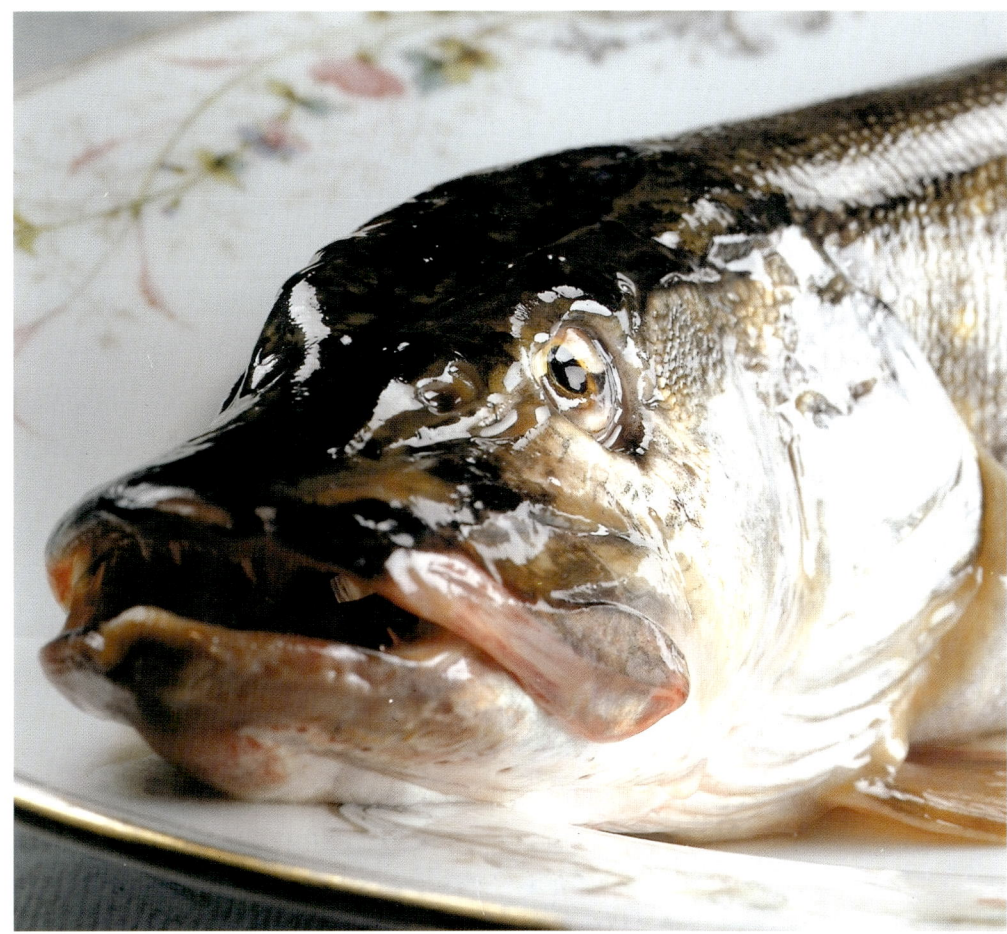

1. Das Lachsfleisch in kleine Würfel schneiden und im Mixer pürieren. Ei und Crème fraîche nach und nach im Mixer unterarbeiten. Mit Salz, Pfeffer und Muskat würzen und den Kerbel unterziehen. Zugedeckt in den Kühlschrank stellen.

2. Den Spinat gründlich waschen und putzen, in Salzwasser 1 Minute blanchieren. Mit der Schaumkelle sofort in kaltes Wasser tauchen. Dann zum Abtrocknen auf Küchenkrepp ausbreiten.

3. Den Hecht innen und außen salzen und pfeffern. Innen dicht mit Spinatblättern auslegen. Die Farce daraufstreichen. Den Hecht vorsichtig zusammenklappen. Die große Speckscheibe der Länge nach über die Rückenöffnung legen und mit Küchengarn auf dem Hecht festbinden.

4. Das Suppengrün und die Petersilienwurzeln in grobe Würfel schneiden, in einen großen Bräter legen. Den Hecht daraufsetzen (falls nötig, die Schwanzflosse abschneiden). Den Wein angießen. Auf der untersten Schiene im Backofen bei 175 Grad 60 Minuten garen. Die Hitze auf 150 Grad zurückschalten und weitere 15 bis 20 Minuten garen.

5. Den Hecht auf eine Servierplatte heben, zugedeckt im ausgeschalteten Ofen warm halten.

6. Den Sud aus dem Bräter durch ein feines Sieb in einen Topf gießen. Die Butter mit dem Mehl verkneten und den Fond damit binden. Sahne und Eigelb verrühren und mit dem Schneebesen kurz unter die kochende Sauce schlagen.

7. Fäden und Speckscheibe vom Fisch entfernen. Den Hecht in 5 cm dicke Scheiben schneiden. Die feinen Gräten auf der Unterseite vorsichtig herausziehen. Den Hecht auf vorgewärmten Tellern anrichten. Mit etwas Sauce begießen, die restliche Sauce getrennt reichen. Als Beilage Wildreis servieren.

129

Badische Hechtklößchen

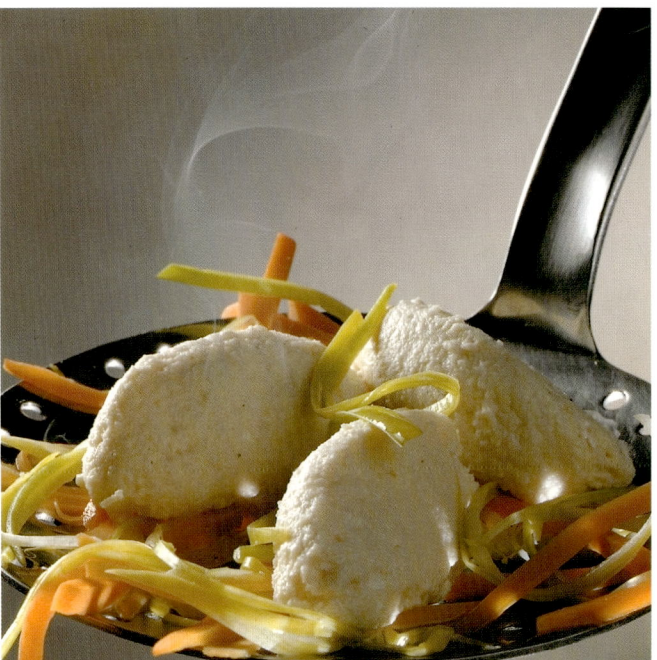

Für 4 Personen

500 g Hechtfleisch, in Stücke geschnitten
1 Eiweiß, Salz, Pfeffer
gemahlene Muskatnuß
200 ml Fischfond
½ l gut gekühlte Sahne

Für die Sauce:
1 gehackte Schalotte
200 ml Noilly Prat
Salz, weißer Pfeffer
etwas Zitronensaft
50 g Butter
200 ml Sahne

1. Hechtfleisch, Gewürze und Eiweiß vermengen. Pürieren und durch ein Sieb streichen. Für 1 Stunde kühl stellen.
2. Den Fischfond erhitzen. Die Sahne unter die Hechtmousse ziehen.

Mit einem Eßlöffel Klößchen abstechen und in der heißen Brühe 10 Minuten ziehen lassen. Herausnehmen und abtropfen lassen.
3. Etwas Butter zerlassen und die Schalotte darin andünsten. Mit Fischfond und Noilly Prat aufgießen, auf die Hälfte einkochen. Sahne dazugeben (etwas zurückbehalten und steif schlagen), nochmals reduzieren und abschmecken. Die restliche Butter zur Sauce geben.
4. Durch ein Sieb passieren und die geschlagene Sahne unterrühren. Zu den Hechtklößchen servieren.

Rezept: Peter Wehlauer

Bachforelle blau

Für 4 Personen

4 Bachforellen (ausgenommen)
50 g Sellerieknolle
2 Karotten
1 Zwiebel
1 kleine Lauchstange
2 Thymianzweige
2 Petersilienzweige
3 Gewürznelken
2 Lorbeerblätter, Salz
3 EL Weißweinessig
250 g Zucchini
30 g Butter

Für die Sauce Hollandaise:
400 g Butter
¼ l trockener Weißwein
1 EL Weißweinessig
1 EL Zitronensaft
Salz, weißer Pfeffer
4 Eigelb

1. Die Forellen waschen. Alle Flossen (außer der Schwanzflosse) mit einer Schere abschneiden.
2. Das Gemüse putzen, grob zerteilen. Den Lauch längs aufschneiden. Zwei Lauchblätter übereinanderlegen, Kräuter, Nelken und Lorbeerblätter darauflegen, die Blätter darüberklappen und mit Küchengarn zubinden.
3. 4 l kräftig gesalzenes Wasser zum Kochen

bringen. Vorbereitetes Suppengrün, Lauch-Gewürzbeutel und Essig zugeben, 8 bis 10 Minuten sieden lassen. Die Forellen in den Sud gleiten und 12 bis 15 Minuten sieden (nicht kochen) lassen. Vorsichtig herausheben.
4. In der Zwischenzeit die Butter für die Hollandaise schmelzen. Wein, Essig, Zitronensaft, Salz und Pfeffer in einen Topf geben, auf die Hälfte einkochen. Etwas abkühlen lassen.
5. Das Eigelb unterrühren, bei milder Hitze zu einer Creme aufschlagen. Dabei nach und nach 4 EL Wasser zugießen. Die flüssige Butter tropfenweise unterschlagen. Nochmals abschmecken.
6. Zucchini waschen und in Scheiben schneiden. Die Butter erhitzen. Zucchinischeiben darin 5 bis 6 Minuten dünsten. Mit Salz und Pfeffer würzen.
7. Die Forellen filetieren und auf einem Zucchinibett anrichten. Mit etwas Sauce begießen, restliche Sauce getrennt servieren.

Rezept: Christian Begyn

Zanderfilet auf Chicoréebett

Für 2 Personen

1 Zander (ca. 750 g)
oder 2 Zanderfilets
(à 160 g)
Saft von 1 Zitrone
Salz, weißer Pfeffer
2 EL Traubenkernöl
50 g Butter
2 Chicorée

1. Den Zander, wenn nötig, schuppen und ausnehmen. Filetieren und die Gräten entfernen. Die Filets jeweils dritteln und mit Zitronensaft, Salz und Pfeffer würzen.

2. Das Öl in einer Pfanne erhitzen und die Filets darin kurz anbraten. Die Hälfte der Butter in Flöckchen auf die Filetstücke legen und den Fisch in 4 bis 6 Minuten zu Ende garen.

3. Den Chicorée gründlich waschen, den Strunk abschneiden. Die Blätter der Länge nach in feine Streifen schneiden. Die restliche Butter erhitzen und die Chicoréestreifen darin einige Minuten dünsten. Mit Salz und etwas Zitronensaft abschmecken.

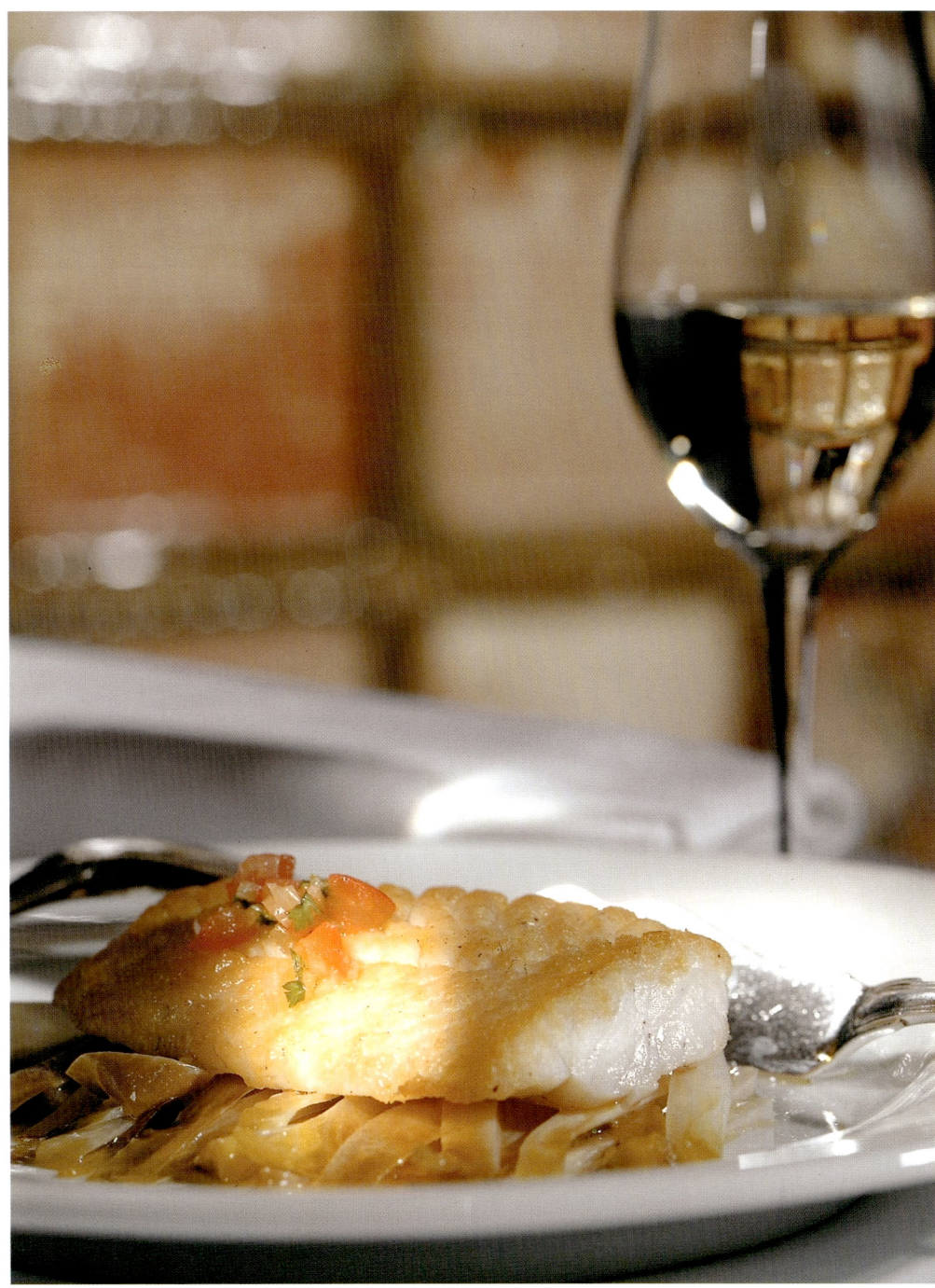

4. Den Chicorée auf vorgewärmten Tellern anrichten. Die Filets daraufsetzen und mit der Chicoréebutter und dem Bratensud der Filets beträufeln. Dazu Schwenkkartoffeln reichen.

Bei den Flußpiraten spielt der Zander die zweite Geige. Seinem großen Rivalen Hecht ist er in einem jedoch weit voraus: im Wohlgeschmack.

Rezept: Christian Begyn

131

Süße Rüben mit Speck

Für 4 Personen

1,5 kg Steckrüben

2 große EL Schweineschmalz

4 EL Zucker

1 kg frischer, ungeräucherter Bauchspeck (am Stück)

Salz, Pfeffer

1. Die Rüben schälen und in ca. 2 cm große Würfel schneiden. In kochendem Wasser einige Minuten blanchieren.

2. Das Schweineschmalz in einer Kasserolle erhitzen und den Zucker darin karamelisieren.

3. Die Rüben in die Kasserolle geben. Den Speck zugeben und mit ca. 300 ml Wasser aufgießen. Im geschlossenen Topf ca. 1 ½ bis 2 Stunden leise köcheln lassen.

4. Mit Salz und Pfeffer abschmecken und mit Pellkartoffeln servieren.

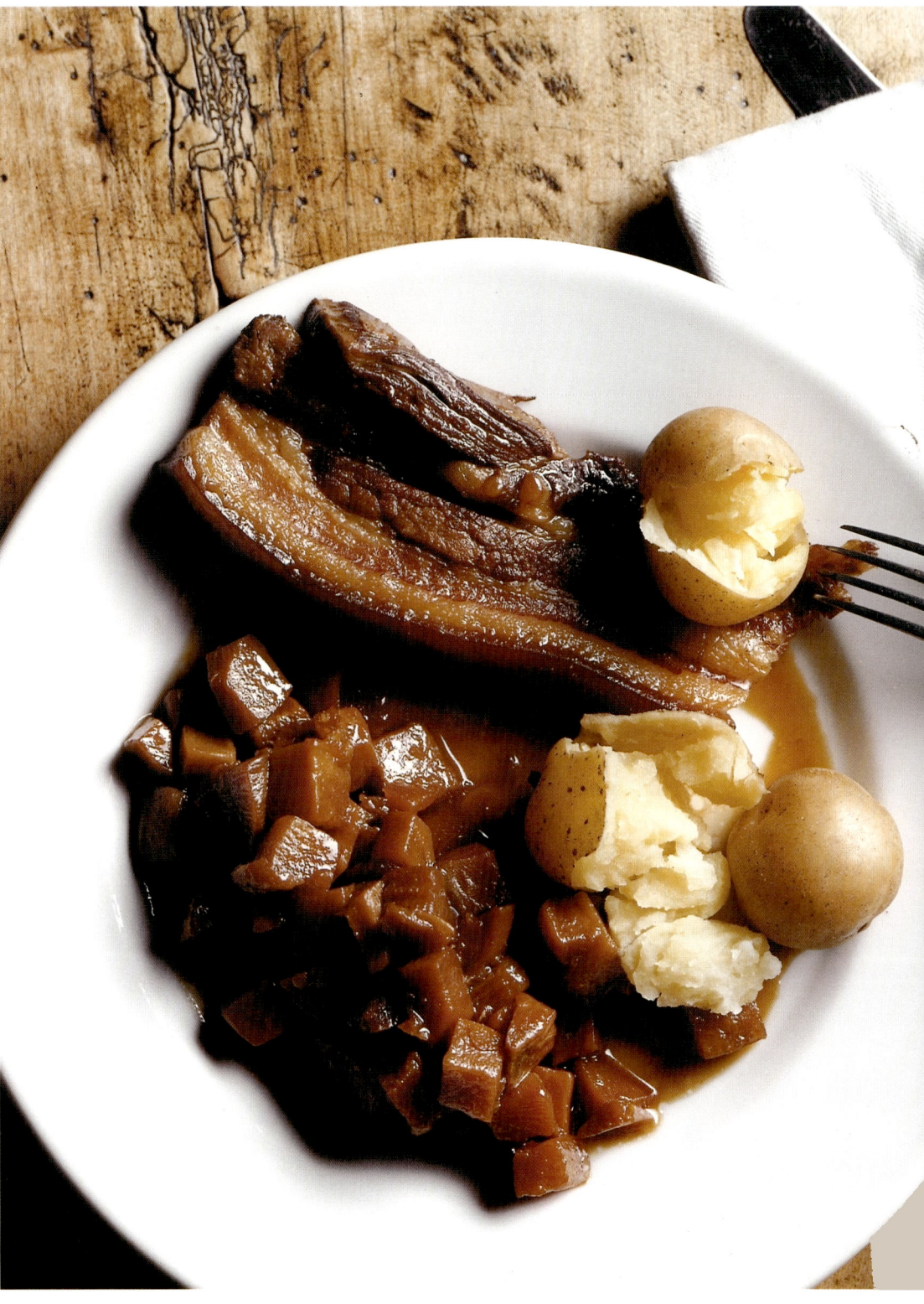

Höhepunkt ländlicher Küche ist das alljährliche Schlachtfest. Selbst wenn sich die Viehzucht aus wirtschaftlichen Gründen nicht halten konnte, hat doch jeder Bauer und fast jeder Winzer sein Schwein im Stall. Besonders für die Jugend ist der Schlachttag ein unvergleichliches Erlebnis. Die Tradition des »Säcklestreckens« versorgt auch die Kinder der Nachbarschaft mit frischen Würsten, etwas Kesselfleisch oder einem »Rampen«, einem ordentlichen Stück Speck.

Rezept: Christian Begyn

Kalbsleber nach Hausfrauenart

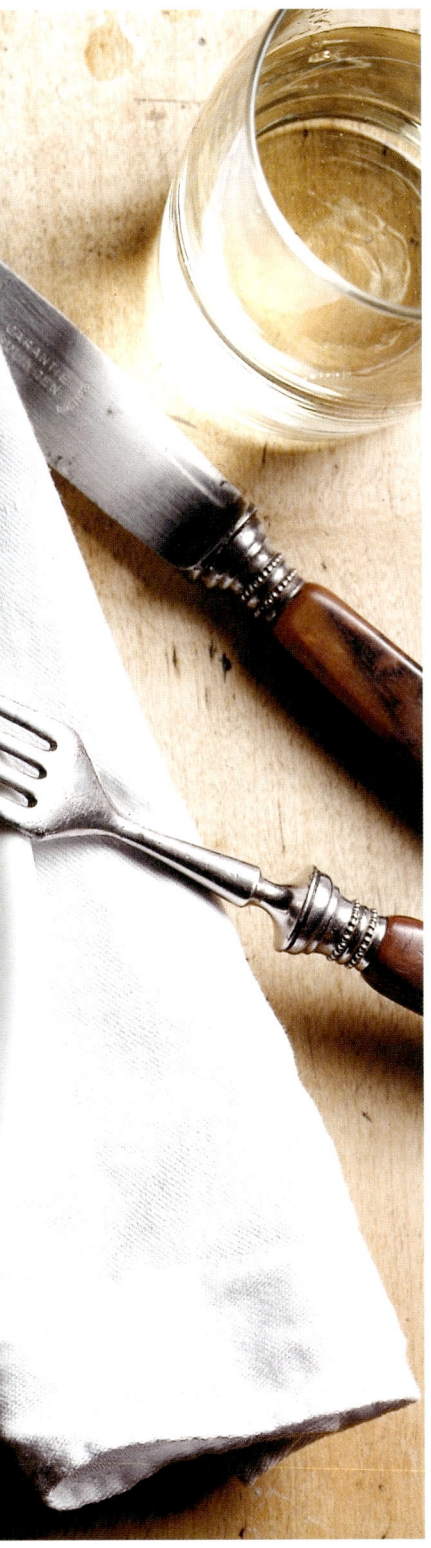

Für 4 Personen

100 g Butter
4 Scheiben Kalbsleber
(à 150 g, wenn
möglich, vom Milch-
kalb)
etwas Mehl
4 dünne Scheiben
geräucherter Speck
Salz, Pfeffer

1. Die Hälfte der Butter
in einer Pfanne erhitzen.
Die Leber in Mehl wen-
den und ca. 3 bis
5 Minuten von beiden
Seiten goldbraun
anbraten. Die Leber-
scheiben auf einer
Servierplatte anrichten
und warm stellen.
2. Das Bratfett aus der
Pfanne gießen und die
Speckscheiben in der
restlichen Butter kurz
anrösten.

3. Den gerösteten
Speck auf den Leber-
scheiben anrichten und
mit der Butter über-
gießen. Darauf achten,
daß die Butter nicht zu
dunkel wird.

Ob vom Schwein, vom Rind,
vom Kalb – »Leberle« sauer
oder geröstet gehört zu den
beliebtesten Gerichten am
Oberrhein.

Rezept: Christian Begyn

Kalbsbrust auf Zwiebelbett

Für 4 Personen

1–1,2 kg Kalbsbrust mit
Knochen (nach Möglich-
keit vom Milchkalb)
4 große Zwiebeln
4 EL Traubenkernöl
2 Lorbeerblätter
1 Thymiansträußchen
4–5 Wacholderbeeren
2 Bund Petersilie
1 EL Butter
Salz, Pfeffer
¼ l trockener Weißwein
etwas Fleischbrühe oder
Wasser

1. Die Kalbsbrust in
ca. 3 cm breite Streifen
schneiden, salzen und
pfeffern. Die Zwiebeln
schälen und in feine
Würfel schneiden.
2. Das Öl in einer
großen Pfanne erhitzen
und die Kalbsbrust-
streifen darin beidseitig
goldbraun anbraten.
Die Zwiebeln mit den
Gewürzen und den
Kräutern zum Fleisch
geben. In der ge-
schlossenen Pfanne im
Ofen bei 200 Grad
ca. 20 Minuten garen.
Dann den Wein und
etwas Brühe zugeben
und nochmals ca.
20 Minuten weitergaren.

3. Petersilie und
Thymian entfernen. Die
Zwiebeln auf einer vor-
gewärmten Platte anrich-
ten, das Fleisch darauf-
geben. Den Bratenfond
nochmals abschmecken
und das Fleisch damit
übergießen.

Eine einfache Kalbsbrust
zum Festtagsbraten veredelt:
Aus der Not einen Lecker-
bissen machen, ist die große
Schule badischer Kochkunst.

Rezept: Christian Begyn

Gfillter Söymage (Gefüllter Saumagen)

Für 8–10 Personen

1 mittelgroßer
Saumagen
Essig und grobes Salz
zur Säuberung des
Magens

Für die Füllung:
1,5 kg Kartoffeln
400 g Zwiebeln
2 Schalotten
2 Lauchstangen
100 g Butter
1 EL gehackte Petersilie
1 EL gehackter Kerbel
2 Eier
800 g frischer
Schweinebauch
(ohne Knochen)
500 g vom Nußfleisch
des Schweines
Salz, Pfeffer
gemahlene Muskatnuß
Majoran
⅛ l trockener Weißwein

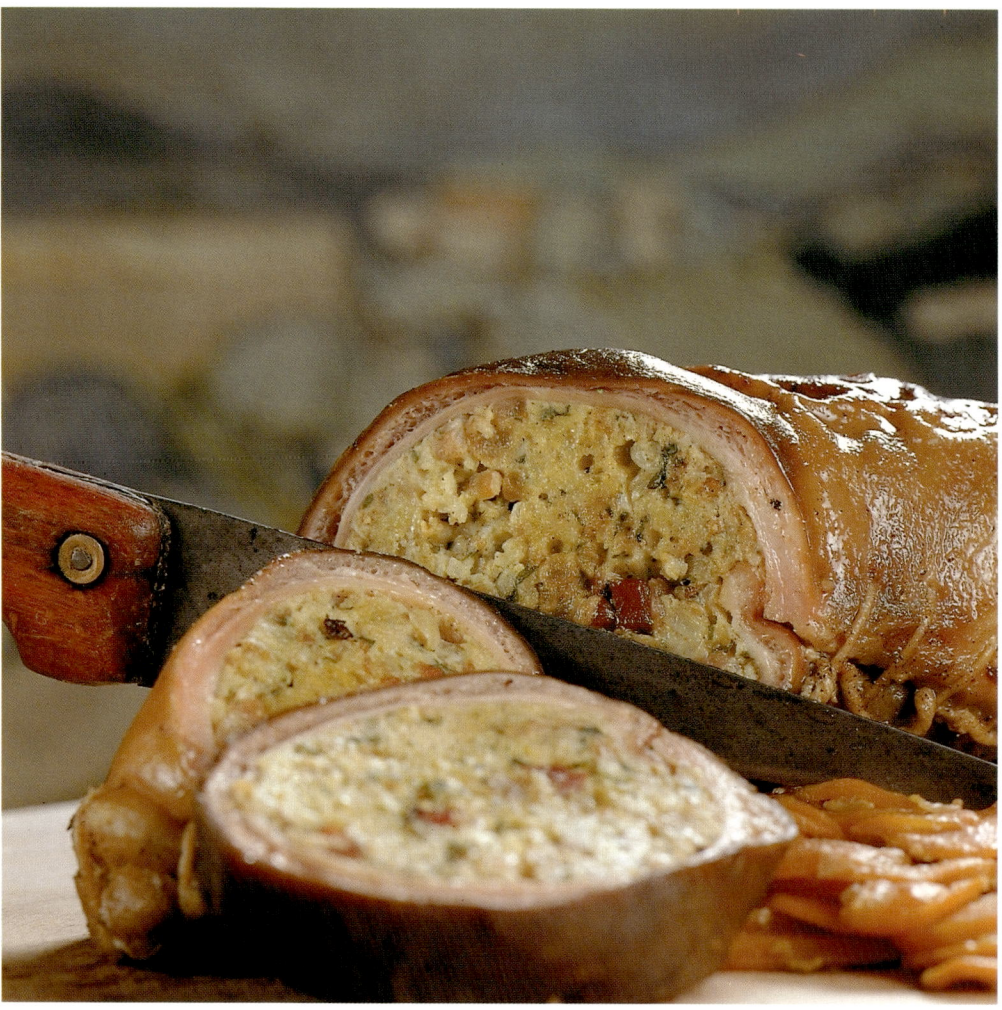

1. Etwas grobes Salz in
Essig auflösen und den
Magen für zwei Tage
einlegen. Zwischen-
durch mehrmals
wässern. Die Innenhaut
des Magens sauber
entfernen.

2. Kartoffeln, Zwiebeln
und Schalotten schälen,
Kartoffeln in kleine
Würfel schneiden,
Zwiebeln und Scha-
lotten fein hacken. Den
Lauch sorgfältig putzen
und in dünne Streifen
schneiden.
3. Die Butter in einem
großen Topf zerlassen,
Zwiebeln, Schalotten
und Lauch darin andün-
sten. Die Kartoffeln kurz
in Wasser blanchieren,
dann dazugeben. Un-
gefähr 15 Minuten
dämpfen.

4. Den Schweinebauch
und die Schweinenuß
durch den Fleischwolf
treiben. Zu der passier-
ten Masse gehackte
Petersilie, Kerbel, Eier,
Pfeffer, Salz und Gewür-
ze geben, dann die Ge-
müsemasse unterheben.
Alles gut mischen.
5. Den Saumagen mit
der Farce füllen. Zunä-
hen und mit der Nadel
einige Luftlöcher in den
Magen stechen. 2 Stun-
den in ca. 80 Grad
heißem Wasser ziehen
(nicht kochen) lassen.

6. Eine Bratpfanne aus-
buttern, den Magen
hineingeben und im
Backofen bei 180 Grad
1 Stunde langsam
knusprig braten. Nach
30 Minuten mit Weiß-
wein ablöschen und
regelmäßig mit der
Bratensauce begießen.
7. Auf einer Servier-
platte anrichten und auf-
schneiden. Als Beilage
grünen Salat und Brat-
kartoffeln reichen.

Rezept: Christian Begyn

134

Schweinebäckli mit Brechbohnen

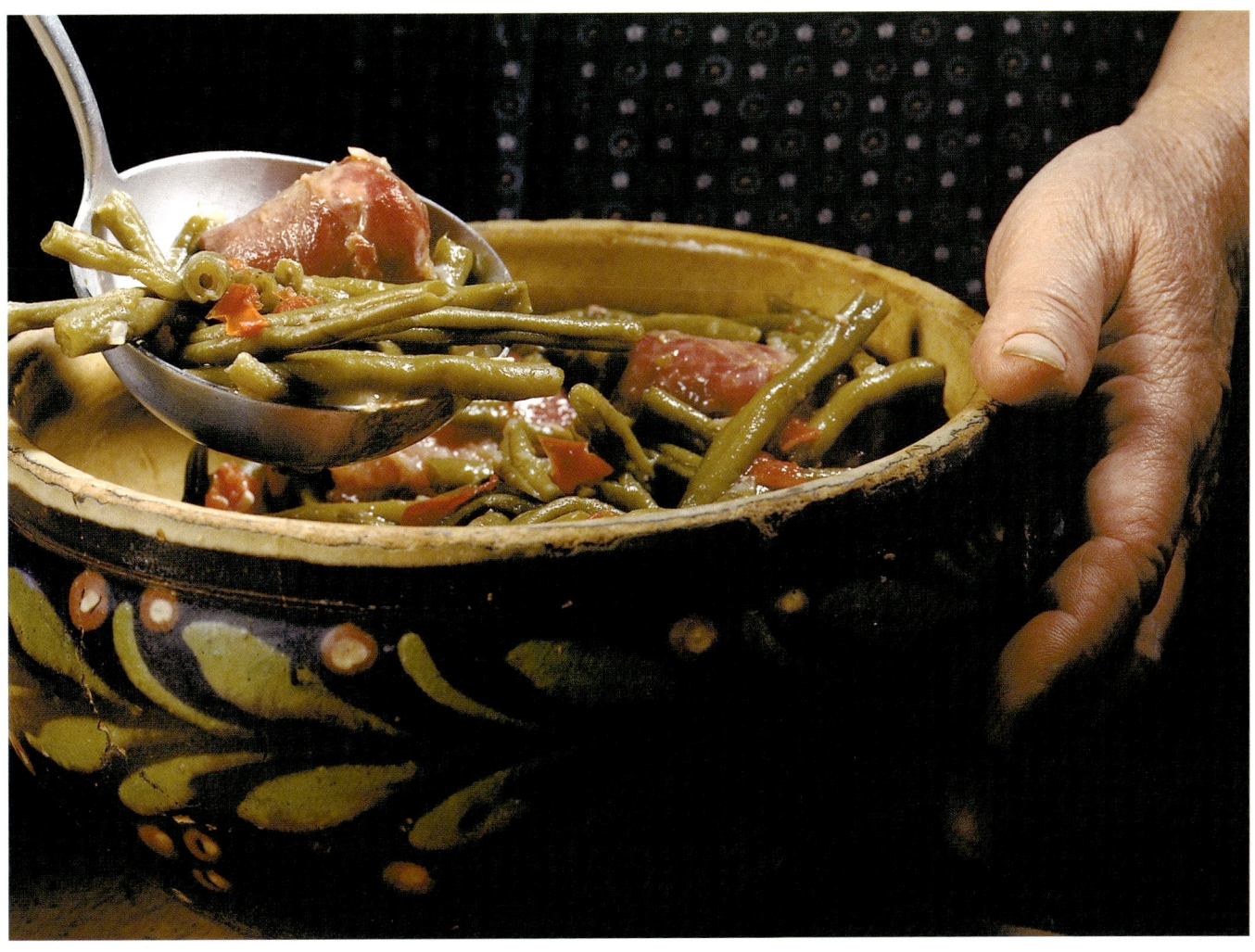

Für 4 Personen

16 Schweinebäckli

1,5 kg Brechbohnen

1 große Zwiebel

3 Knoblauchzehen

100 g Butter oder Öl

1 Thymianstrauß

1 Lorbeerblatt

3 Tomaten (oder etwas Tomatenmark)

Salz, Pfeffer

ca. ½ l Fleischbrühe

1. Die Schweinebäckli vom Metzger zubereiten lassen. Die Bohnen waschen, putzen und in zwei oder drei Teile brechen. Die Zwiebel und die Knoblauchzehen schälen. Die Zwiebel in feine Würfel schneiden, den Knoblauch durch die Presse drücken.
2. Die Butter zerlassen. Zwiebel und Knoblauch hineingeben und glasig dünsten. Thymianstrauß und Lorbeerblatt dazugeben.

3. Die Tomaten waschen und das Fruchtfleisch in Würfel schneiden. Zusammen mit den Bohnen in die Kasserolle geben. Die Bäckli daraufgeben, salzen, pfeffern und mit der Fleischbrühe übergießen. Im geschlossenen Topf ca. 45 bis 60 Minuten leise köcheln lassen.

Kenner behaupten, das beste Fleisch sitze am Kopf. Dies gilt bestimmt für die Schweinebäckchen: Ob frisch aus dem Kessel, mit grobem Salz, oder zart geräuchert aus dem Kamin – ein Hochgenuß.

Rezept: Christian Begyn

135

Schäufele

Kalbskopf in Spätburgundersauce

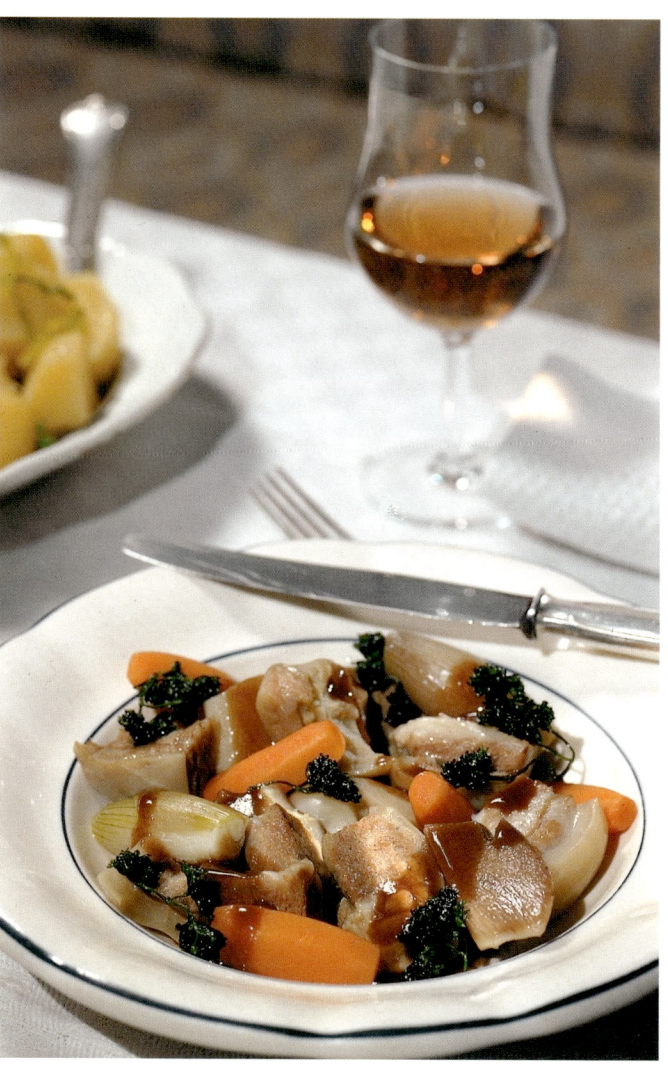

Für 6–8 Personen

ca. 1 kg gepökelte und leicht geräucherte Schweineschulter

1 Zwiebel (geschält und mit 2 Gewürznelken gespickt)

200 g kleine grüne Linsen (Puy-Linsen)

Für die Vinaigrette:
Salz, Pfeffer

1 EL Weinessig

3 EL Öl

1 Zwiebel, geschält und feingehackt

1 EL feingehackte Petersilie

1. Das Fleisch und die gespickte Zwiebel in reichlich Wasser ca. 1 Stunde langsam gar ziehen lassen.

2. In der Zwischenzeit die Linsen waschen und in ¼ l Wasser ca. 15 bis 30 Minuten sanft kochen. Abkühlen lassen.

3. Aus den angegebenen Zutaten eine Vinaigrette anrühren und über die Linsen geben. Das Fleisch in feine Scheibchen schneiden und mit dem lauwarmen Linsensalat servieren.

136 **Rezept: Christian Begyn**

Für 4 Personen

1 kg Kalbskopf mit Zunge (ausgelöst)

Suppengemüse (1 Karotte, 1 Lauchstange, ¼ Selleriestange, 2 Zwiebeln, 1 Thymianzweig, 2 Lorbeerblätter, 3 Nelken)

100 g frische Champignons

Salz, Pfeffer

5 cl Madeira

¼ l Spätburgunder

½ l Fleischbrühe (mit etwas Tomatenmark verfeinert)

1 EL gehackte Kräuter (Petersilie, Kerbel, Schnittlauch, etwas Thymian)

1. Verlangen Sie bei Ihrem Metzger einen schönen weißen, sauberen Kalbskopf. Das Fleisch in ca. 5 cm große Würfel schneiden, in einen großen Topf geben. Das Suppengemüse und die Champignons putzen und dazugeben. Soviel Wasser dazugeben, daß das Fleisch gerade bedeckt ist. Zugedeckt ca. 40 bis 50 Minuten köcheln lassen. Nach der Hälfte der Garzeit

mit Salz und Pfeffer würzen. Das Fleisch sollte noch »Biß« haben.

2. Den Madeira mit dem Spätburgunder in einer Kasserolle auf die Hälfte einkochen lassen. Die tomatisierte Fleischbrühe dazugeben und bis zur gewünschten Konsistenz weiter reduzieren. Dann die gehackten Kräuter dazugeben, mit Salz und Pfeffer abschmecken.

3. Den Kalbskopf auf einer vorgewärmten Servierplatte anrichten und mit der Sauce übergießen. Als Beilage Gemüse der Saison reichen.

Rezept: Christian Begyn

Badisches Ochsenfleisch

1,5 kg Ochsenbrust

5–6 Knochen

Salz

Wurzelgemüse

(2 Karotten, ½ Sellerie-
knolle, 2 Petersilien-
wurzeln)

1 Kräutersträußchen

(Thymian, Petersilie,
Kerbel etc.)

1 Bund Petersilie

Selleriesalz

Für die Sauce:

400 ml Bouillon

400 ml Sahne

1 geschälte kleine
Zwiebel (mit 1 Gewürz-
nelke gespickt)

2–3 EL frische
Weißbrotbrösel

2 EL frisch geriebener
Meerrettich

Salz

etwas Zitronensaft

1. Die Ochsenbrust kalt abspülen. Die Knochen in Wasser kurz abkochen. In einem großen Topf ausreichend Wasser mit 1 TL Salz zum Kochen bringen. Ochsenbrust und Knochen darin 30 Minuten leise kochen lassen.

2. Das Wurzelgemüse putzen, kleinschneiden und zum Fleisch geben. Weitere 30 Minuten garen, dann das Kräutersträußchen dazugeben. Ganz schwach köchelnd fertig garen (nochmals ca. 30 bis 60 Minuten).

3. Für die Sauce 400 ml Bouillon abgießen und stark einkochen. Die Sahne hinzufügen und noch einmal um die Hälfte reduzieren. Die gespickte Zwiebel und die Weißbrotbrösel dazugeben. Einige Minuten am Herdrand zugedeckt ziehen lassen. Dann die Zwiebel entfernen und den Meerrettich untermischen. Mit Salz und Zitronensaft abschmecken.

4. Die Ochsenbrust in nicht zu dünne Scheiben schneiden, mit etwas Bouillon beträufeln und mit Selleriesalz und gehackter Petersilie bestreuen. Die Meerrettichsauce separat dazu reichen. Als Beilagen eignen sich Wirsinggemüse, Petersilienkartoffeln, eingelegter Kürbis oder Preiselbeeren.

Rezept: Peter Wehlauer

Hähnchen in Riesling

Für 4 Personen

1 Hähnchen

(1,5 –1,8 kg)

etwas Mehl

Salz, Pfeffer

100 g Butter oder
Traubenkernöl

2 geschälte und
gehackte Schalotten

2 Scheiben geräucherter
Speck

150 g Champignons

¼ l Riesling

¼ l Brühe oder Wasser

¼ l Sahne

1. Das Hähnchen in 4 Teile zerlegen. Salzen, pfeffern und kurz im Mehl wenden.

2. Das Fett in einer Bratkasserolle erhitzen und die Hähnchenstücke darin beidseitig goldbraun anbraten, dann herausnehmen. Den Speck in kleine Würfel schneiden. Die Champignons putzen und in feine Scheiben schneiden. Die gehackten Schalotten, den Speck und die Champignons im Bratensatz glasig anschwitzen. Das Fleisch wieder dazugeben und mit Riesling und Brühe übergießen. Ca. 30 Minuten zugedeckt leise köcheln lassen.

3. Das Fleisch herausnehmen, auf einer Servierplatte anrichten und warm halten.

4. Die Sahne zur Bratensauce geben und bis zur gewünschten Konsistenz einkochen. Wenn nötig, mit etwas Salz und Pfeffer abschmecken.

5. Zum Servieren die Sauce über das Fleisch gießen, als Beilage Bandnudeln, Kartoffelpüree oder Reis reichen.

Hähnchen in Riesling –
die ideale Verbindung von
Geflügel und Wein. Auch bei
den Nachbarn im Elsaß
gehört »Coq au vin« zu den
Nationalgerichten.

Rezept: Christian Begyn

Ofenente mit Salbei

Für 4 Personen

1 küchenfertige Ente
mit Innereien

400 g säuerliche Äpfel
(z. B. Boskop)

30 g Zucker

2 frische Salbeizweige

Salz, weißer Pfeffer

1 EL Öl

100 g Zwiebeln

1 kleiner Bund Suppen-
grün mit Petersilien-
wurzel

5 Thymianzweige

1/8 l Wasser

3/8 l Geflügelbrühe

2 TL Tomatenmark

1/8 l Portwein

100 g gut gekühlte
Butter

1. Die Ente unter
fließend kaltem Wasser
waschen, dann trocken-
tupfen. Flügelspitzen
und Hals abschneiden
und zerkleinern, Fett-
drüse herausschneiden
und wegwerfen.
2. Die Äpfel schälen,
vierteln und die Kern-
gehäuse entfernen. Die
Apfelviertel in Spalten
schneiden. Den Zucker
in einem Topf zu hellem
Karamel schmelzen
lassen. Die Äpfel dazu-
geben und darin andün-
sten, bis der Karamel
sich wieder gelöst hat.

3. Die Blätter von
einem Salbeizweig
abzupfen. Mit dem
Messer die Brusthaut
der Ente an beiden
Seiten etwas lösen und
die Salbeiblätter
zwischen Haut und
Fleisch schieben.
4. Das Entenfett abtren-
nen und beiseite legen.
Die Ente innen und
außen salzen und pfef-
fern. Die Halsöffnung
mit einem Zahnstocher
feststecken. Die kara-
melisierten Äpfel und
den zweiten Salbei-
zweig in die Ente füllen,
die Öffnung mit zwei
Zahnstochern zustecken
und mit Küchengarn
verschnüren.
5. Die Bratenpfanne
mit Öl bepinseln, Hals-
und Flügelklein sowie
Innereien daraufgeben.
Die Ente mit der Brust
nach unten daraufset-
zen und im Ofen bei
175 Grad 25 Minuten
braten.
6. Inzwischen die
Zwiebeln schälen und
in kleine Würfel
schneiden. Suppengrün
putzen, waschen und
ebenfalls in feine
Würfel schneiden.
Das Entenfett in einer
Pfanne erhitzen und das
Gemüse darin unter
häufigem Wenden
anrösten.

7. Dann zusammen mit
dem Thymian in die
Bratenpfanne geben.
Das Wasser angießen
und die Ente weitere
40 bis 45 Minuten
braten, dabei ab und
zu mit Bratenfond
begießen.
8. Die Ente herausnehmen und im ausgeschal-
teten Backofen warm
stellen. Überschüssiges
Fett aus der Braten-
pfanne abgießen. Die
Geflügelbrühe in die
Bratenpfanne geben
und die Röststoffe damit
lösen.
9. Den Bratenfond
durch ein Sieb in einen
Topf umgießen, Toma-
tenmark zugeben und
10 Minuten einkochen.
Den Fond noch einmal
entfetten. Den Portwein
zugeben, die Sauce
zum Kochen bringen
und die in Flöckchen
geschnittene Butter
unterrühren. Eventuell
mit Salz abschmecken.
10. Die Ente tranchie-
ren und mit der Sauce
und mit Schupfnudeln
servieren.

Rezept: Peter Wehlauer

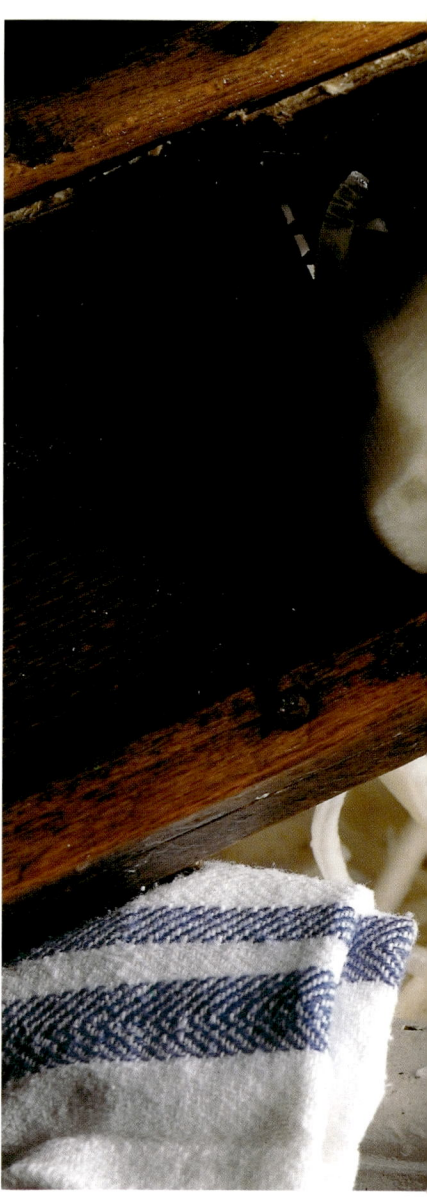

Entenschlegel mit sauren Rüben

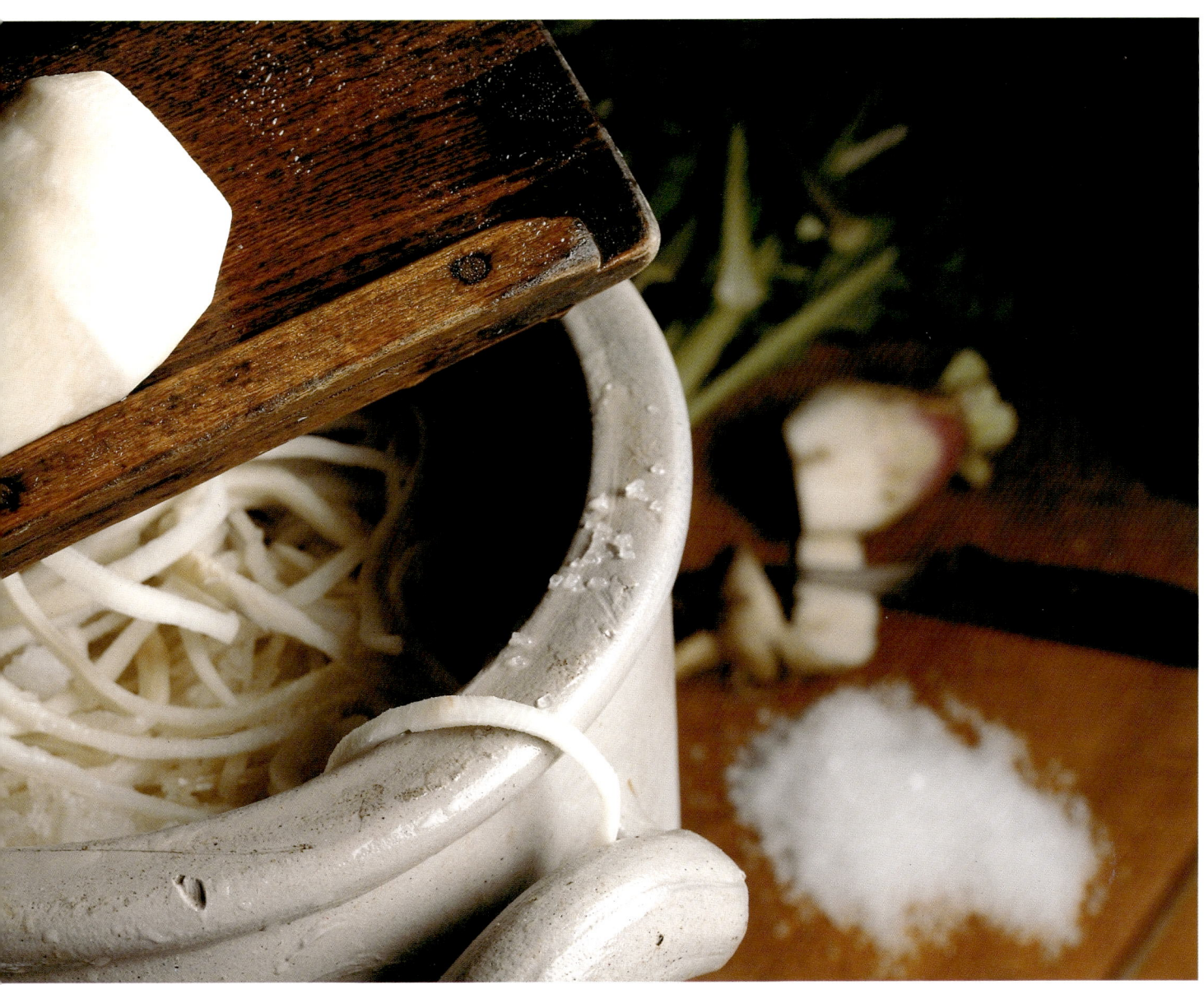

Für 4 Personen

8 Entenschlegel
5–7 Knoblauchzehen
50 g Salz, Pfeffer
2 Lorbeerblätter
1 Bund Thymian
1 EL Öl
100 g Gänseschmalz
2 große Zwiebeln
1 kg saure Rüben
1/4 l trockener Weißwein
1/8 l Wasser

1. Die Knoblauchzehen schälen und fein zerhacken, mit 50 g Salz vermischen. Die Entenschlegel damit gut einreiben. Pfeffern.

2. Aus Lorbeerblättern, Thymian und Öl eine Marinade herstellen, die Fleischstücke damit bestreichen und zugedeckt 24 Stunden im Kühlschrank ziehen lassen.

3. Die Zwiebeln schälen und in feine Würfel schneiden. Das Gänseschmalz in einer großen Kasserolle erhitzen und die Schlegel darin goldbraun anbraten, herausnehmen und die Zwiebeln im Schmalz glasig dünsten.

4. Die Rüben zwei- bis dreimal wässern, abtropfen lassen und unter die Zwiebeln mischen.

5. Die Entenschlegel auf die Rüben legen, Weißwein und Wasser dazugeben und zugedeckt bei niedriger Temperatur 70 bis 80 Minuten schmoren. Mit Salz und Pfeffer abschmecken. Als Beilage eignen sich Salz- oder Pellkartoffeln.

Rezept: Christian Begyn

Marinierter Hasenpfeffer

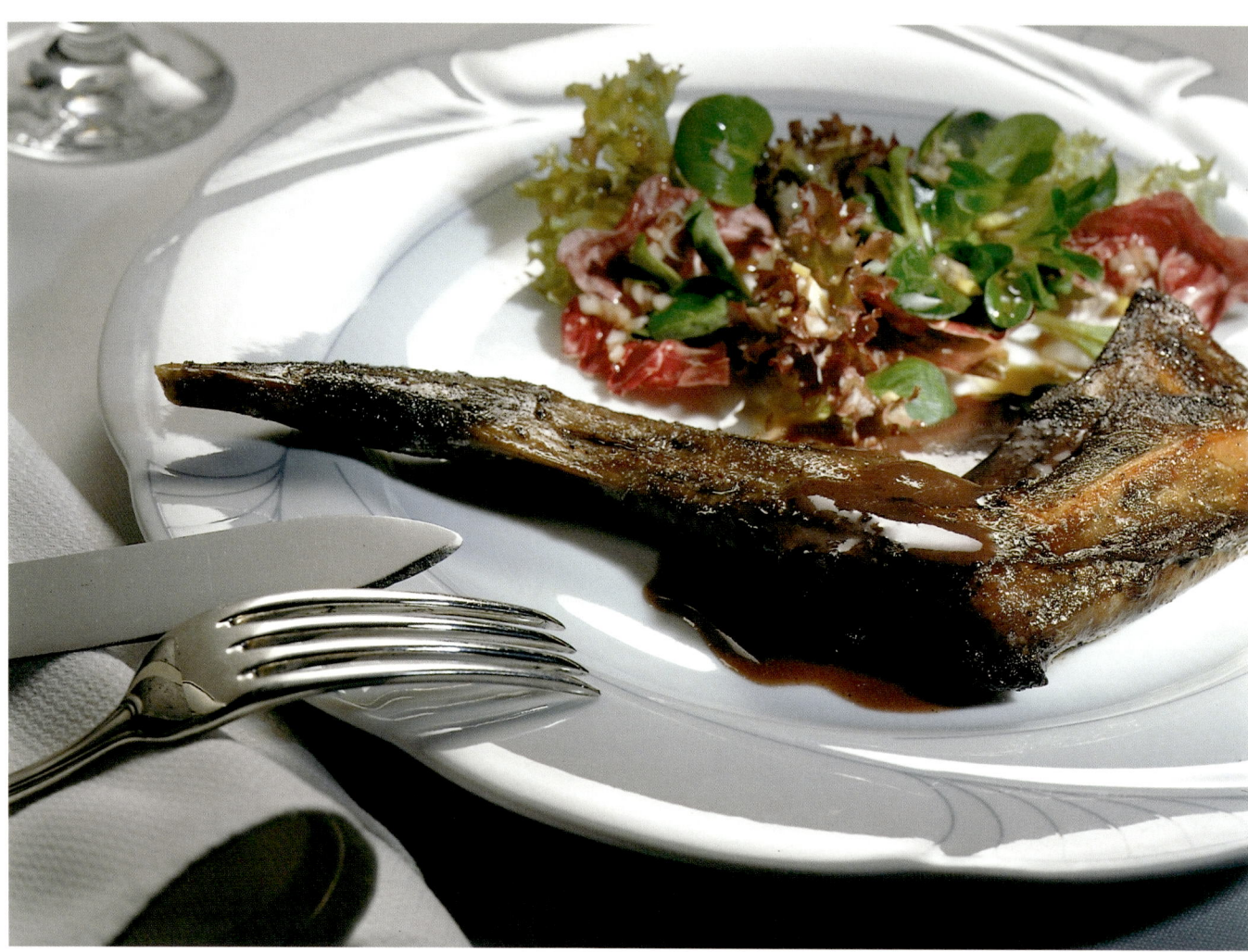

Für 4 Personen

4 Hasenkeulen
(Vorderläufe)

1 Hasenleber

2 kleine Zwiebeln

2 Knoblauchzehen

2 Scheiben geräucherter
Speck

30 g Butter

etwas Tomatenmark

etwas Mehl

200 ml Wildfond

1–2 EL Johannisbeer-
gelee

2 cl Kirschwasser

Für die Marinade:

1 Zwiebel, 4 Schalotten

1 Knoblauchzehe

2 Gewürznelken

5 Wacholderbeeren

1 Lorbeerblatt

je 1 Zweig Thymian und
Rosmarin, Salz, Pfeffer

½ Bund Petersilie

½ l trockener Rotwein

etwas Essig

1. Die Hasenkeulen in ein Porzellangefäß geben. Für die Marinade Zwiebel, Schalotten und Knoblauch kleinschneiden, mit den anderen Zutaten zum Fleisch geben. Über Nacht marinieren lassen.

2. Zwiebeln und Knoblauch fein hacken. Den Speck in kleine Würfel schneiden.

3. Die Butter erhitzen. Speck, Zwiebeln und Knoblauch darin dünsten. Durch ein Sieb gießen, das Fett auffangen und in einen großen Bräter geben.

4. Die Keulen im heißen Fett anbraten. Tomatenmark und Mehl dazugeben, kurz anbräunen. Mit Wildfond ablöschen. Die passierte Marinade dazugeben. Zugedeckt ca. 60 Minuten schmoren lassen. Die Sauce abgießen, das Fleisch warm stellen.

5. Die Hasenleber in Butter anbraten, dann pürieren und unter die Sauce rühren. Mit Johannisbeergelee und Kirschwasser abschmecken. Zum Fleisch servieren.

Rezept: Peter Wehlauer

140

Badischer Lammsauerbraten

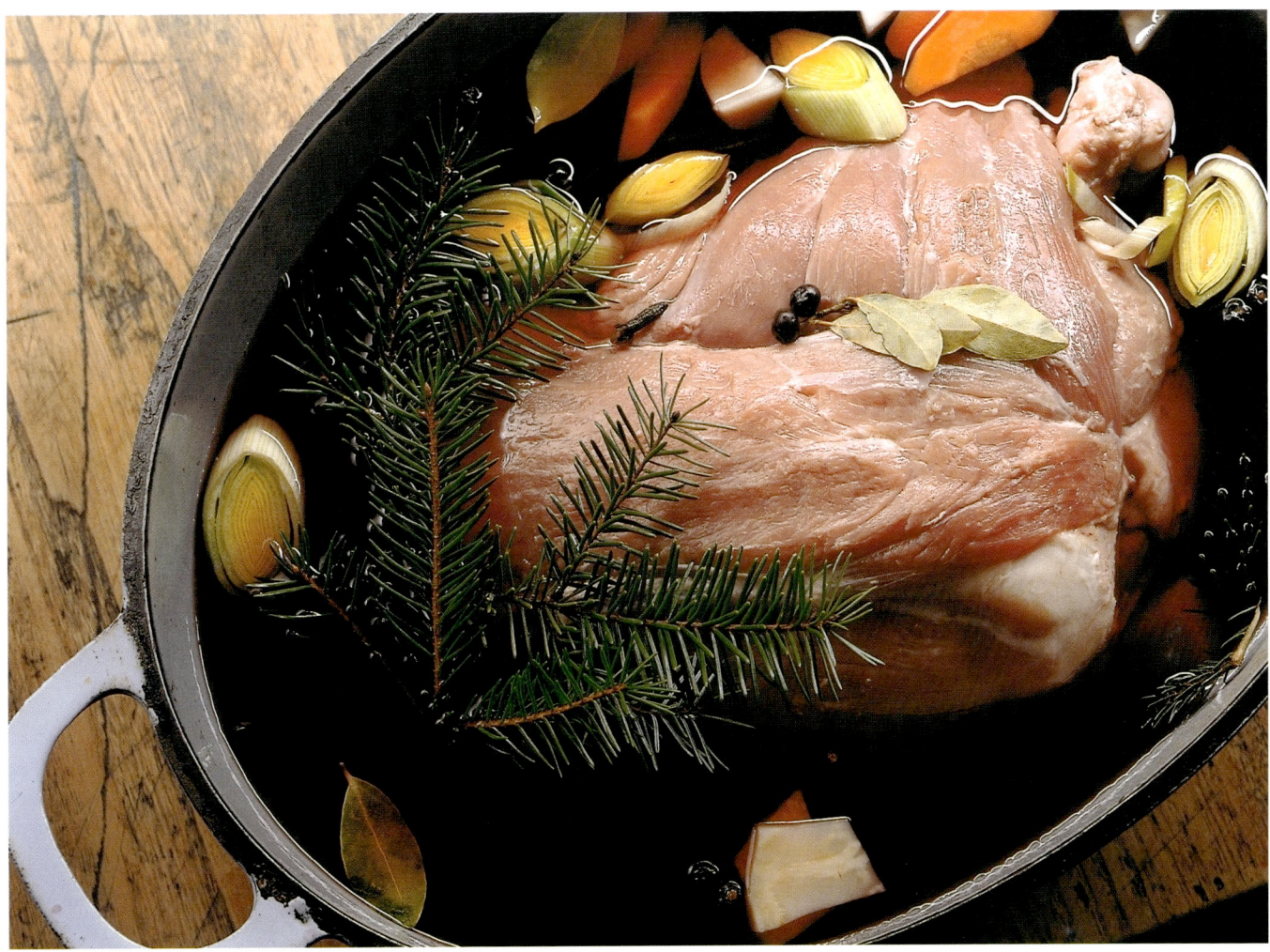

Für 5–6 Personen

Für die Marinade:

1 Flasche Rotwein

einige Tannennadeln

1 EL Tannenhonig

8 schwarze Pfefferkörner

1 Lorbeerblatt, 2 Nelken

5 Wacholderbeeren

300 g Wurzelgemüse

2 Lammfüße, 1 TL Salz

1 Lammschulter

50 g Räucherspeck

1 l brauner Fond

1 EL Senf, Pfeffer

½ l Sahne, 50 g Butter

1. Das Wurzelgemüse putzen und in Würfel schneiden. Die Lammfüße kurz in Wasser abkochen. Alle Zutaten (außer den Lammfüßen) zusammen aufkochen. Die Lammschulter in einen großen Topf legen und mit diesem Sud begießen. Die Lammfüße dazugeben. 2 Tage in der Beize liegenlassen.

2. Die Beize durch ein Sieb passieren, Gemüse und Kräuter separat aufheben.
3. Die Lammschulter trockentupfen, mit Pfeffer würzen. Don Speck in Streifen schneiden und im Bräter auslassen. Die Lammschulter in diesem Fett anbraten. Die Gemüse dazugeben und mitrösten. Nach und nach die Beize dazugeben und einkochen lassen. Den Fond hinzufügen und zugedeckt im Ofen

ca. 60 bis 80 Minuten schmoren.
4. Die Lammschulter herausnehmen, den Knochen auslösen und das Fleisch warm halten.
5. Senf und Sahne zur Sauce geben und kurz aufkochen. Durch ein Sieb passieren und mit 50 g Butter aufschlagen. Als Beilage handgeschabte Spätzle und Blattsalate reichen.

Rezept: Peter Wehlauer 141

Frischlingskeule mit Steinpilzen und Hagebuttenpüree

Für 4 Personen

1 Frischlingskeule
(ca. 1,2 kg)
Salz, Pfeffer
100 g Butter oder Öl
Suppengemüse
(1 Zwiebel, 1 kleine
Karotte, 1 kleine Lauch-
stange, 2 Thymian-
zweige, 1 Lorbeerblatt,
2 Nelken, 1 Bund
Petersilie)
½ TL Kümmel
¼ l trockener Weißwein
etwas Fleischbrühe oder
Wasser
400 g frische Steinpilze
1 EL gehackte Petersilie
4 EL Hagebuttenpüree

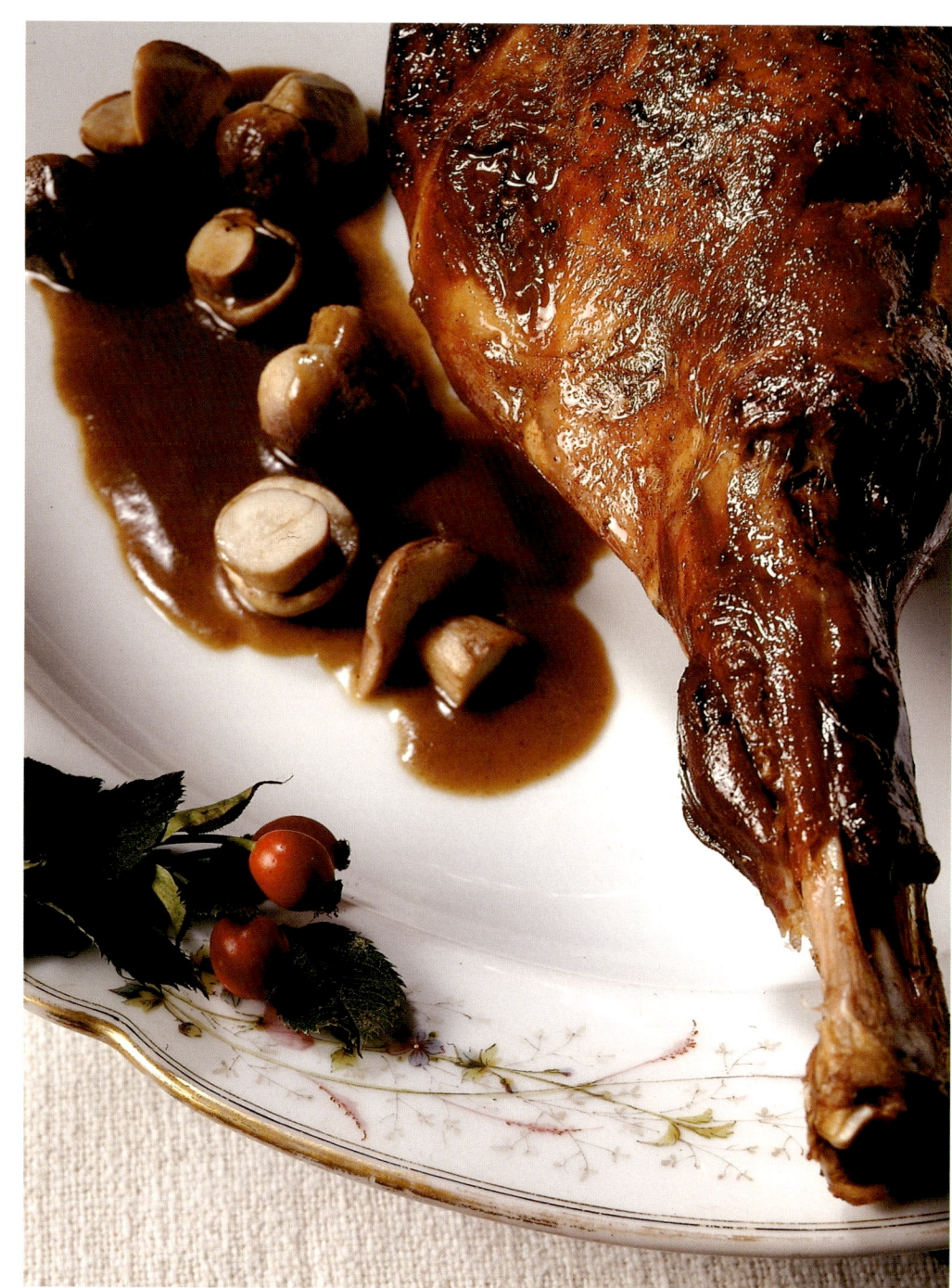

1. Die Frischlingskeule mit Salz und Pfeffer würzen. In einer ofenfesten Pfanne die Hälfte der Butter erhitzen und das Fleisch darin beidseitig goldbraun anbraten.

2. Das Gemüse putzen, kleinschneiden und mit dem Kümmel zum Fleisch geben. Im Ofen bei 200 Grad ca. 45 bis 60 Minuten braten. Während der Garzeit den Wein und etwas Fleischbrühe nach und nach über die Keule gießen.

3. Die Steinpilze waschen und putzen. Die restliche Butter in einer Kasserolle erhitzen und die Steinpilze darin kurz anbraten. Salzen und pfeffern und mit etwas Petersilie bestreuen.

4. Das gegarte Fleisch in Scheiben schneiden und auf einer vorge- wärmten Servierplatte anrichten. Den Braten- fond durch ein Sieb abgießen und über das geschnittene Fleisch geben.

5. Das Hagebutten- püree etwas erwärmen und zusammen mit den Steinpilzen als Beilage reichen.

Rezept: Christian Begyn

Apfelküchle auf geeister Zimtsauce

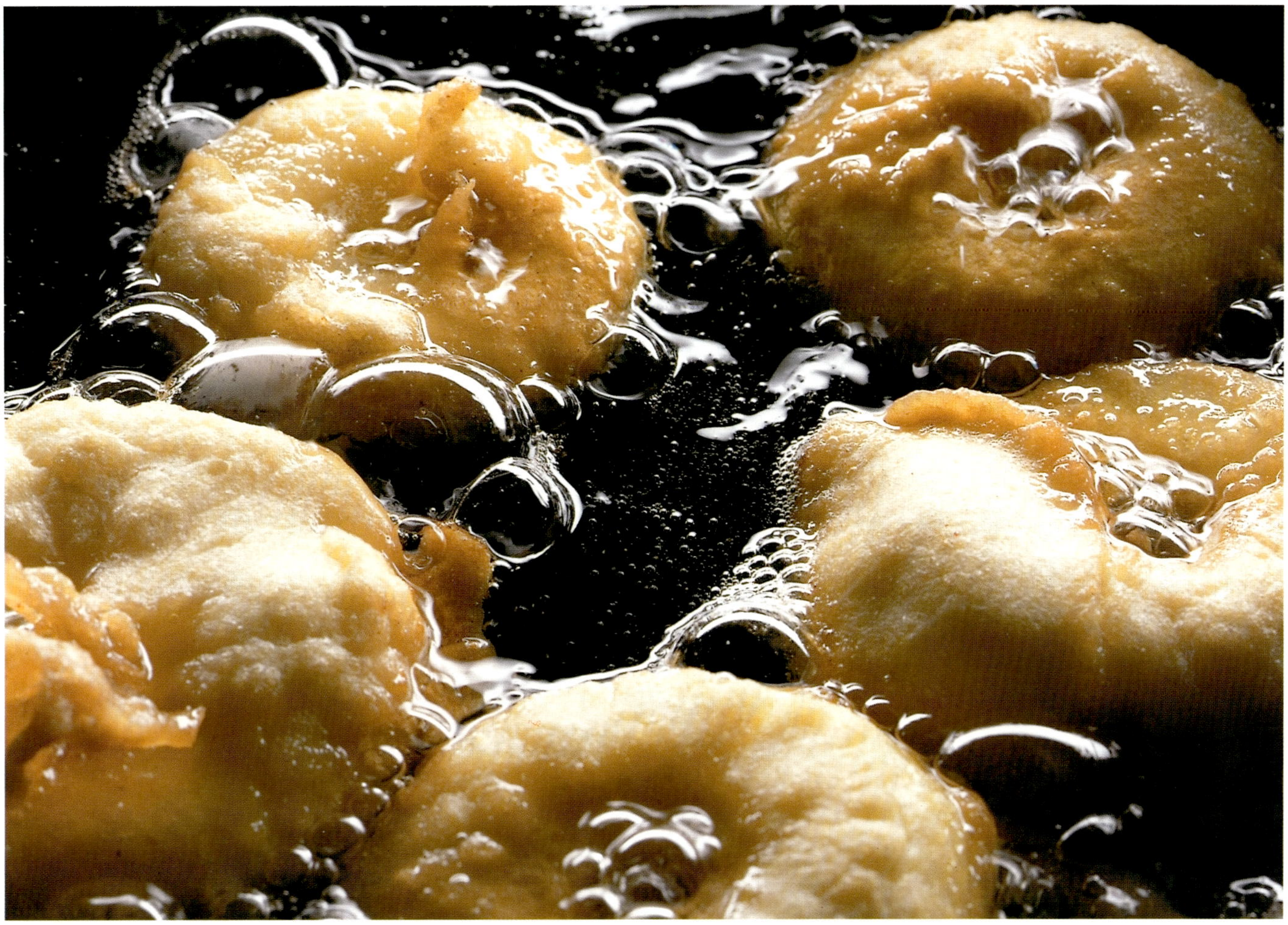

Für 4 Personen

3–4 Äpfel

Fett zum Ausbacken

Puderzucker

Für den Ausbackteig:

130 g Mehl

300 ml Milch

75 ml Bier, 8 g Hefe

Salz, 1 Eiweiß

2 EL Traubenkernöl

Für die Zimtsauce:

4 Kugeln Vanilleeis

1 TL Zimt, 50 ml Sahne

4 EL Vanillesauce

1. Die Hefe in ½ l lauwarmer Milch auflösen.
2. Mehl, Bier, die restliche Milch, eine Prise Salz und das Eiweiß mit dem Schneebesen gut verrühren. Die Hefemischung und das Öl dazugeben und gut vermischen. Zugedeckt 2 bis 3 Stunden gehen lassen.
3. Äpfel schälen, Kerngehäuse entfernen. Die Äpfel in nicht zu dünne Scheiben schneiden.
4. Das Fett in der Fritüre erhitzen. Apfelringe im Teig wenden, in das Fett-

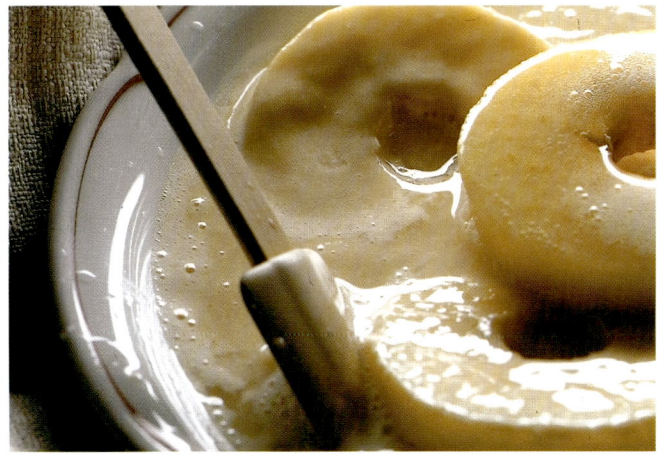

bad gleiten lassen und knusprig braun backen.
5. Auf Küchenpapier abtropfen lassen und mit Puderzucker bestreuen.
6. Die Sahne steif schlagen. Eis, Vanille-

sauce und Zimt gut verrühren, die Schlagsahne unterheben. Sofort zu den fritierten Apfelringen servieren.

Rezept: Peter Wehlauer   143

Birnen auf Holundermark

Für 6 Personen

6 Williams Christbirnen

½ l Wasser

250 g Zucker

1 Vanilleschote

Saft von einer halben
Zitrone

Für das Fruchtmark:

1 kg Holunderbeeren

200 g Zucker

1 Vanilleschote

Saft von einer Zitrone

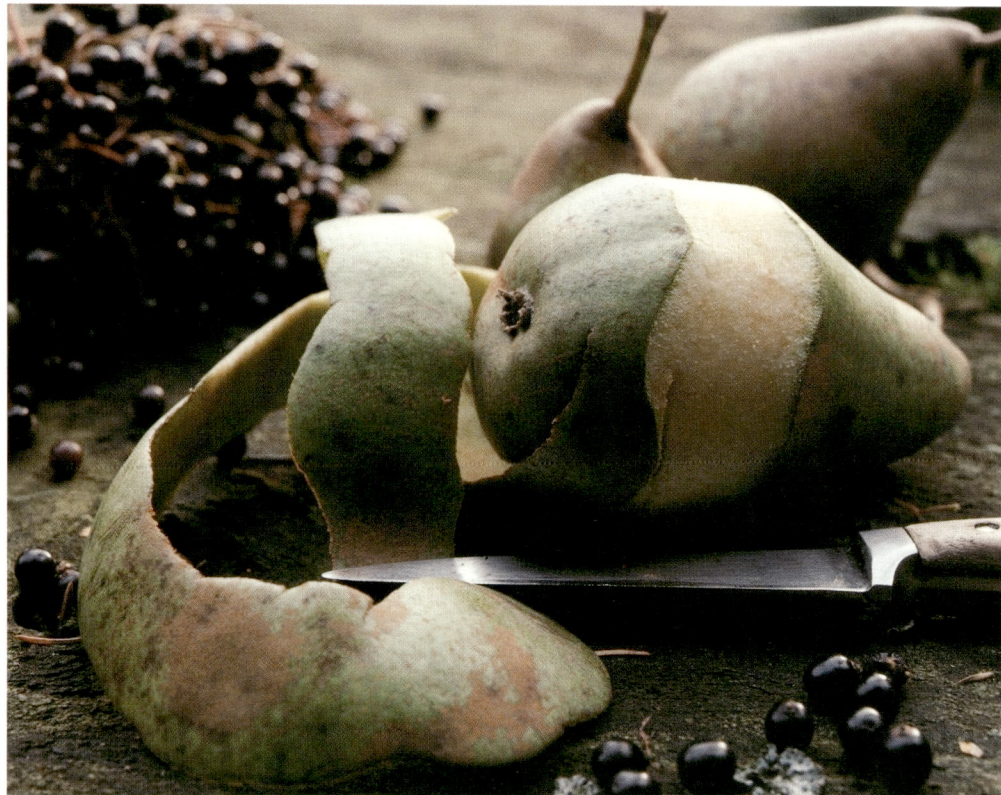

1. Die Birnen schälen, vom Stielende her aushöhlen und das Kerngehäuse vorsichtig entfernen, so daß die Birnen ganz bleiben.
2. Die Vanilleschote der Länge nach mit einem Messer einritzen. Das Wasser mit dem Zucker, der Vanilleschote und dem Zitronensaft erhitzen und die Birnen in diesem Sirup garen (die Garzeit variiert je nach Reifegrad der Birnen zwischen 10 und 20 Minuten). Die Birnen abkühlen lassen.

3. Die Holunderbeeren in einer Kasserolle mit Zucker, etwas Wasser, der eingeritzten Vanilleschote und dem Saft der Zitrone erhitzen. Zu einem dicken Fruchtmark einkochen, dann durch ein feines Sieb passieren. Das Fruchtmark abkühlen lassen.
4. Das Fruchtmark als Spiegel auf die Dessertteller geben und je 1 Birne daraufsetzen.

Anstatt des Holunders kann man auch Himbeeren oder schwarze Johannisbeeren verwenden.

Rezept: Christian Begyn

Hagebuttenmarmelade

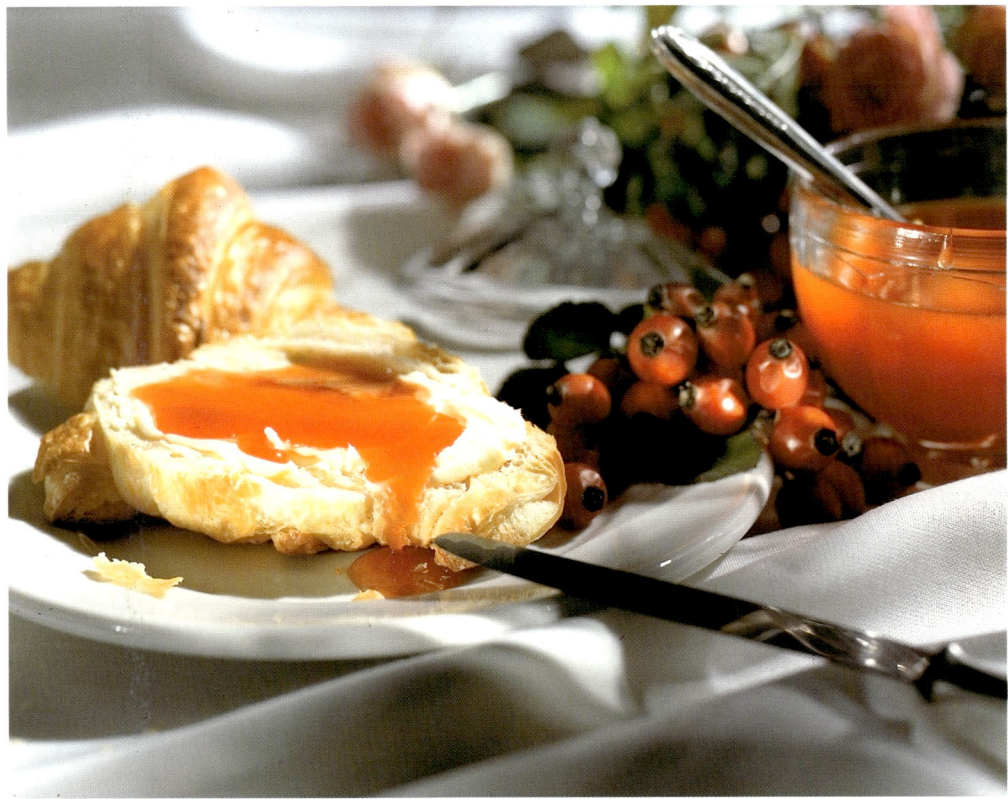

Für 1 kg Mark

ca. 1,6 kg Hagebutten
etwas Wasser
Zucker (ca. 500 g)

1. Stengelansätze
und Blüten von den
Hagebutten entfernen.
Hagebutten mit etwas
Wasser ca. 1 Stunde
kochen.
2. Durch ein Sieb
passieren und mit der-
selben Menge Zucker
30 Minuten einkochen.

Rezept: Christian Begyn

Maronenstamm

Für 4–6 Personen

500 g geschälte
Maronen (oder
500 g ungesüßtes
Maronenpüree)
100 g Zucker
100 g Butter
100 g Blockschokolade
¼ l Milch
¼ l Wasser

1. Die Maronen mit der
Milch und dem Wasser
in eine Kasserolle geben
und langsam garen
(ungefähr 1 Stunde). Die
Blockschokolade im
Wasserbad langsam
schmelzen. Die Butter in
einem Topf zerlassen.
2. Die Maronen mit
dem Mixstab pürieren.
Zucker, Butter und Scho-
kolade unterrühren. Eine
längliche Backform mit
Frischhaltefolie ausle-
gen, die fertige Masse
hineingeben und für
ca. 2 Stunden in den
Kühlschrank stellen.

3. Auf eine Servier-
platte stürzen, die End-
stücke ca. 2 cm dick
abschneiden. Aus die-
sen Stücken einen Ast
formen und den Stamm
damit verzieren. Mit
einer Gabel längliche
Streifen in den Stamm
ziehen. Mit einem
warmen, in Wasser
getauchten Messer in
dünne Scheiben
schneiden.
4. Der Stamm kann
auch nach Belieben mit
feingehackten Pistazien
und Puderzucker
bestreut werden.

Die Franzosen brachten sie
ins Land – die Kastanien-
bäume. Sie werden nicht nur
wegen ihres Holzes für
Faßdauben und Rebpfähle
hochgeschätzt, auch die
Früchte in ihrem stacheligen
Haus, die »Keschde«, sind
begehrte Beilage zum neuen
Wein. Oft erreichen sie die
Größe italienischer Maroni.

Rezept: Christian Begyn

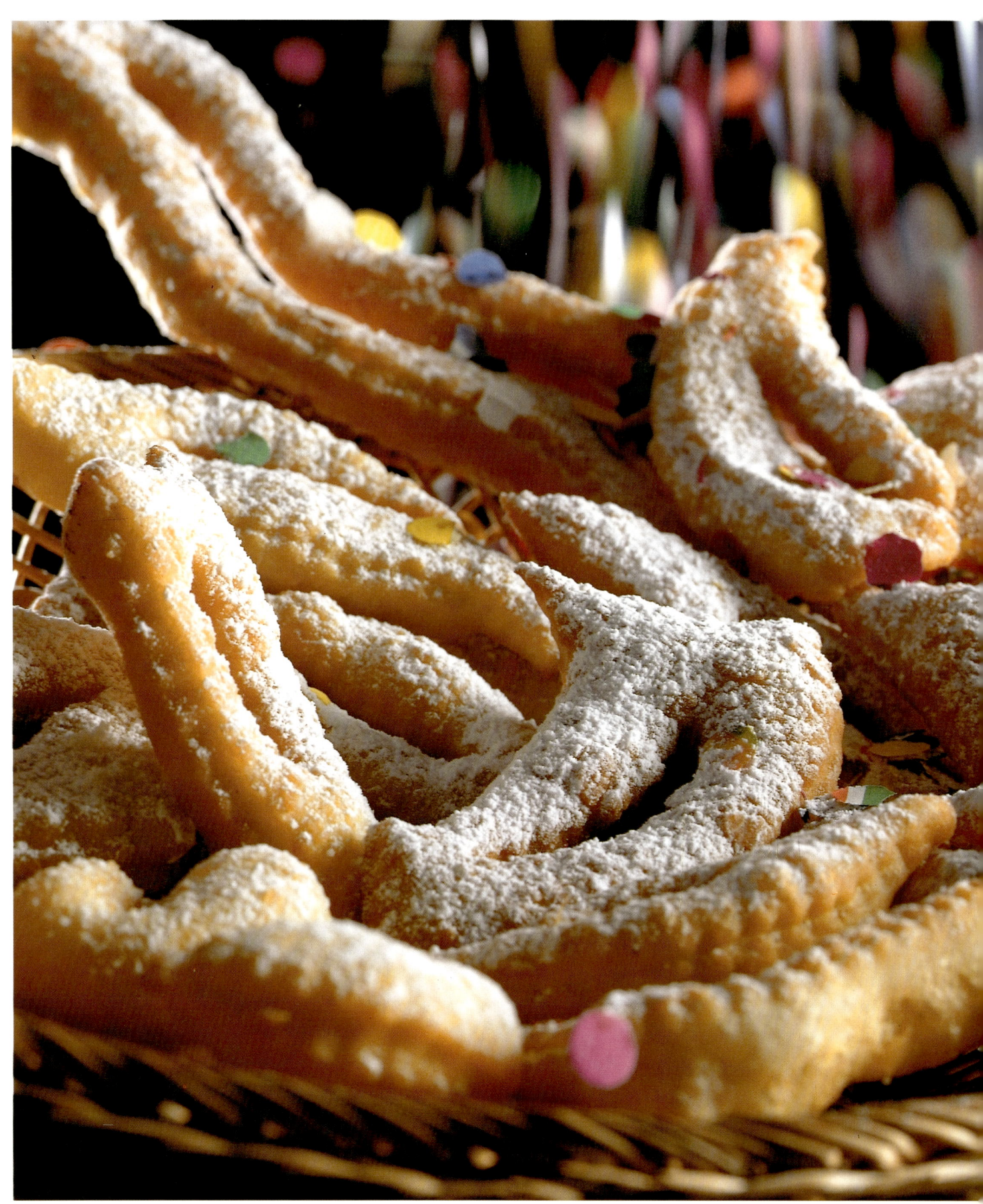

Fasnachtsküchle

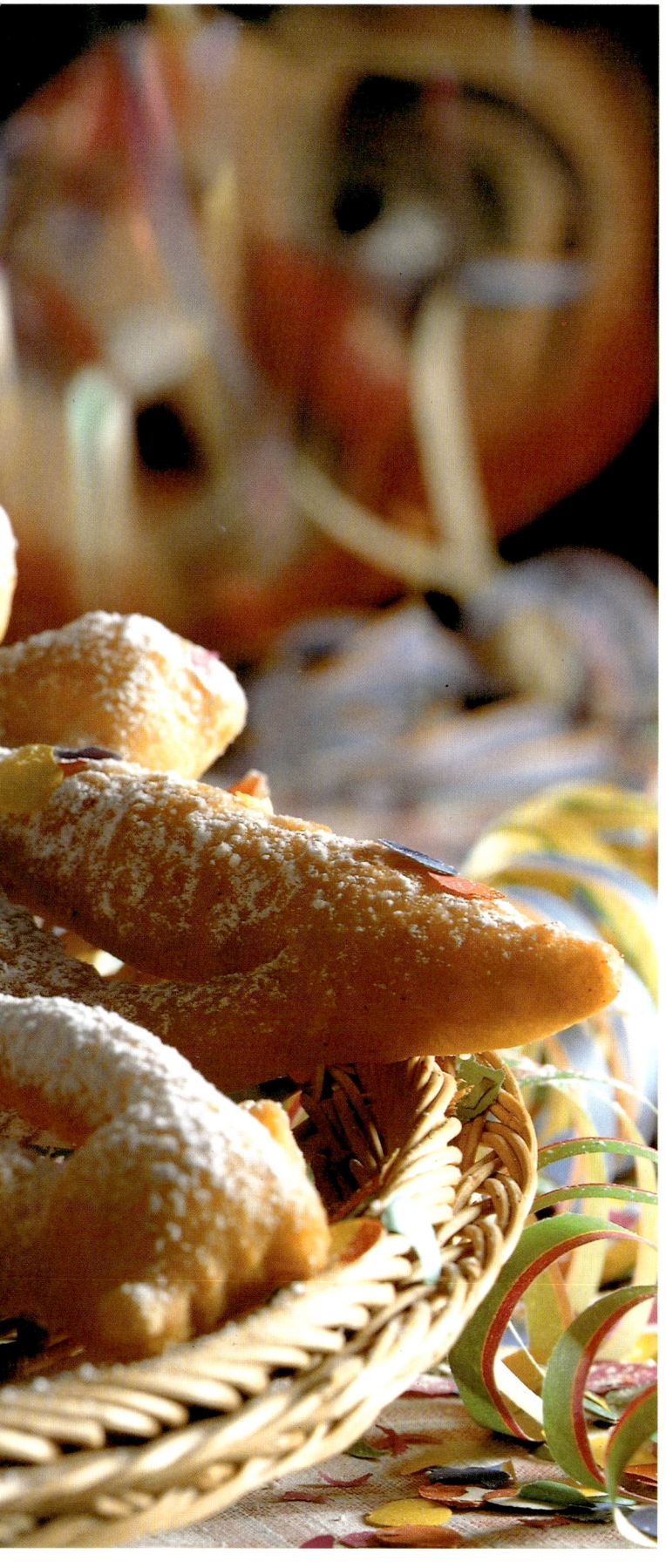

500 g Mehl
1 TL Salz
100 g Zucker
1 TL Vanillezucker
100 g Butter
4 Eier
1 Päckchen Backpulver
Backfett zum Fritieren

1. Alle Zutaten miteinander vermengen und zu einem Teig verarbeiten. 30 Minuten ruhen lassen.
2. Den Teig auf einem bemehlten Backbrett ausrollen und mit einem Teigrädchen in Rauten schneiden.
3. Das Fett in einer Friteuse erhitzen und die Teigstücke darin goldbraun backen. Auf Haushaltspapier abtropfen lassen, mit Puderzucker bestreuen und lauwarm servieren.

Wenn der Schnee schmilzt, wenn sich die Narren ihr Stelldichein geben, wenn das Butterschmalz zischt – dann ist die hohe Zeit der Fasnachtsküchle angebrochen.

Rezept: Christian Begyn

Gugelhupf

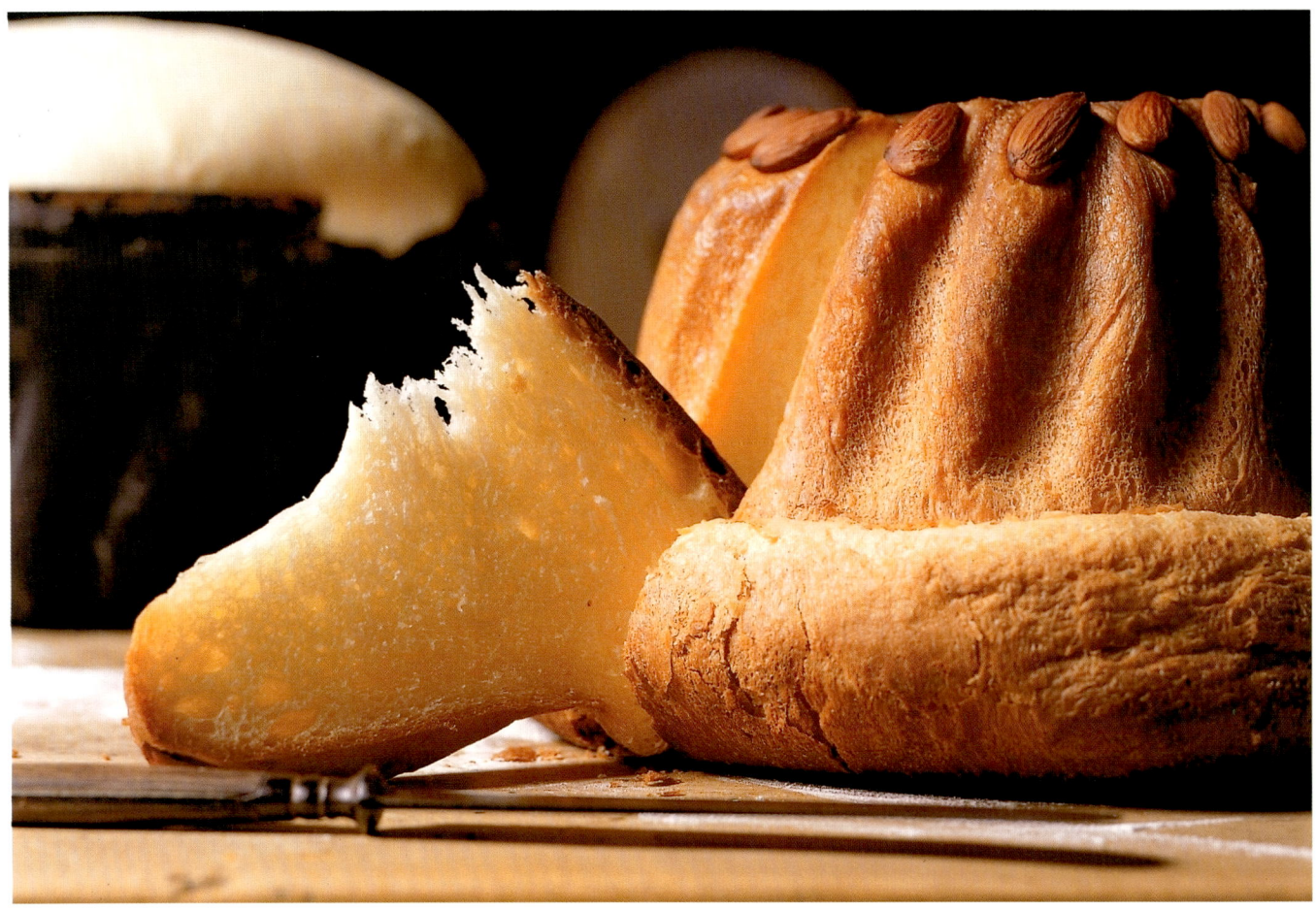

500 g Mehl

200 g Butter

100 g Zucker

2 TL Salz

2 Eier

25 g Hefe

50 g ganze Mandeln

200 ml Milch

1 EL Rum

50 g Rosinen

1. Die Hefe in einem halben Glas lauwarmer Milch auflösen und aufgehen lassen. Die Rosinen in Rum einlegen.
2. Butter, Zucker und Salz mit der restlichen Milch in einen Topf geben und verrühren. Das Mehl in eine Schüssel sieben, eine Mulde hineindrücken und die Eier und die Milchmischung hineingeben. Mit der Hand gut verkneten und durcharbeiten. Wenn sich der Teig gut von der Hand löst, die Hefe untermischen.

Nochmals einige Minuten durchkneten, dann in der Schüssel zugedeckt ruhen lassen, bis der Teig sein Volumen verdoppelt hat. Die Rosinen zum Teig geben und gut untermischen.
3. Eine Gugelhupfform gut buttern, die Rillen am Boden mit den Mandeln verzieren. Den Teig hineingeben, ein Tuch darüberdecken und den Teig nochmals aufgehen lassen, bis er leicht über den Rand steigt.

4. Im vorgeheizten Ofen bei 180 Grad ca. 45 Minuten backen.
Aus der Form stürzen und abkühlen lassen. Mit Puderzucker bestreuen und zum Sonntagsfrühstück oder als Nachspeise mit einem Glas Riesling anbieten.

Rezept: Christian Begyn

148

Gratin von weißen und blauen Trauben

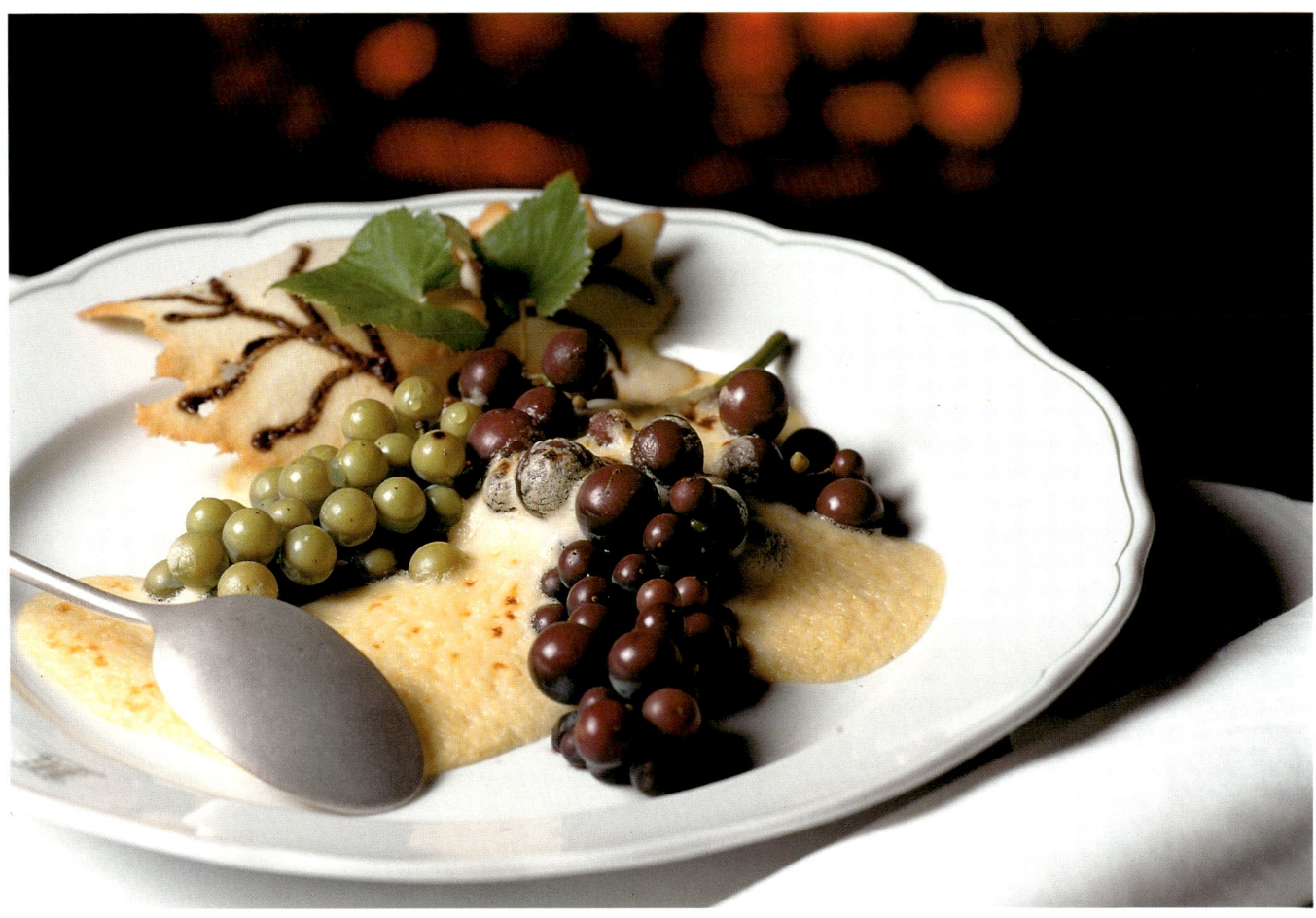

Für 4 Personen

500 g weiße und
blaue Trauben

2 Eigelb

200 ml gesüßte Sahne

4 cl Trester

1. Die Trauben von den
Stielen zupfen und auf
4 Teller verteilen. Mit
dem Trester beträufeln.
2. Die Sahne steif
schlagen und mit den
Eigelb verrühren. Über
die Trauben geben.
3. Die Trauben unter
den Grill stellen und
kurz überbacken.

Früchte in ihrem eigenen
Geist zu genießen, ist hohe
Schule der Feinschmeckerei.
Hier werden die Trauben im
Tresterschnaps getränkt, der
aus den Kelterresten vergan-
gener Jahre gebrannt wurde:
Resteverwertung und höch-
ster Genuß zugleich.

Rezept: Christian Begyn

Bierewecke

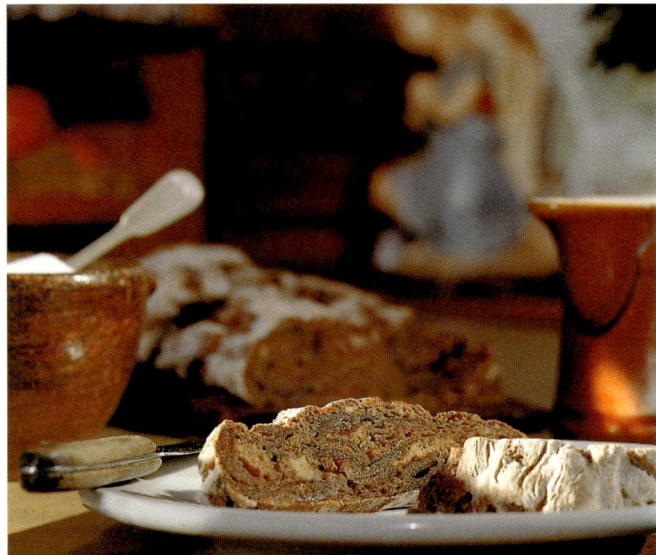

Für 1 Brot:

500 g Roggenmehl

10 g Salz

25 g Hefe

1 Nelke, ½ TL Zimt

75 g grobgehackte Walnüsse

500 g getrocknete Birnen

350 g getrocknete Zwetschgen

300 ml Saft von den eingeweichten Früchten

6 cl Kirschwasser

1. Die Birnenschnitze und die Zwetschgen 5 bis 6 Stunden in Wasser einweichen.
2. Danach abtropfen lassen, die Zwetschgenkerne entfernen. 300 ml vom Einweichwasser aufbewahren.
3. Die Hefe in etwas lauwarmem Einweichwasser auflösen. Mehl und aufgelöste Hefe in eine Schüssel geben. Restliches Einweichwasser und die Gewürze dazugeben und zu einem Teig verkneten. Eingeweichte Trockenfrüchte, Kirschwasser und Nüsse untermengen. Die Schüssel mit einem Tuch abdecken und den Teig gehen lassen, bis er sein Volumen verdoppelt hat.
4. Den Teig nochmals durchkneten. Einen ovalen Brotlaib formen, auf ein Backblech legen und weitere 20 bis 30 Minuten gehen lassen.
5. Bei ca. 180 Grad 45 bis 60 Minuten backen. Vor dem Herausnehmen aus dem Ofen mit einem Holzstäbchen die Garprobe machen.

Rezept: Christian Begyn

Linzertorte

Für den Teig:

150 g kalte Butter

150 g Mehl

150 g Puderzucker

100 g geriebene, ungeschälte Mandeln

1 Eigelb

2 hartgekochte, durch ein Sieb gedrückte Eidotter

Saft von einer Zitrone

abgeriebene Zitronenschale

1 Messerspitze Zimt

1 Messerspitze Nelken

1 Prise Salz

Für den Belag:

250 g Himbeerkonfitüre

1 Eigelb zum Bestreichen

1. Alle Zutaten für den Teig miteinander vermischen und zu einer festen Kugel kneten. In Folie wickeln und eine Stunde kalt stellen.
2. Zwei Drittel des Teigs 3 mm dick ausrollen. Eine gefettete Springform damit auslegen, dabei einen Rand von 1 cm Höhe formen, den Rest abschneiden. Den Boden mit Konfitüre bestreichen.
3. Den restlichen Teig ausrollen und in schmale Streifen schneiden. Gitterförmig auf dem Marmeladenboden anordnen. Das Eigelb verquirlen und das Gitter damit bestreichen.
4. Im vorgeheizten Ofen bei 175 Grad 35 bis 40 Minuten backen.

Die Linzertorte – mehr als nur eine Erinnerung an die österreichische Herrschaft. Allerdings nur eine Leckerei für Genießer, die sich beherrschen können: der Kuchen muß wenigstens vier Wochen ruhen, um sein volles Aroma entfalten zu können.

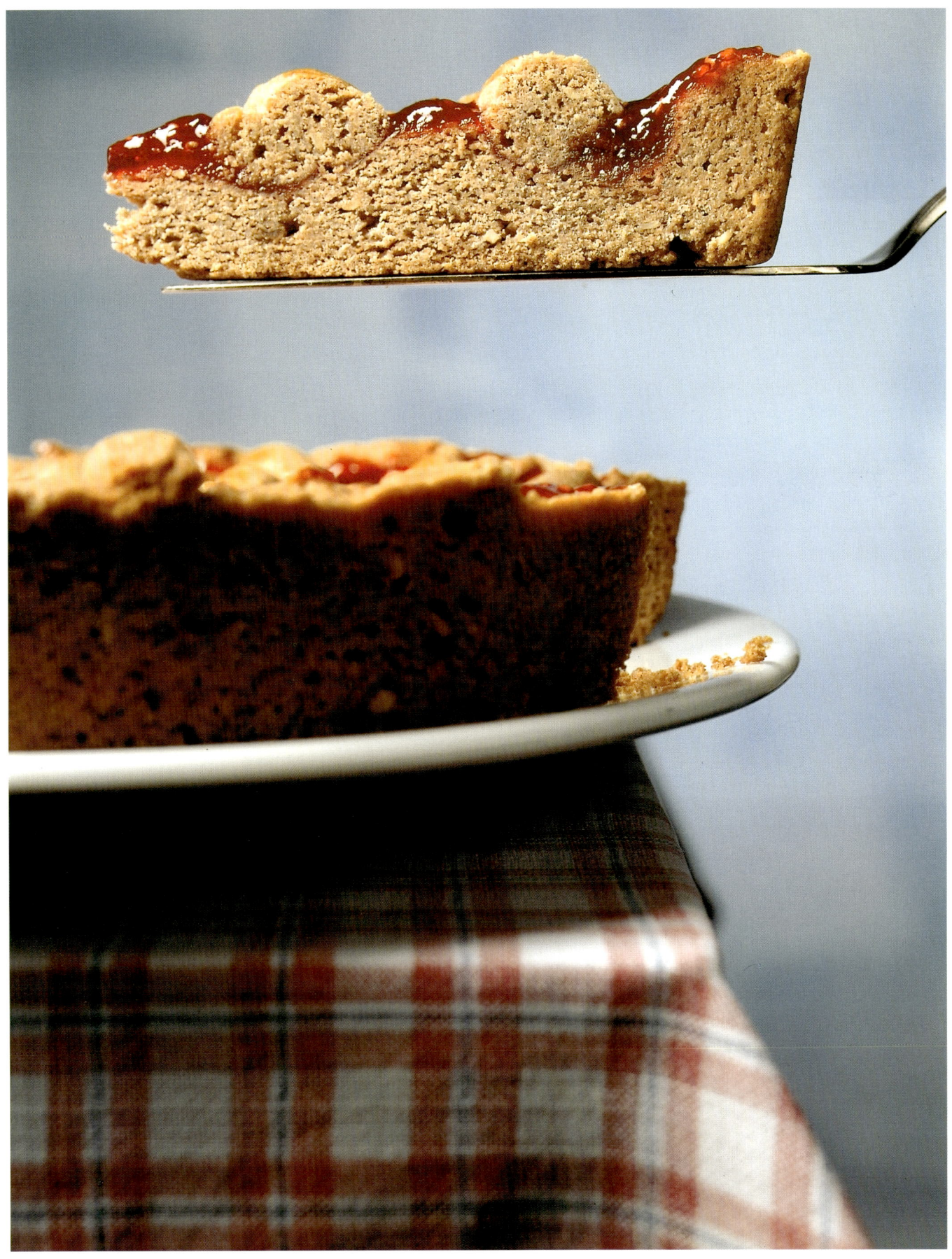

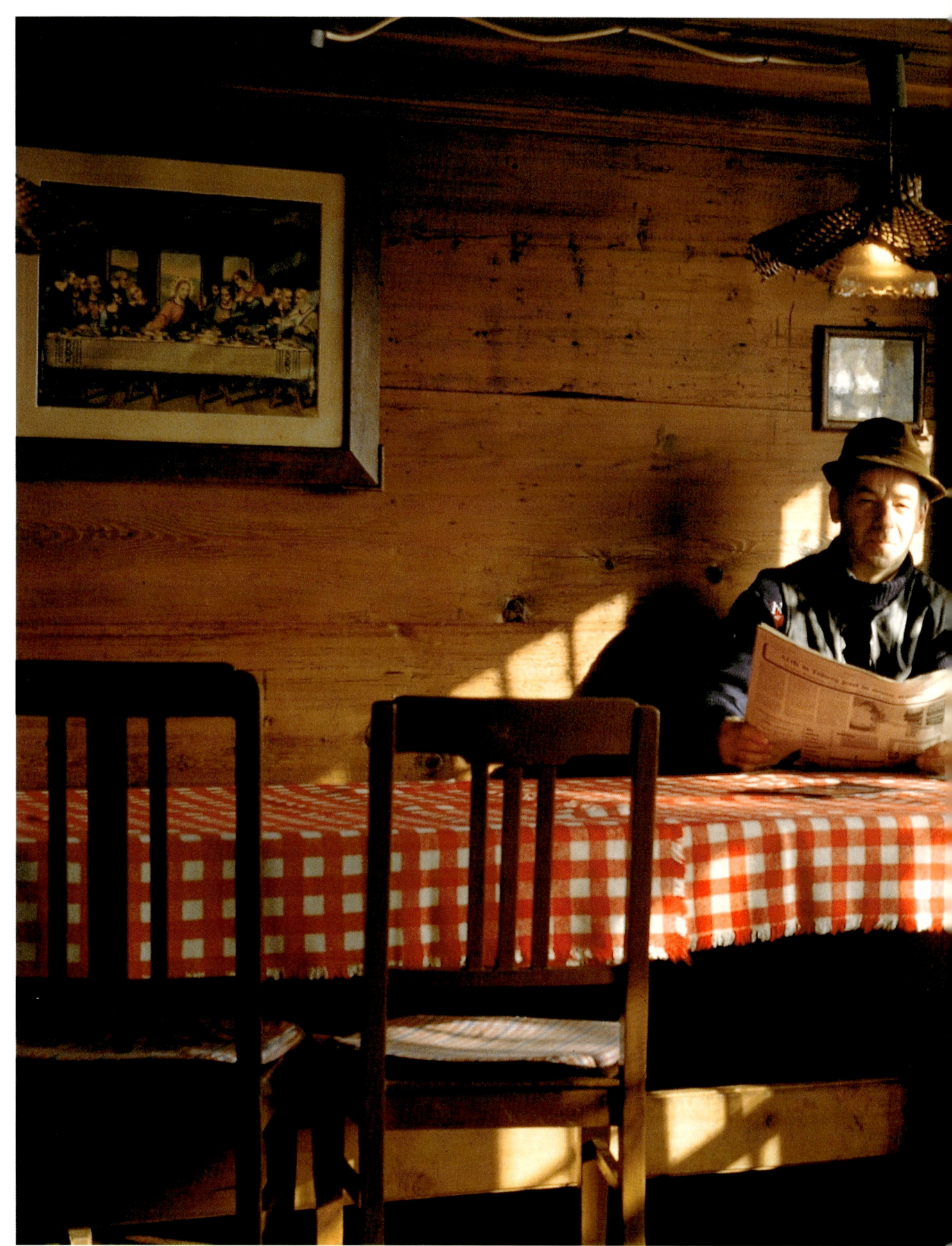

Badische Gastlichkeit kennt keine Generationsprobleme: Großvater und Enkel sitzen gleichberechtigt am Wirtshaustisch.

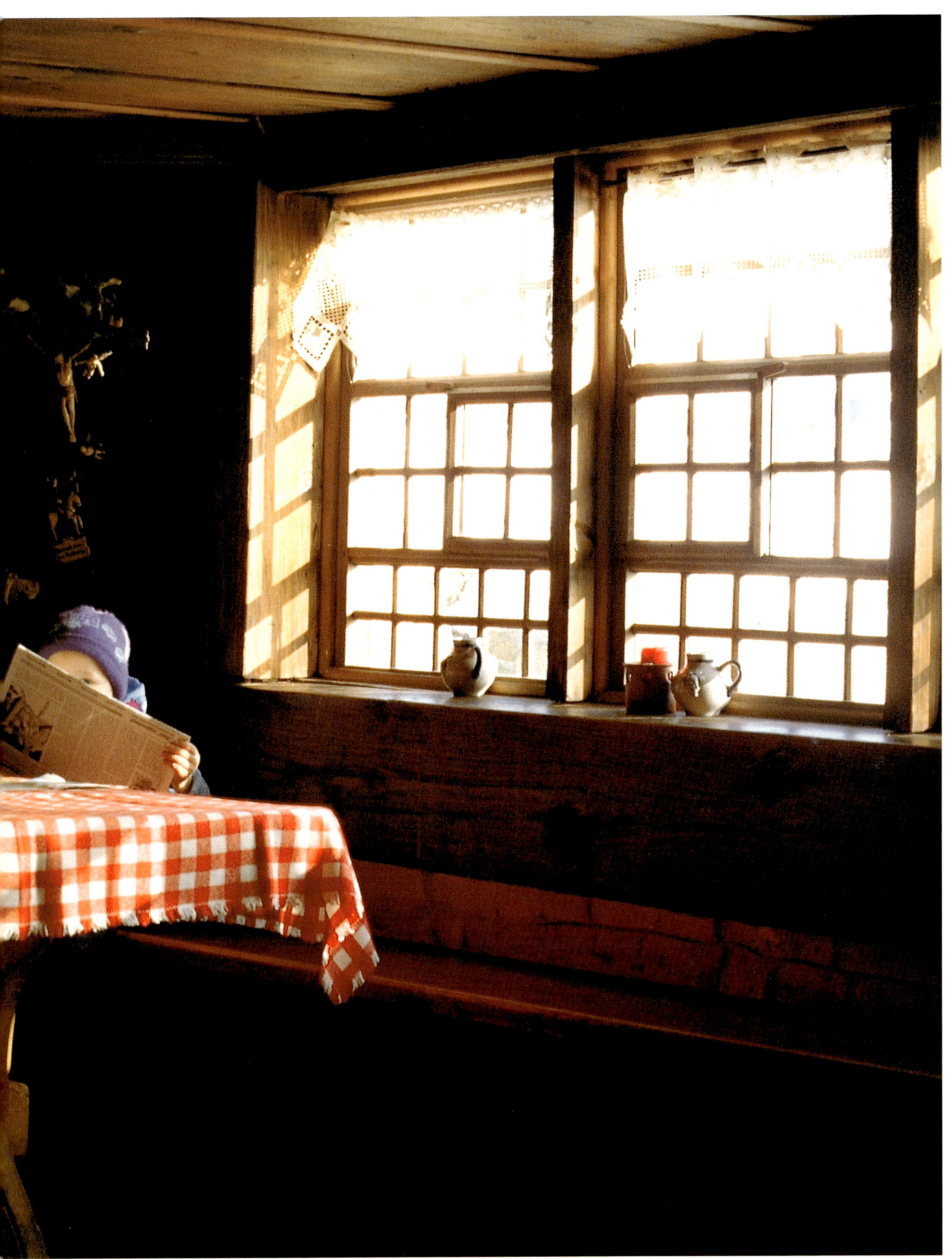

153

Und um sich zu verstehen, bedarf es keiner Worte.

Badische Restaurants, Bauern-
wirtschaften und Winzerstuben,
die man empfehlen kann

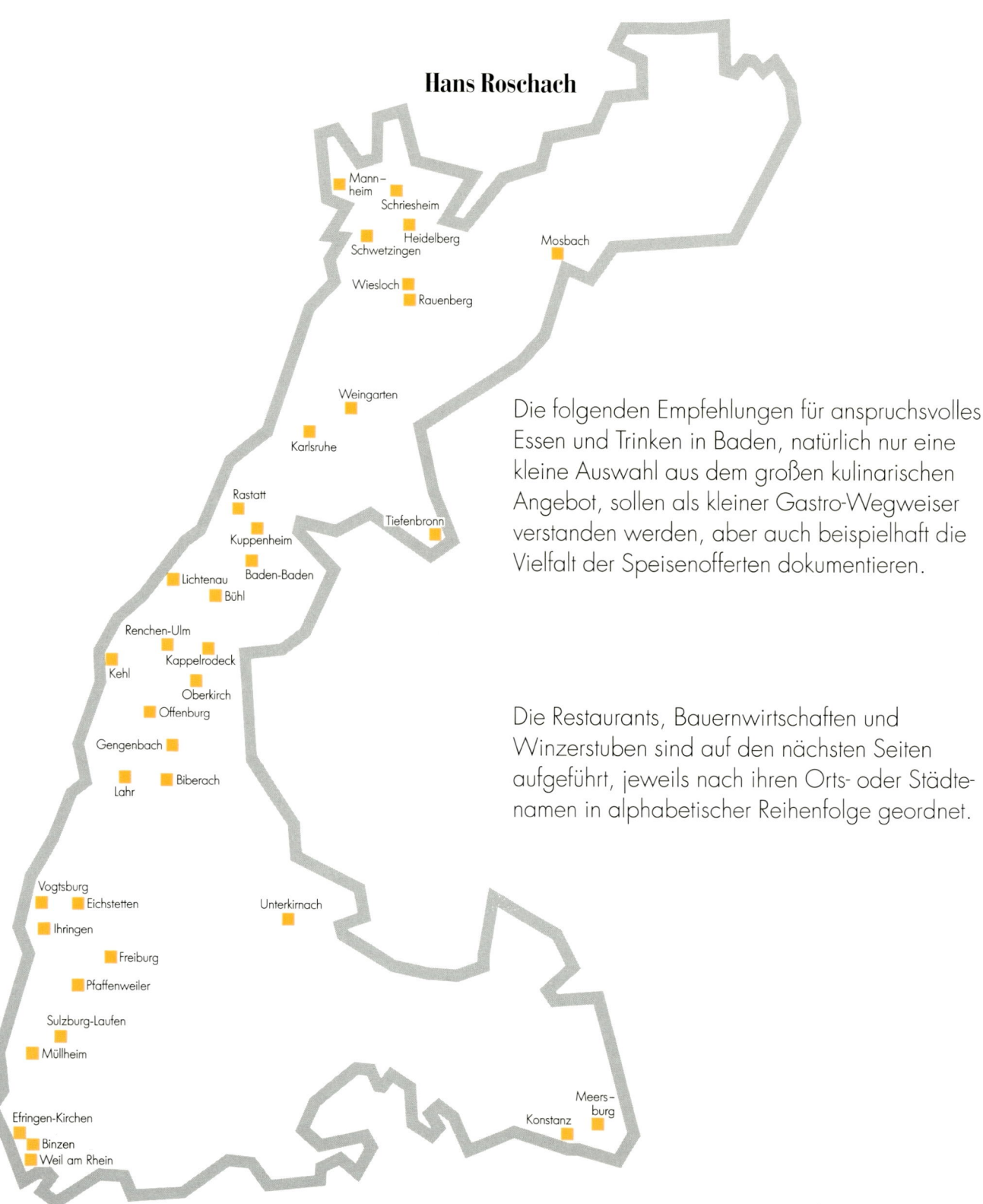

Hans Roschach

Mann–heim

Schriesheim

Heidelberg

Schwetzingen

Mosbach

Wiesloch

Rauenberg

Weingarten

Karlsruhe

Rastatt

Kuppenheim

Tiefenbronn

Lichtenau

Baden-Baden

Bühl

Renchen-Ulm

Kappelrodeck

Kehl

Oberkirch

Offenburg

Gengenbach

Biberach

Lahr

Die folgenden Empfehlungen für anspruchsvolles Essen und Trinken in Baden, natürlich nur eine kleine Auswahl aus dem großen kulinarischen Angebot, sollen als kleiner Gastro-Wegweiser verstanden werden, aber auch beispielhaft die Vielfalt der Speisenofferten dokumentieren.

Die Restaurants, Bauernwirtschaften und Winzerstuben sind auf den nächsten Seiten aufgeführt, jeweils nach ihren Orts- oder Städte-namen in alphabetischer Reihenfolge geordnet.

Vogtsburg

Eichstetten

Unterkirnach

Ihringen

Freiburg

Pfaffenweiler

Sulzburg-Laufen

Müllheim

Meers–burg

Efringen-Kirchen

Konstanz

154

Binzen

Weil am Rhein

Baden-Baden

Bocksbeutel

In herrlicher Lage über dem Baden-Badener Weinland, inmitten von Rebstöcken, präsentiert sich das Traditionslokal »Bocksbeutel« in Umweg. Christa-Louise Springmann und Küchenchef Reiner Springmann pflegen hier eine Gastronomie für die anspruchsvollen Gäste aus der Kurstadt. Eine der schönsten Terrassen lädt hier zum Verweilen ein. Die Küche offeriert ein häufig wechselndes Speisenangebot, und Reiner Springmann empfiehlt sich als Meister heimischer Rezepte. Eine erfrischende Forellensülze mit einer leichten Schnittlauchsauce macht Appetit auf das Lammhäxle in Spätburgunder Rotwein mit hausgemachten breiten Nudeln. Rotwein verfeinert übrigens auch die Williamsbirne – sacht pochiert und mit Zimteis zum Dessert gereicht.

Umweger Straße 103,
7570 Baden-Baden/Umweg,
Tel. (0 72 23) 5 80 31.
Ruhetag: Montag.
Warme Küche: 12–14.30 /
18–21.30 Uhr.
Menüs 38,– bis 85,– DM.
Hauptgerichte 29,– bis 48,– DM.

Eckberg

Unterhalb des Merkur, dem Hausberg der Bäderstadt, sowie in Varnhalt, Sinzheim und Umweg liegen die Weinberge, in denen Heinz Hiller, zusammen mit seiner Frau seine Reben kultiviert. In der gutseigenen Weinstube, in der Weinkäufer, natürlich aber auch andere Gäste bewirtet werden, beschränkt sich Agnes Hillers Küche auf geschmackvolle Weinbegleiter wie Bibbeliskäse, Rahmkäse, hausgemachte Wurst oder Schwarzwaldschinken. Sie kommen in bester Qualität und ordentlichen Portionen auf den Tisch. Der Rindfleischsalat erhält seine angenehme Würze durch eine feinabgestimmte Vinaigrette.

Eckhöfe 12,
7570 Baden-Baden,
Tel. (0 72 21) 7 15 30.
Ruhetag: Dienstag und Freitag.
Warme Küche: 15–22 Uhr.
(So. ab 10 Uhr.)
Vesper ab 8,– DM.

Engel

Unweit des sehr bekannten Feinschmeckertreffs »Schloß Neuweier« liegt das Gasthaus »Engel« der Winzerfamilie Fröhlich. Vom Stock bis in die Flasche baut Eduard Fröhlich, seines Zeichens Kellermeister, seine Weine vom Gänsberg und Altenberg selbst an und aus. Frau Gerdi bekocht und bewirtet die Gäste in ihrer gemütlichen Weinstube mit bodenständigen Vespern, aber auch mit einem Schneckensüpple oder einem Sauerbraten, in Rotwein eingelegt und mit handgeschabten Spätzle oder breiten Nudeln ser-

viert. Der Wein zum Braten stammt natürlich aus eigenem Anbau, ebenso wie die Sauerkirschen zum Vanilleeis als Dessert.

Mauerbergstraße 6,
7570 Baden-Baden/Neuweier,
Tel. (0 72 23) 5 72 43.
Ruhetag: Montag und Dienstag.
Warme Küche: 14.30–22 Uhr.
(So. und Feiertag ab 10 Uhr.)
Menü 25,– DM.
Vesper ab 7,– DM.

Weinstube im Baldreit

In der Küferstraße, versteckt in einem liebevoll restaurierten Häuserkomplex, neben dem Heimatmuseum, liegt die »Weinstube im Baldreit«. Ohne auf Tresen und Zweiertischchen zu verzichten, besitzt dieses Restaurant das Flair einer richtigen Weinstube. Das Angebot der Zubereitungen – ein Kompromiß zwischen badischer und internationaler Küche – wird allen Genießern gerecht. Knackig sautierte Nierle oder frischen Renchtäler Rahmkäse bereitet Patron Reiner Hoffmann ebenso perfekt zu wie die bemerkenswerten Maultaschen provençales oder die Riesengarnelen in einer fruchtig-würzigen Tomatensauce. Eine wöchentlich wechselnde Weinprobe macht den Gast mit den heimischen Gewächsen vertraut.

Küferstraße 3,
7570 Baden-Baden,
Tel. (0 72 21) 2 31 36.
Ruhetag: Montag.
Warme Küche: 17–23 Uhr.
Vesper ab 11,– DM.
Hauptgerichte ab 15,– DM.

Biberach

Kreuz

Wer unverhofft Sonntagmittag ins »Kreuz« nach Prinzbach kommt, wird längere Zeit auf einen Tisch warten müssen. Es ist der Geheimtip für einfache, aber wohlschmeckende Bauernküche. Das meiste, was in der Küche verarbeitet wird, stammt vom Hof. Die frisch geschnetzelten Karotten zur Kalbsbrust sind ein seltener Genuß, die Forellen aus dem Bach nebenan sind eine Delikatesse. Kalb ist die Spezialität von Irma Neumaier, Chefin und Köchin im »Kreuz«. Locker gefüllte Kalbsbrust oder -braten, serviert mit selbstgemachten Nudeln und Gemüsen, wecken Erinnerungen an die Genüsse unserer Vorväter.

Untertal 7,
7616 Biberach-Prinzbach,
Tel. (0 78 35) 13 03.
Ruhetag: Montag.
Warme Küche: 11.00–15 /
17.30–22 Uhr.
Menü ca. 25,– DM.
Hauptgerichte ab 12,50 DM.

Binzen

Mühle

Die Übernachtungsfrage im Markgräfler Land ist nicht einfach zu

lösen. Wer ein ruhiges, etwas abgelegenes Domizil vorzieht, ist in der »Mühle«, bei Hansjörg und Gill Hechler, bestens aufgehoben. Gill Hechler leitet den neuerbauten Hoteltrakt, Hansjörg Hechler, Sproß einer alten Weiler Gastronomenfamilie, pflegt bevorzugt Markgräfler Kochkunst: Eine Kartoffelsuppe mit Steinpilzen, ein zartes »Gizzi«, Geißlein auf Blattspinat und »Brägele«, Bratkartoffel; als Dessert eine »Brennti Krem«, ähnlich der Crème caramel, verleiten manchen Feinschmecker dazu, die Abreise zu verschieben.

Mühlenstraße 26,
7852 Binzen,
Tel. (0 76 21) 60 72.
Ruhetag: Sonn- und Feiertag.
Warme Küche: 12–14.30 /
18–22 Uhr.
Menüs 45,– bis 98,– DM.

Bühl

Rebstock

Eine liebenswerte familiäre Stimmung umfängt den Gast im Rebstock »bei's Hunde«, benannt nach dem Namen der Wirtsleute. In der heimeligen Gaststube genießt man das elsässisch-badische Speisenangebot. Wolfgang Hund kreiert immer wieder neue Ideen zu alten Gerichten, so bei den Gemüsesuppen, wo schon mal Mangold und Sauerampfer Verwendung finden, oder bei der »Matelote«, einem Ragout aus Süßwasserfischen, als Reminiszenz an das nahe Elsaß. Wo so viel Hochprozentiges gebrannt wird wie in der Bühler Gegend, ist zum Dessert das Kirschwasserparfait nicht weit.

Weinstraße 2,
7580 Bühl-Eisental,
Tel. (0 72 23) 2 42 45.
Ruhetag: Montag.
Warme Küche: 17–22 Uhr.
Menü 25,– DM.

Unterstmatt

Unweit der berühmten »Bühler Höhe« steht an der Schwarzwaldhochstraße das Höhenhotel Unterstmatt von Hans Reymann, einem Gastronom von altem Schrot und Korn. Skifahrern ist das Hotel, insbesondere das Kellerlokal mit seinen legendären »Nudeln à la Chef«, bestens bekannt. Den Gourmet verwöhnt Küchenchef Peter Scheidecker z. B. mit einer Apfelsuppe, eine Spezialität, die nicht süß und dennoch nach Apfel schmeckt. Wild (»aus hiesiger Jagd«) und Forellen (»aus privater Zucht«) sind von außergewöhnlicher Qualität, besonders zart das in Sesam gebratene Rehschnitzel. Die Sorbets sind durchweg hausgemacht.

Schwarzwaldhochstraße,
7580 Bühl 13,
Tel. (0 72 26) 2 09.
Ruhetag: Im Sommer Di. und Mi.
Warme Küche: 12–14.15 /
18.30–21.15 Uhr.
Menüs 45,– bis 84,– DM.

Wehlauer's Badischer Hof

Peter und Marianne Wehlauer haben hier mit viel Geschick und Gespür ein stilvolles Restaurant von zeitloser Eleganz und einer besonderen Atmosphäre geschaffen. Peter Wehlauer zelebriert Kochkunst in einer meisterhaften Verbindung aus klassischer und moderner Küche. Die Speisekarte verspricht kulinarische Meisterwerke wie seine Ente, klassisch durchgebraten, das Fleisch dennoch zart und saftig, oder einen kaum zu übertreffenden Tafelspitz mit Bratkartoffeln. Ein Erlebnis, sowohl optisch als auch geschmacklich, sind seine Desserts, zum Beispiel die Pflaumentarte. Marianne Wehlauer leitet den Service und pflegt mit großem Sachverstand die Weinkarte des Hauses, die ein exzellentes Angebot an französischen Rotweinen aufweist.

Hauptstraße 36,
7580 Bühl,
Tel. (0 72 23) 2 30 63.
Ruhetag: Sonntag und Montag.
Warme Küche: 12 – 14 /
18.30–21.30 Uhr.
Menüs 60,– bis 130,– DM.
Hauptgerichte ab 25,– DM.

Efringen-Kirchen

Rebstock

In Efringen-Kirchen steht seit über hundert Jahren der »Rebstock« der Familie Huck. Wenn für einen gastronomischen Betrieb die Bezeichnung Landgasthof zutrifft, dann für diesen. In der angeschlossenen Landwirtschaft werden heute vornehmlich die Produkte für die eigene Gastronomie erwirtschaftet. Zweimal wöchentlich wird geschlachtet, knuspriges Brot selbst gebacken, der Wein stammt aus der zum Gut gehörenden Weinlage »Ölberg«. Schwartenmagen, Leberwurst, Suppenfleisch und schlachtfrisches Schweinegulasch, dazu Gugelhupf und Linzertorte – ein Hochgenuß Markgräfler Küche.

Basler Straße 59,
7859 Efringen-Kirchen,
Tel. (0 76 28) 12 46.
Ruhetag: Montag, Dienstag, Freitag.
Warme Küche: 18–21 Uhr.
Sa. und So. 12–14 / 17–21 Uhr.
Menüs 25,– bis 30,– DM.
Hauptgerichte um 12,– DM.

Eichstetten

Zum Ochsen

Im »Ochsen« in Eichstetten sind frische Zutaten, die im milden Klima des Kaiserstuhls reichlich gedeihen, obligat. Eine mächtige Holzdecke dominiert die schlichte, aber stimmungsvolle Stube, in der Thomas und Lydia Rinklin urbadische Gerichte, wie Leberle, sauer in Rotwein und Sahne, auch in Butterschmalz geröstet, oder Wurstsalat servieren. Die Kräuter für die Sauerampfersuppe wachsen hinterm Haus, ebenso der

Schnittlauch für die Maultaschen. Große Küche hat Rinklin unter anderem in der Schweiz gelernt; das Lammkarree mit Ratatouille, die klassische Mousse au Chocolat, zartbitter, mit feinem Schmelz, stehen in bester Gesellschaft mit den deftigen Genüssen auf der Karte.

Altweg 2,
7837 Eichstetten,
Tel. (0 76 63) 15 16.
Ruhetag: Montag und Dienstag bis 17 Uhr.
Warme Küche: 12–14 / 18–22 Uhr.
Menüs 32,– bis 62,– DM.
Hauptgerichte 13,50 bis 29,50 DM.

🟨 Freiburg
Colombi

Ein elegant ausgestattetes, nobles Haus, das stets den Eindruck hinterläßt, ausschließlich um das Wohl des Gastes bemüht zu sein. Mit Alfred Klink wurde für die Küche ein wahrer Meister seines Faches engagiert, der mit vollendeten Kompositionen auf höchstem Niveau begeistert. Zu seinen Höchstleistungen zählen: Gefülltes Wachtelbrüstchen mit Portweingelee und Sellerie-Trüffel-salat und die Kartoffel-Lasagne mit Wachtelbrüstchen auf Lauch mit Périgord-Trüffel. Die im Salzteig gebackene Taube als Hauptgang unterstreicht den Ruf des »Colombi«, die beste Küche in Freiburg zu haben. Darüber hinaus: eine erstklassige Weinberatung und ein überaus liebenswürdiger Service.

Rotteckring 16,
7800 Freiburg,
Tel. (07 61) 3 14 15.
Ruhetag: Sonntag im Sommer.
Warme Küche: 12 – 15 / 18.30–22 Uhr.
Menüs 47,– bis 85,– DM mittags; 85,– bis 154,– DM abends.
Hauptgerichte ca. 42,– bis 58,– DM.

Kleiner Meyerhof

Fast wehmütige Erinnerungen an alte Burschenherrlichkeit weckt der »Kleine Meyerhof« in der Rathausgasse der Breisgau-Metropole. Uli Forsthuber ist einer jener Koch-Wirte, die selbst am Herd stehen und dabei noch freundliche Worte für die Gäste finden. Die Kartoffelsuppe mit »Krachele«, gerösteten Brotwürfeln, zeugt schon zu Beginn des Menüs von urbadischer Küche, à la carte findet sich hier auch ein lauwarmer Kalbskopf an einer zarten Vinaigrette sowie in Butterschmalz ausgebackene Apfelküchle.

Rathausgasse 27,
7800 Freiburg,
Tel. (07 61) 2 69 41.
Warme Küche: 11.30–14.30 / 18.00–23.30 Uhr.
Menüs 20,– bis 28,– DM.
Hauptgerichte ab 14,– DM.

Markgräfler Hof

Für den Weinfreund ist Hans-Leo Kempchens »Markgräfler Hof« in Freiburg erste Adresse. Er besitzt eine der größten Weinsammlungen in Baden, und mit hundert Sorten Cognac, fast ebensovielen Grappa sowie an die achtzig verschiedenen Kirschwässer dürfte er ins Guinness Buch der Rekorde gehören. Die Küche erweist sich einer solchen Auswahl des Weinkellers würdig: Eine wunderbar schaumige Hummersuppe mit Périgord-Trüffeln, im durchaus zulässigen Gegensatz das Lammkarree, genau auf den Punkt gegart, dazu überbackene Marzipandatteln mit Karameleis, werden auch hohen Ansprüchen gerecht.

Gerberau 22,
7800 Freiburg,
Tel. (07 61) 3 25 40.
Ruhetag: Sonn- u. Feiertag, Montag.
Warme Küche: 12–14 / 18.30–22 Uhr.
Menüs 35,– bis 120,– DM.
Hauptgerichte ab 25,– DM.

🟨 Gengenbach
Pfeffermühle

Das ehemals Freie Reichsstädtchen Gengenbach im Kinzigtal, liebevoll »Badisch Nizza« genannt, ist Anziehungspunkt für viele Touristen. Hier, in der »Pfeffermühle«, kocht Klaus Armbruster, Protagonist einer neuen, zeitgemäßen Küche. Vor der Fachwerkfassade in der Straßenwirtschaft oder in der gemütlichen Gaststube lassen sich die Ortenauer Armbrusters »Familienrezept«, das Saure Leberle ebenso munden wie seine köstliche Schneckensuppe oder ein Kalbsbriesle mit grünen Nudeln. Besonders zu empfehlen, nur leider selten erhältlich: Panna cotta mit Früchtesauce, eine herrlich leichte Spezialität aus dem Süden.

Viktor-Kretz-Straße 17,
7614 Gengenbach,
Tel. (0 78 03) 37 05.
Ruhetag: Mittwoch ab 15 Uhr und Donnerstag.
Warme Küche: 11.30–14 / 17.30–22 Uhr.
Menüs 30,– bis 55,– DM.
Hauptgerichte ab 14,– DM.

🟨 Heidelberg
Zum Roten Ochsen

In Heidelberg geht der Gast in den »Roten Ochsen«, wenn ihm der Sinn nach Badischem und Burschenherrlichkeit steht. Trotz zahlreicher fremdländischer Besucher, konnte diese Institution ihr Flair bewahren. Bei Frau Spengel erfährt man, daß auch eine Gulaschsuppe etwas Köstliches sein kann. Und ihr Ochsenfleisch mit Preiselbeermeerrettich vermutet man ob seiner Zartheit eher vom Kalb. Herzhafte Pfälzer Bratwurst und Sauerkraut nach Großmutterart liefern den Beweis: Auch einfachste Speisen können durch ihre Zubereitung zum kulinarischen Erlebnis werden.

Hauptstraße 217,
6900 Heidelberg,
Tel. (0 62 21) 2 09 77.
Ruhetag: Sonn- und Feiertag.
Warme Küche: 17–21 Uhr.
Hauptgerichte 13,– DM.

🟨 Ihringen
Bräutigam's Weinstuben

Als »Basislager« für Weinexkursionen in das benachbarte Rebland bietet sich Joachim Bräutigams Weinstuben-Hotel im weltberühmten Weinort Ihringen an. Probieren kann man die Weine aber auch im herrlichen Gartenrestaurant bei Patron Bräutigam – genau der richtige Rahmen für dessen weitgerühmte Küche: Eine mit Parmesan gratinierte Räucherforelle eröffnet das Mahl, gefolgt von Kaninchen in Grauburgunder und einem Ruländerschaum mit frischen Früchten. Die Weine für den Hauptgang und das Dessert stammen natürlich aus der Umgebung.

Bahnhofstraße 1,
7817 Ihringen,
Tel. (0 76 68) 2 10.
Kein Ruhetag.
Geöffnet: 12–14 / 18–22 Uhr.
Menüs 28,– bis 60,– DM.
Hauptgerichte 20,– bis 40,– DM.

🟨 Kappelrodeck
Linde

Sogar in einem Rebland wie der Ortenau muß man die echten Weinlokale suchen. In Kappelrodeck, einem schön gelegenen Weinort unterhalb der Hornisgrinde, führt die Familie Deuber das Gasthaus in der »Linde«, einem uralten Fachwerkhaus inmitten des Städtchens, und doch abseits vom Trubel der unzähligen Touristen, die im Sommer den Luftkurort bevölkern. Im Schatten der großen Linde sitzt sich's herrlich bei Karl Deubers Hechtklößchen, zart und luftig, passend zu einem Hochsommertag. Der Stolz des Patrons: die Schneckensuppe, leicht mit Ei, Riesling und Rahm aufgeschlagen. Bei rechtzeitiger Anmeldung können sich die Gäste mit Spanferkel nach Bäckerart ein knusprig-saftiges Vergnügen gönnen.

Marktplatz 112,
7594 Kappelrodeck,
Tel. (0 78 42) 22 61.
Ruhetag: Dienstag.
Warme Küche: 12–14 / 18–21.30 Uhr.
Hauptgerichte 13,50 bis 28,80 DM.

🟨 Karlsruhe
Der Vogelbräu

Als vielbeachtete gastronomische Novität gilt seit einem Jahrzehnt die Hausbrauerei von Rudi Vogel, nur weil er etwas macht, was vor hundert Jahren die Regel war: als Wirt selbst Bier zu brauen. Von Braukessel und Kupferleitungen durch eine Glasscheibe getrennt, sitzen die Freunde von Hopfen und Malz aller Couleur einträchtig vor ihrem Krug und probieren z. B.: frische Laugenbrezeln, stündlich frisch gebackenen Fleischkäse mit Spiegelei, Weißwürste und Haxen, die den Vergleich mit ihren bayerischen Vorbildern nicht zu scheuen brauchen. Das Bier ist naturtrüb, also ungefiltert, und kann nach alter Väter Sitte in der Flasche mit Bügelverschluß nach Hause mitgenommen werden.

Kapellenstraße 50,
7500 Karlsruhe,
Tel. (07 21) 37 75 71.
Kein Ruhetag.
Warme Küche: 11–1 Uhr.
Vesper 6,– bis 10,– DM.

Oberländer Weinstube

Sie heißt Weinstube, sieht aus wie eine Weinstube und ist – ein Feinschmeckerlokal der gehobenen Klasse. Vorspeisen wie Speckkuchen oder Schwarzwälder Wurstsalat erinnern zwar an Weinstuben-Standard, doch Küchenchef Buchmann kreiert große Küche: Sauerampfervelouté mit Kalbsbries-Röschen – als Tribut ans Badische, dann ein perfekt eingelegtes Ochsenschwanzragout mit Schupfnudeln. Patron Peter Rinderspacher konnte den Pospisil-Küchenchef vom »Merkurius« für sein Restaurant gewinnen. Die Gaumenfreuden aus der Küche werden durch ein großes Weinangebot von etwa dreihundert verschiedenen Gewächsen ergänzt.

Akademiestraße 7,
7500 Karlsruhe,
Tel. (07 21) 2 50 66.
Ruhetag: Samstag ab 18 Uhr und Sonntag.
Warme Küche: 11.45–14 Uhr / 18–22 Uhr.
Menüs 49,– bis 150,– DM.

Zum Ochsen

Den ständigen Ärger mit dem Personal hat sich Anita Jollit auf einfache wie ungewöhnliche Art vom Halse geschafft: Als vor zehn Jahren der Koch im »Ochsen« wieder einmal krank wurde, stellte sie sich selbst an den Herd – als Autodidaktin. Der Erfolg: wohl die beste Adresse in Sachen Küche und Keller in Karlsruhe und für die Gäste bei jedem Besuch ein kulinarisches Erlebnis. Schon traditionell, der Hummersalat mit Orangenbuttersauce. Eine ungewöhnliche, gelungene Verbindung auch beim Lachsfilet im Strudelteig mit Koriander. Und Omas Zichorie feiert fröhliche Urständ im Zichorie-Eis zur nougatgefüllten frischen Mandel im Krapfenteig.

Pfinzstraße 64,
7500 Karlsruhe,
Tel. (07 21) 49 40 41.
Ruhetag: Montag und Dienstag bis 18 Uhr.
Warme Küche: 12–14 / 18–22 Uhr.
Menüs 48,– bis 120,– DM.
Hauptgerichte ab 36,– DM.

■ Kehl-Auenheim
Blume

Alljährlich balgen sich die Ortenau-Gourmets um die Sitzplätze in der Spargelhochburg »Blume« in Auenheim bei Kehl. Den Konkurrenten in Hoerth und Lampertheim, drüben im Elsaß, hat man längst den Rang abgelaufen. Bei der Familie Strasser liefern die einheimischen Spargelbauern ihre weißen Stangen tonnenweise ab, und mit Hollandaise, mit zerlassener Butter oder Vinaigrette, mit Pfannkuchen und Salzkartoffeln wird diese Köstlichkeit dem Gast offeriert. Unterm Jahr kocht Frau Strasser dann Gerichte wie: »Bollensuppe« und so einfache und schmackhafte Hausmannskost wie gemischten Braten von Kalb- und Rindfleisch, der den Vergleich mit einem Bœuf à la mode nicht zu scheuen braucht.

Freiburger Straße 47,
7640 Kehl-Auenheim,
Tel. (0 78 51) 20 65.
Ruhetag: Sonntag abend u. Montag.
Warme Küche: 12–14 /
18–21 Uhr.
Menü ca. 25,– DM.
Hauptgerichte ab 14,– DM.

■ Konstanz
Seehotel Siber

Große Küche am »Schwäbischen Meer« bietet Berthold Siber, etabliertes Mitglied der kulinarischen Avantgardisten in Deutschland. Auf der schönsten Terrasse am Bodensee oder im geschmackvoll gestalteten Jugendstilrestaurant, genießen die Gäste grandiose Küche bei Maître Siber. Wer sich für eines der großen Menüs entscheidet, versäumt allerdings so exzellente Zubereitungen der Grande carte wie: lauwarmen Kalbskopf mit Hummermedaillon und Périgord-Trüffel an Sprossensalat, Lottemedaillons auf Kohlrabi an Koriandersauce oder Vanilleeiskrapfen auf Rhabarberkompott und Waldbeeren. Besondere Erwähnung verdient die atemberaubende Wein- und Champagnerkarte mit exquisiten französischen und deutschen Gewächsen und einem Angebot von nicht weniger als 34 Sorten Champagner.

Seestraße 25,
7750 Konstanz,
Tel. (0 75 31) 6 30 44.
Warme Küche: 11.30–23 Uhr.
Menüs von 52,– bis 132,– DM.
Hauptgerichte ab ca. 30,– DM.

■ Kuppenheim-Oberndorf
Kreuz-Stübl

Wolfgang Raub lernte im Badischen, und dem ist er auch treu geblieben. In seinem Kreuz-Stübl, einer Dependance seines Feinschmeckerrestaurants, widmet er sich badischer Küchenkultur. Seine Grünkernsuppe mit Markklößchen basiert auf frisch geschrotetem Getreide. Was andernorts »en tortue« oder »vinaigrette« serviert wird, präsentiert Raub als »Allerlei vom Kalbskopf«, zarte Zunge, Bries und natürlich Backenfleisch mit einer Kerbel-Kräutersauce. Die Weckschnitte mit Weinschaum wird auch den letzten Zweifler von der Bodenständigkeit der Küche im »Kreuz-Stübl« überzeugen.

Hauptstraße 41,
7554 Kuppenheim-Oberndorf,
Tel. (0 72 25) 7 56 23.
Ruhetag: Sonntag und Montag.
Warme Küche: 11.30–14 /
17.30–22 Uhr.
Menü 34,– DM.
Hauptgerichte ab 18,– DM.

■ Lahr-Reichenbach
Adler

Die Geschichte des »Adlers« in Reichenbach ist ein typisches Beispiel gastronomischer Entwicklung – und im Badischen sicher nicht das einzige: Der Vater Jäger und Wirt, die Mutter kocht, der Sohn lernt bei Haeberlin. Heute steht Otto Fehrenbacher jun. am Herd und präsentiert die Fischküche seines Lehrmeisters in Vollendung. Ein Süppchen von Atlantikfischen eröffnet den kulinarischen Reigen, der Hase à la Royale gehört zum Anspruchsvollsten, was ein Koch kreieren kann. Und was Mutter ehemals kochte, gibt's auch heute noch auf einer kleinen Zusatzkarte: Leberle, Meerrettich – und vor allen Dingen Wild aus väterlicher Jagd.

Hauptstraße 18,
7630 Lahr,
Tel. (0 78 21) 70 35.
Ruhetag: Dienstag.
Warme Küche: 12–14 /
18–22 Uhr.
Menüs 35,– bis 88,– DM.
Hauptgerichte ab 17,– DM.

■ Lichtenau-Scherzheim
Zur Blume

Sie sind selten geworden, die Metzgerei-Wirtschaften, in denen an Schlachttagen Nierle und Kutteln, Leberle und Briesle frisch in die Pfanne kommen. In der »Blume« in Scherzheim pflegt man noch Gerichte wie den Ochsenmaulsalat, Kutteln oder die gefüllte Kalbsbrust, auch die »Bollesupp« fehlt hier nicht. Und auch die Prominenz treibt es aus Baden-Baden inzwischen immer mehr aufs Dorf, dann aber eher zum Zander an einer Rieslingsauce oder zu Kirschwasserparfait mit Himbeermark.

Landstraße 18,
7585 Lichtenau-Scherzheim,
Tel. (0 72 27) 23 42.
Ruhetag: Mittwoch.
Warme Küche: 11.30–15 /
17–23 Uhr.
Hauptgerichte 7,– bis 25,– DM.

■ Mannheim
Badische Weinstuben

Nur wenige Badener werden Mannheim kulinarisch zum Sonnenland am Oberrhein zählen, obwohl es ausgezeichnete Restaurants gibt. Die rot-gelben Farben hält – gastronomisch betrachtet – Karl Ott in seinen »Badischen Weinstuben« hoch. Eine liebevolle Auswahl von über 20 offenen badischen Viertele wird regelmäßig verbessert und vervollständigt. Die täglich frisch gebratenen knusprigen Haxen werden in der Beliebtheit nur noch von den Gänsebraten übertroffen, die in perfekter Zubereitung – kroß durchgebraten, mit würzigem Rotkraut und Kartoffelknödel – die Küche verlassen. Die besondere Liebe des Wirts gehört einer kleinen, aber sehr feinen Auswahl von Weinvespern.

U 2. 2,
6800 Mannheim,
Tel. (06 21) 2 36 77.
Ruhetag: Montag.
Warme Küche: 15.30–23.30 Uhr.
Menü 28,– DM.
Hauptgerichte ab 12,– DM.

■ Meersburg
Zum Becher

Meersburg – wer denkt da nicht an Herbstnebel über'm See, an Mauerwein, an Felchen? Das passende Lokal für solche Gedanken ist die Winzerstube »Zum Becher«: Licht bricht durch bleiverglaste Fenster auf holzgetäfelte Wände, auf dicke Tischplatten. Michael Benz führt das Familienerbe und seine Küche in einer zeitgemäßen Mischung von Haute Cuisine und Badisch-deftig. Der Kenner wird letzteres bevorzugen, wenn die Speisekarte so verlockende Köstlichkeiten verspricht wie: Suppe von Bodenseefischen, Gefüllte Kalbsbrust mit Spätzle oder Gefüllte Flädle mit Sauerkirschen und Walnußparfait.

Höllgasse 4,
7758 Meersburg,
Tel. (0 75 32) 90 09.
Ruhetag: Montag und Dienstag bis 17 Uhr.
Warme Küche: 11.30–14 /
18–22 Uhr.
Menüs 33,– bis 105,– DM.
Hauptgerichte 20,– DM.

■ Mosbach
Zum Lamm

Ein »Vorposten« der badischen Küche ist das »Lamm« in Mosbach, eine klassische Metzgereiwirtschaft, die neben Grünkernsuppe und frischen Innereien an Schlachttagen die ganze Vielfalt bodenständiger Gerichte bietet, die der Gast einer Hausschlachtung verdanken kann. Was die Küche jedoch nicht hindert, nach einer köstlichen Kerbelcreme eine Kalbshaxe mit Semmelknödel zu kredenzen, die nicht nur in der Größe überrascht. Und wenn ein Filetsteak Tartar vom Fleischwolf bis auf den Teller des Gastes nur eine Minute braucht, kann man diese deftige Speise beruhigt genießen.

Hauptstraße 59,
6950 Mosbach,
Tel. (0 62 61) 8 90 20.
Ruhetag: Samstag von 14 bis 18 Uhr.
Warme Küche: 11–22 Uhr.
Menüs 20,– bis 25,– DM.
Hauptgerichte ab 8,– DM.

■ Müllheim
Alte Post

»Z'Mülle in der Post«, dichtete vor hundertfünfzig Jahren Johann Peter Hebel, und wenn er könnte, würde er vermutlich heute noch da sitzen. Die nach ihm benannte urgemütliche Stube, der naturbelassene, wunderschöne Innenhof locken sowohl die Freunde Markgräfler Gaumenfreuden wie die Vierteles-Schlotzer. Und nicht nur zum Müllheimer Weinmarkt drängen sich die Gäste in Heiner und Dorette Macks Restaurant. Ihre Küche spiegelt die ganze Palette der reichgedeckten südbadischen Tafel wider: ein Salat vom Kalbskopf, der gefüllte Ochsenschwanz oder auch das Zanderfilet – dezent mit Bärlauch gewürzt – beweisen einheimische Zutaten. Und zum Lamm paßt hervorragend die Topinambur vom benachbarten Gemüsebauer – als Beilage ebenso wie in gebranntem Zustand als Digestif.

An der B 3,
7840 Müllheim,
Tel. (0 76 31) 55 22.
Ruhetag: Sonntag- und Dienstagmittag.
Geöffnet: 12–14 /
18.30–21.30 Uhr.
Menüs 31,– bis 88,– DM.
Hauptgerichte 30,– bis 42,– DM.

■ Müllheim-Feldberg
Zum Ochsen

Der kleine Ort Feldberg bei Müllheim ist nur eingeweihten Feinschmeckern ein Begriff, und zwar hauptsächlich wegen der Küche der Familie Eglin im »Ochsen«. Seit zwei Jahrhunderten brennen die Eglins Schnaps, kultivieren Wein und pflegen Kochkunst nach alter Väter Sitte, jedoch moderat der Zeit angepaßt. Im liebevoll angelegten Garten schmeckt die Fischterrine mit einer sorgfältig abgestimmten Kräutersauce und der Lammrücken provençale läßt im Sommer südliches Flair aufkommen. Am alten Kachelofen, in der holzgetäfelten Stube, empfehlen sich Gerichte wie Meerrettichfleisch oder Zander in Rieslingrahm, Schokolade und Sorbets, natürlich hausgemacht, runden die kulinarisch-familiäre Atmosphäre bei den Eglins ab.

Bürgelnstr. 32,
7840 Müllheim-Feldberg,
Tel. (0 76 31) 35 03.
Ruhetag: Donnerstag, Freitag bis
17 Uhr.
Warme Küche: 12–14 /
18–21 Uhr.
Menüs 30,– bis 55,– DM.
Hauptgerichte ab 16,– DM.

■ Oberkirch
Haus am Berg

Ein herrliches Panorama über das
Oberkircher Rebland bis zum Straß-
burger Münster bietet sich dem Gast
im »Haus am Berg«, wo Peter Zim-
mermann von der Winzervesper bis
zur anspruchsvollen Küche aufkocht.
Dem Fisch gehört die Liebe des
Patrons, die französischen Märkte
liegen ja sozusagen vor der Haustür.
Gaumenfreuden wie ein schaumiges
Zucchinisüppchen mit Filets vom
Saibling und Trüffelklößchen, leicht
parfümiert mit einer Sellerieessenz,
ein Kaninchen in Estragon oder Filet
vom Damwild mit Spätzle, lassen
weitere große Genüsse erwarten
und machen einen Abend auf der
Blumenterrasse über dem Renchtal
zum Erlebnis.

Am Rebhof 5,
7602 Oberkirch,
Tel. (0 78 02) 47 01.
Ruhetag: Dienstag.
Warme Küche: 18–22 Uhr.
Menüs 33,– bis 84,– DM.
Hauptgerichte ab 18,– DM.

■ Offenburg
Le Canard

Offenburgs Gourmettempel präsentiert sich dem Gast in einem Keller, in
einem höchst aufwendig gestalteten
Gewölbe der Altstadt. Edy und
Renate Ledig verwöhnen hier die
Gäste mit erstklassigen Zubereitungen und einem tadellosen Service.
Die Landaiser Ententerrine, dazu ein
Muskat oder ein Gewürztraminer,
ein filigranes Millefeuille mit Kalbs-
bäckchen oder der Rehrücken mit
Steinpilzen, zeugen von der außer-
gewöhnlichen Professionalität des
gebürtigen Elsässers Ledig.

Hauptstraße 83a,
7600 Offenburg,
Tel. (07 81) 7 77 27.
Ruhetag: Sonntag und Montag.
Warme Küche: 12–14 /
18.30–21 Uhr.
Menüs 40,– bis 99,– DM.
Hauptgerichte ab 28,– DM.

Wagner Bräustüble

Das »Wagner«, eine Brauereigast-
stätte reinsten Stils und wohl Offenburgs schönstes Lokal, liegt etwas
abseits der Fußgängerzone in der
Langen Straße. Holztäfelungen aus
dem Biedermeier, ein imposanter
Kachelofen, zwischen den Gästen
am Stammtisch der quirlige Wirt
Waldi Bogner – sofern er nicht gerade Altbadisches zelebriert. Ein Sup-
pentopf wie aus Großmutters Küche,

mit Gemüse und Markklößchen, mit
Spätzle und Rindfleisch, sättigt auch
den hungrigen Gourmand. Kutteln in
Riesling, Kalbskopf »en tortue«,
Schwartenmagen in seiner besten
Form, locken die Liebhaber der
Badischen Küche zuhauf.

Lange Straße 37,
7600 Offenburg,
Tel. (07 81) 2 52 84.
Ruhetag: Dienstag und Mittwoch-
mittag.
Warme Küche: 12–14 / 18–22 Uhr.
Menüs 34,– bis 55,– DM.
Hauptgerichte 18,50 bis 27,– DM.

■ Offenburg-Fessenbach
Schuckshof

Mitten in den Rebhängen über der
Stadt Offenburg treffen sich die
Weinnasen der Umgebung im
»Schuckshof« von Klaus Renner. Der
arbeitet in den Weinbergen, werkelt
im Keller, bringt seine Erzeugnisse
zur Kundschaft – und ist Wirt der einzigen Winzerwirtschaft im Kreis.
Zusammen mit der Schwiegertochter
führt seine Mutter das Regiment in
der Küche, wälzt den Teig für die
lockeren Maultaschen, köstlich
abgeschmälzt in Butterfett. Neben
Hausmacherwurst und Bibbeliskäse
bietet die Vesperküche im »Schuckshof« auch den herzhaften Zwiebelkuchen zum ersten Neuen Wein
Anfang September.

Senator-Burda-Straße 43,
7600 Offenburg-Fessenbach,
Tel. (07 81) 3 21 29.
Ruhetag: Montag und Dienstag.
Warme Küche: 17–22 Uhr.
Vesper 9,– DM.
Hauptgerichte ab 13,– DM.

■ Pfaffenweiler
Zur Stube

Unermüdlich auf der Suche nach
Neuem, ohne badischer Bodenständigkeit jemals den Rücken zu keh-
ren, arbeitet Fritz Zehner in seinem
vorbildlich restaurierten historischen
Lokal. Dort zelebriert er begnadete
Kochkunst mit Speisen wie: Lauch-
Kartoffelsuppe mit Schweinebäckle,
oder Perlhuhn Pekinger Art mit
gebackenem Gemüse. Als Entrée
zum Berglamm – vom Maître selbst
beim Schäfer in Grunern, einem Dorf
oberhalb von Pfaffenweiler, ausge-
sucht – in einer knusprig-würzigen
Kräuterkruste, könnte auch eine
Schneckensuppe dienen, nach Pfaffenweiler Art, mit Schneckenmaul-
täschle. Auf den Mandelpudding mit
Weinschaum und Müller-Thurgau-Eis
sollte man auch nicht verzichten.

Weinstraße 39,
7801 Pfaffenweiler,
Tel. (0 76 64) 62 25.
Ruhetag: Sonntag und Montag-
mittag.
Warme Küche: 12–14 /
18–21 Uhr.
Menüs 49,– bis 125,– DM.

■ Rastatt
Katzenbergers Adler

Nicht nur Adel, auch der Name verpflichtet. Der Alt-Meister der deutschen Küche, Rudolf Katzenberger,
kann sich endlich, hochbetagt,
zurücklehnen. Sein Lebenswerk ist
jetzt mit Helmut Wilderer und seinem
Küchenchef Siegfried Egner endlich
in sicheren Gewässern vor Anker.
Seine Nachfolger pflegen eine aus-
gewogene Verbindung von konser-
vativer und neuer Küche, die dem
Gast Speisen wie diese offeriert:
Geeiste Gurkensuppe mit Ochsen-
maulscheiben, Rehmedaillon in Blät-
terteig, Sauerbraten vom Lamm oder
Saiblingsfilet mit Zucchinischeiben
und Mandelmilch. Kleiner Gruß aus
dem Elsaß: ein Eisgugelhupf mit warmer Schokoladensauce zum Dessert.

Josefstraße 7,
7550 Rastatt,
Tel. (0 72 22) 3 21 03.
Ruhetag: Sonntag.
Warme Küche: 12–14 /
18–22 Uhr.
Menüs 30,– bis 38,– mittags,
45,– bis 115,– DM abends.

■ Rauenberg
Winzerhof

Einen Universalbetrieb in Sachen
Essen und Trinken bewirtschaftet die
Familie Menges in Rauenberg. Von
der Vesper bis zur gehobenen Küche
wird alles unter einem Dach serviert.
Der eigene Weinberg gehört zu den
bedeutendsten Lagen im Kraichgau.
Jürgen Menges Erfahrungen aus der
Traube in Tonbach und vom Seehotel
in Konstanz bescheren dem Gast
Köstlichkeiten wie Lachsauflauf mit
Crevettenfüllung, Carpaccio von
Seeteufel, aber auch heimischer
Gerichte wie Kaninchen mit Pfifferlingen gefüllt, oder auch mal eine
schlichte Rinderroulade. Die Schnäp-
se stammen ebenso aus eigener Produktion wie der Sekt als krönender
Abschluß. Die zum Kaffee gereich-
ten Petits-fours: eine Meisterleistung
der hauseigenen Pâtisserie.

Bahnhofstraße 6–8,
6914 Rauenberg,
Tel. (0 62 22) 6 20 67.
Ruhetag: Sonntag und Montag.
Hotel geöffnet.
Warme Küche: 18–22 Uhr.
Menüs 36,– bis 125,– DM.
Hauptgerichte ab 42,– DM.

■ Renchen-Ulm
Bauhöfer's Bräustüble

Bauhöfer's Bräustüble ist der Treff-
punkt der mittelbadischen Bierfreun-
de. Das ganze Jahr über wird Mai-
bock ausgeschenkt, eine sehr kräfti-
ge Angelegenheit, die für die Heim-
kehr gewisse Vorsorge empfehlen
läßt. Die Speisekarte der Bauhöfers
paßt »wie der Hammer auf den
Zapfhahn«: Deftige kleine Gerichte
wie Wurstsalat, Münsterkäse, Ves-
perplatte oder Bibbeliskäse ißt man
zwischendurch. Die kräftigen Esser

verlockt es danach zu überdimensio-
naler Grillhaxe oder zum Meerrettichfleisch – ein rustikales Vergnügen, ob im gemütlichen Bräustüble
oder im Schatten der Kastanien im
Biergarten.

Ullenburgstraße 16,
7592 Renchen-Ulm,
Tel. (0 78 43) 5 65.
Ruhetag: Donnerstag.
Warme Küche: 12–14 /
17.30–22 Uhr.
Vesper ab 7,– DM.
Hauptgerichte ab 12,– DM.

■ Schriesheim
Strahlenberger Hof

In einem zum Gasthof umgestalteten
Baudenkmal aus dem 13. Jahrhundert kocht ein ambitionierter Hoff-
nungsträger, der dem Mangel an
höherer Küchenkunst nördlich von
Karlsruhe abhelfen könnte. Einige
Höhepunkte von Heino Meyers
Speisekarte: Warmer Salat vom
Kalbskopf, Klare Schriesheimer Kartoffelsuppe mit Lachsklößchen, Kar-
ree vom Weidelamm, Zander in
badischem Riesling, Rehmedaillons
auf Steinpilzen. Ausgezeichnet auch
die Rhabargergrütze mit weißem
Schokoladeneis.

Kirchstraße 2,
6905 Schriesheim,
Tel. (0 62 03) 6 30 76.
Ruhetag: Sonn- und Feiertag.
Warme Küche: 18–21 Uhr.
Menü 98,– DM.
Hauptgerichte um 40,– DM.

■ Schwetzingen
Löwe

Wer in Deutschland von Spargel
spricht, denkt in der Regel an badischen Spargel. Hochburg des
Anbaus ist die Gegend um Schwetzingen und das Restaurant »Löwe«
sozusagen »Hauptquartier« für die
Liebhaber der weißen Stange. Wo
während des Jahres kurpfälzische
Küche mit schmackhafter Sauerkraut-
rahmsuppe, zartem Ochsenfleisch
mit grüner Kräutersauce gereicht
wird, hat der Spargel in der Saison
absolutes Heimrecht. In allen denk-
baren Variationen serviert Familie
Werner das köstliche Gemüse ihren
Gästen: Spargelkuchen, Spargelsa-
lat, Spargelcremesuppe usw.

Schloßstraße 4–6,
6830 Schwetzingen,
Tel. (0 62 02) 2 60 66.
Ruhetag: Sonntag abend und
Montag.
Warme Küche: 12–15 /
18–22 Uhr.
Menüs 42,– bis 128,– DM.
Hauptgerichte 26,– DM.

■ Sulzburg-Laufen
La Vigna

Klein aber fein präsentiert sich Anto-
nio Espositos Restaurant. Die 22
Sitzplätze seines Lokals gehören zu
den begehrtesten der Region. Herrlichen Aufenthalt verspricht dem Gast

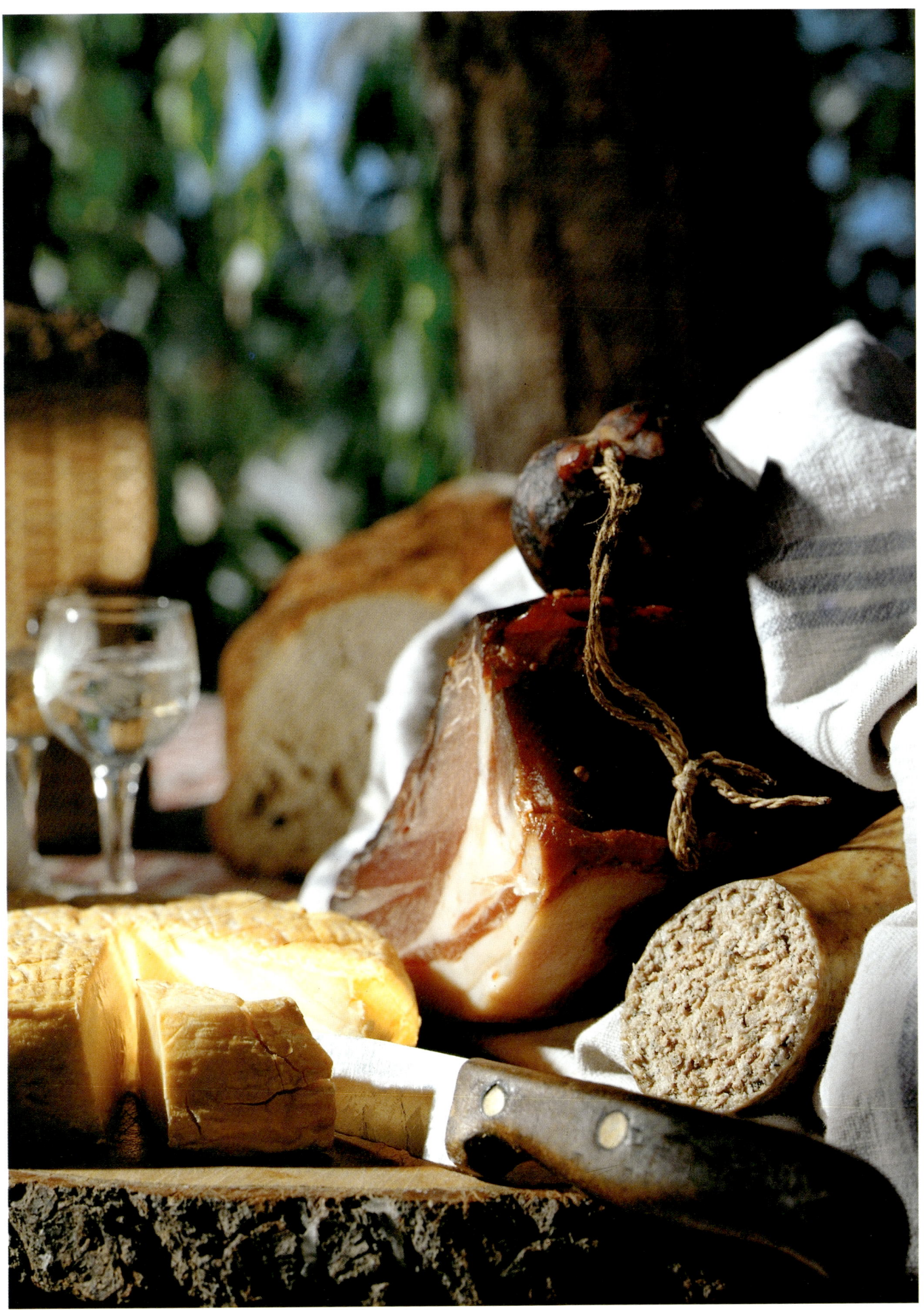

»Z'Nüni« heißt das gegen neun Uhr verspeiste zweite Frühstück – Speck und Schinken dürfen dabei nicht fehlen.

auch der Hof mit Zitronen- und Olivenbäumen inmitten von Basilikum und Rosmarin. Als Vorspeise serviert Chefin Elisabeth Loske z. B. verschiedene Mittelmeerfische vom Grill, danach das Lamm »al basilico« und zum Abschluß ein »Semifreddo al cafè«, ein Mokka-Halbgefrorenes.

Weinstraße 7,
7811 Sulzburg-Laufen,
Tel. (0 76 34) 80 14.
Ruhetag: Sonntag und Montag.
Geöffnet: 12–14 / 18–24 Uhr.
Menüs 45,– (mittags) bis 115,– DM.
Hauptgerichte 42,– bis 45,– DM.

🟨 Tiefenbronn
Häckermühle

Kurz vor der Grenze nach Württemberg, im romantischen Würmtal, bewirtet Georg Häcker friedlich miteinander speisende Badener und Schwaben. Häckers grandiose Küche ist ein wunderbares Mittel gegen jede Art von Unstimmigkeit, und ob nun Kutteln und Maultaschen auf schwäbisch oder Ochsenbrust und Schwarzwaldforelle auf badisch serviert werden: den Gourmets ist's egal. Lamm und Lachs, Steinbutt oder Seeteufel kommen so frisch wie nur irgend möglich ins Würmtal. Der Kenner wählt das heimatlich Bewährte: Die Hausspezialität, Bachsaibling in Grauem Burgunder, lohnt einen Sonntagsausflug.

Im Würmtal 5,
7533 Tiefenbronn,
Tel. (0 72 34) 42 46.
Ruhetag: Montag und Dienstagmittag.
Warme Küche: 12–14 / 18–21.30 Uhr.
Menüs 39,– bis 150,– DM.
Hauptgerichte 24,– DM.

🟨 Unterkirnach
Rössle-Post

Dort, wo sich hinter Triberg Fuchs und Hase gute Nacht sagen, liegt Unterkirnach, ein kleiner Weiler im Hochschwarzwald. Hier bringt Edgar Moser-Fendel seine Lebens- und Reiseerfahrungen in Sachen Küche und Keller in der »Rössle-Post« an den Gast; Buchweizensuppe, »Brennti Mehlsupp«, Ochsenfleisch mit Meerrettich und ingwerparfümierten Kürbissen, »Kratzete«, eine Art zerrissener Pfannkuchen – einzigartig! Für den, der's auch hier nicht missen möchte: Atlantikfisch, Lamm, Angus und Bressegeflügel werden jede Woche frisch angeliefert.

Hauptstraße 16,
7731 Unterkirnach,
Tel. (0 77 21) 5 45 21.
Ruhetag: Montag und Dienstag.
Warme Küche: 12–14 / 18–22 Uhr.
Menü 35,– DM.
Hauptgerichte ab 16,– DM.

🟨 Vogtsburg
Schwarzer Adler

Südbadens kulinarisches Mekka liegt mitten im Kaiserstuhl. Die Superlativen über Franz Keller aufzuführen, hieße Wein nach Oberbergen tragen. Kein anderer hat das Minigebirge im Oberrheingraben so bekannt gemacht wie der Adlerwirt. Die von Christian Begyn geführte Küche bietet dem Gast erstklassige und dennoch bodenständige Zubereitungen, die sich bei einer Scheibe Gänseleber zu einer Gewürztraminer Spätlese von 1989 ebenso bestätigen wie bei der Ente – nach klassischer Art durchgebraten serviert – oder den Milchkalbsmedaillons. Das Weinangebot im »Schwarzen Adler« gehört trotz moderater Preise zur deutschen Spitzenklasse.

Badbergstraße 23,
7818 Vogtsburg-Oberbergen,
Tel. (0 76 62) 7 15
Warme Küche: 12–13.30 / 19–20.30 Uhr.
Menüs 65,– bis 150,– DM.
Hauptgerichte ab 32,– DM.

Zum Kaiserstuhl

Vorbei an alten und neuen Weinbergen führt der Weg nach Niederrotweil. Lothar Koch, der Patron, ist in der Branche weithin als »der Kräuterkoch« bekannt, und arbeitet mit Vollkornnudeln, Bärwurz, Löwenzahn und allerlei anderem Wildgemüse. Zu seinen Spezialitäten gehören Gerichte wie Pastete vom Lamm an Löwenzahnsalat, Kichererbsenauflauf mit Bärlauchzwiebeln und Sonnenblumenkernen. Als Dessert: Lavendelcreme, Sanddornschaum oder Schlehenhalbgefrorenes mit hausgebranntem Schnaps dazu.

7818 Vogtsburg-Niederrotweil 5
Tel. (0 76 62) 2 37.
Ruhetag: Sonntag ab 15 Uhr und Montag.
Warme Küche: 12–14 / 18–21.30 Uhr.
Menüs 40,– bis 90,– DM.
Hauptgerichte ab 20,– DM.

Zur Sonne

Sollten Sie im Herbst in den Kaiserstuhl fahren und nach Schelingen kommen, könnten Sie vielleicht in einen Stau geraten. Ganz Freiburg scheint unterwegs, um sich an Otto und Bärbel Köpfers »Ziwelewaie«, dem traditionellen Zwiebelkuchen zum Neuen Wein, zu begeistern. Doch die häufig wechselnde Karte des Lokals bietet auch heimische Küche, zum Beispiel eine originale Kaiserstühler Gemüsesuppe, eine leicht aufgeschlagene Kräutercreme zum Kalbsbries oder Potpourri vom heimischen Wild mit Pfifferlingen und dem Sesamparfait im Mangospiegel.

Mitteldorf 5,
7818 Vogtsburg-Schelingen,
Tel. (0 76 62) 2 76
Ruhetag: Dienstag.
Warme Küche: 12–14 / 18–24 Uhr.
Menüs 30,– bis 60,– DM.
Hauptgerichte ab 18,– DM.

🟨 Weil am Rhein
Zum Adler

Es liegt wohl an der Grenznähe zur Schweiz, daß sich hier eine hochklassige Gastronomie etablieren konnte. In der Weiler Altstadt bekocht Hansjörg Wöhrle in diesem traditionellen Gasthof die ein- und ausreisenden Gourmets. Markgräfler Deftiges kombiniert er perfekt mit mediterranen Genüssen. Seine Ballotine vom »Mistkratzerle« kommt in einer Basilikum-Tomaten-Sahne herrlich zur Geltung, ebenso das Lachsschnitzel mit Fenchelfondue und Zucchinipistou. Weitere Gründe, die Wöhrle zu einer Gourmetadresse werden lassen: Brüstchen vom Freilandperlhuhn mit Morcheln sowie die gesamte Dessertpalette, insbesondere eine Haselnußfeuilleté an Karamelsauce und Mascarpone-Eis.

Hauptstraße 139,
7858 Weil am Rhein,
Tel. (0 76 21) 7 50 55.
Ruhetag: Sonntag und Montag.
Warme Küche: 12–14.30 / 18.30–22 Uhr.
Menüs 46,– bis 145,– DM
Hauptgerichte 30,– DM.

Zum Ochsen

Inmitten Markgräfler Hochgastronomie betreibt Albert Marx seinen »Ochsen« in Ötlingen. Ein Abstecher in die herrlich gelegene Dorfwirtschaft ist für den Besucher des südlichen Baden ein absolutes Muß. Die Gaststube, ein Winzerlokal mit Kachelofen und holzgetäfelten Wänden, scheint ein Relikt aus dem vorigen Jahrhundert – mit Preisen wie zu Großmutters Zeiten. Dies gilt fürs Omelette mit Leberle wie für Bauernbrot mit Butter. Der Wirt selbst verabschiedet nachts die letzten Gäste – und steht am nächsten Morgen als erster im eigenen Rebberg unterhalb der Gartenwirtschaft mit ihrem herrlichen Blick über Basel.

Dorfstr. 82,
7858 Weil am Rhein-Ötlingen
Tel. (0 76 21) 6 22 28.
Ruhetag: Donnerstag und Freitag.
Warme Küche: 12–14 / 18–21 Uhr.
Vesper ab 7,– DM.

Zur Krone

Über Generationen haben die Hechlers in Weil die Tradition und Ursprünglichkeit ihres Landgasthauses bewahrt. Marianne und Roland Hechler verbinden große Küche mit Markgräfler Flair und bieten ihren Gästen zum Beispiel eine exzellente Gänseleberterrine in ihren verschiedenen rosa Farbtönen, die schon klassischen Scampi à la Roland an

einer Hummer-Basilikum-Sauce und zum krönenden Abschluß den Sabayon vom eigenen Faßwein.

Hauptstraße 58,
7858 Weil am Rhein,
Tel. (0 76 21) 7 11 64.
Geöffnet: 10–24 Uhr.
Ruhetag: Montag und Dienstag.
Menüs 49,50 bis 78,– DM.
Hauptgerichte 29,50 bis 44,50 DM.

🟨 Weingarten
Walk'sches Haus

Seit nunmehr über zehn Jahren inspiriert das Walk'sche Haus in Weingarten die Küchenprofis im Kraichgau – mit Erfolg. Robert und Siegrid Weber führen dieses wunderschöne Restaurant in einem alten Fachwerkhaus, mit Rundbögen, restaurierter Kassettendecke, bleiverglasten Fenstern und viel Atmosphäre. Von diesem Ambiente lebt das »Walk'sche Haus« ebenso wie von den Küchenleistungen seines Patrons: Eine mit Briocheteig abgebundene Suppe von Edelfischen eröffnet das exquisite Mahl, führt über Lamm im Schupfnudelteig und Breiten Bohnen zu einer exzellenten Dessertkreation von Caféeis mit Mango. Ideal auch die Kombination von Kalbszüngle und Bries in einer weißen Sauce tortue. Ein breitgefächertes Weinangebot zu erschwinglichen Preisen trägt dazu bei, ein Essen in diesem Haus zum Erlebnis werden zu lassen.

Marktplatz 7,
7504 Weingarten,
Tel. (0 72 44) 20 31.
Ruhetag: Sonntag.
Warme Küche: 11.30–13.45 / 19–21.45 Uhr.
Menüs 85,– bis 150,– DM.
Hauptgerichte 42,– DM.

🟨 Wiesloch
Freihof

Bernhard und Brigitte Zepf, ein junges Gastronomenpaar, kochen im »Freihof« in Wiesloch erfolgreich gegen die örtlichen Mitbewerber des »La Chandelle«. Das älteste Haus der Stadt wurde sehr aufwendig restauriert, viel Schmiedeeisen und schwere Deckenbalken vermitteln eine vornehm-rustikale Atmosphäre. Die Speisekarte verspricht badische Edelgerichte wie gefüllte Kaninchen, Wildhasenkeule mit Kräuterflädle, Zander in Riesling und die handwerklich sehr aufwendige Kreation »Gefüllter Ochsenschwanz«. Sehr lecker auch die hausgemachten Nudeln mit Kalbsbriesröschen und Morcheln. Einen süßen Gruß an den Schwarzwald entbietet das Tannenhonigparfait im Baumkuchenmantel, eine Spezialität des Küchenchefs.

Freihofstraße 2,
6908 Wiesloch,
Tel. (0 62 22) 25 17.
Ruhetag: Dienstag.
Warme Küche: 12–14 / 18.30–21.30 Uhr.
Menü ab 76,– DM.
Hauptgerichte 36,– DM.

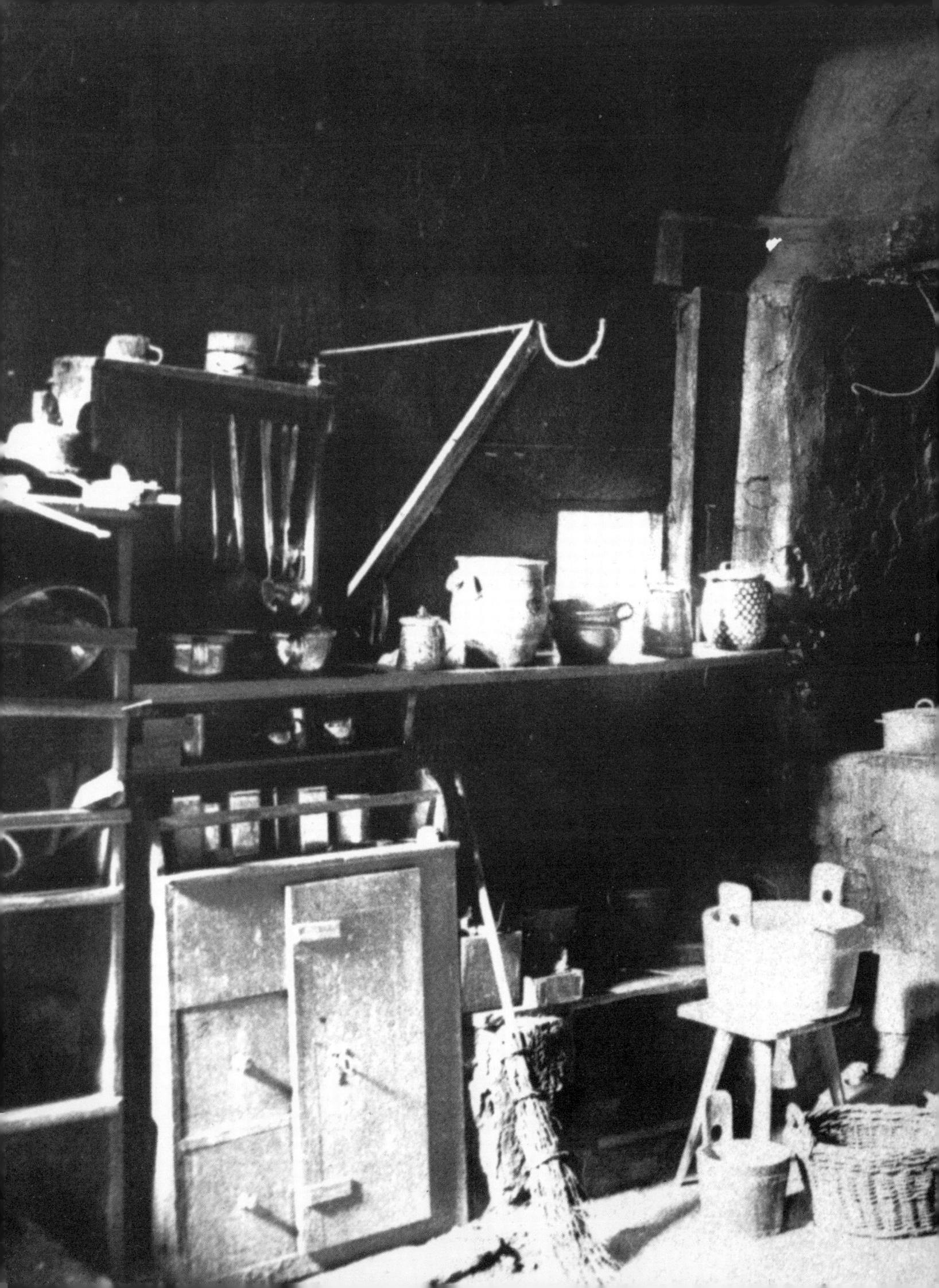